国家卫生健康委员会"十四五"规划教材
全国高等学校教材

供卫生信息管理、医学信息学及信息管理与信息系统等相关专业用

公众健康信息学

主　编　胡德华　曹锦丹

副 主 编　崔　颖　任慧玲　曹　煜　李雨波

编　委　（以姓氏笔画为序）

王辅之（蚌埠医学院）　　　　　　　　吴云红（大连医科大学）

邓胜利（武汉大学）　　　　　　　　　庞　慧（广西医科大学）

白美玲（河北北方学院）　　　　　　　胡德华（中南大学）

冯　佳（吉林大学）　　　　　　　　　钟代笛（重庆大学）

朱启贞（济宁医学院）　　　　　　　　侯筱蓉（重庆医科大学）

任慧玲（中国医学科学院北京协和医学院　桂晓苗（湖北医药学院）

　　　　医学信息研究所）　　　　　　曹　煜（贵州医科大学）

李小平（遵义医科大学）　　　　　　　曹锦丹（吉林大学）

李雨波（中国健康教育中心）　　　　　崔　颖（中国疾病预防控制中心）

编写秘书　刘思远（中南大学）

人民卫生出版社
·北　京·

图书在版编目（CIP）数据

公众健康信息学 / 胡德华，曹锦丹主编. —北京：
人民卫生出版社，2023.4
全国高等学校卫生信息管理 / 医学信息学专业第三轮
规划教材
ISBN 978-7-117-34217-9

Ⅰ. ①公…　Ⅱ. ①胡…②曹…　Ⅲ. ①健康状况－医
学信息学－高等学校－教材　Ⅳ. ①R194.3

中国版本图书馆 CIP 数据核字（2022）第 252723 号

人卫智网　**www.ipmph.com**	医学教育、学术、考试、健康， 购书智慧智能综合服务平台	
人卫官网　**www.pmph.com**	人卫官方资讯发布平台	

公众健康信息学
Gongzhong Jiankang Xinxixue

主　　编：胡德华　　曹锦丹
出版发行：人民卫生出版社（中继线 010-59780011）
地　　址：北京市朝阳区潘家园南里 19 号
邮　　编：100021
E - mail：pmph @ pmph.com
购书热线：010-59787592　010-59787584　010-65264830
印　　刷：北京铭成印刷有限公司
经　　销：新华书店
开　　本：850×1168　1/16　印张：16
字　　数：451 千字
版　　次：2023 年 4 月第 1 版
印　　次：2023 年 5 月第 1 次印刷
标准书号：ISBN 978-7-117-34217-9
定　　价：69.00 元

打击盗版举报电话：010-59787491　E-mail：WQ @ pmph.com
质量问题联系电话：010-59787234　E-mail：zhiliang @ pmph.com
数字融合服务电话：4001118166　　E-mail：zengzhi @ pmph.com

全国高等学校卫生信息管理/医学信息学专业规划教材第三轮修订

出 版 说 明

为进一步促进卫生信息管理/医学信息学专业人才培养和学科建设,提高相关人员的专业素养,更好地服务卫生健康事业信息化、数字化的建设发展,人民卫生出版社决定组织全国高等学校卫生信息管理/医学信息学专业规划教材第三轮修订编写工作。

医学信息学作为计算机信息科学与医学交叉的一门新兴学科,相关专业主要包括管理学门类的信息管理与信息系统、信息资源管理、大数据管理与应用,理学门类的生物信息学,工学门类的医学信息工程、数据科学与大数据技术,医学门类的生物医药数据科学、智能医学工程等。我国医学信息学及卫生信息管理相关专业的本科教育始于 20 世纪 80 年代中期,通过以课程体系和教学内容为重点的改革,取得系列积极成果。2009 年人民卫生出版社组织编写出版了国内首套供卫生信息管理专业使用的规划教材,2014 年再版,凝结了众多专业教育工作者的智慧和心血,与此同时,也有多个系列的医学信息学相关教材和专著出版发行,为我国高等学校卫生信息管理/医学信息学教育和人才培养做出了重要贡献。

当前,健康中国、数字中国加快建设,教育教学改革不断深化,对卫生信息管理/医学信息学人才的需求持续增加,知识更新加快,专业设置更加丰富,亟需在原有卫生信息管理课程与教材体系的基础上,建设适应新形势的卫生信息管理/医学信息学相关专业教材体系。2020 年国务院办公厅发布《关于加快医学教育创新发展的指导意见》,对“十四五”时期我国医学教育创新发展提出了新要求,人民卫生出版社与中华医学会医学信息学分会在对国内外卫生信息管理/医学信息学专业人才培养和教材编写进行广泛深入调研的基础上,于 2020 年启动了第三轮规划教材的修订工作。随后,成立全国高等学校卫生信息管理/医学信息学专业规划教材第三届评审委员会、明确本轮教材编写原则、召开评审委员会会议和主编人会议,经过反复论证,最终确定编写 11 本规划教材,计划于 2022 年秋季陆续出版发行,配套数字内容也将同步上线。

本套教材主要供全国高等学校卫生信息管理、医学信息学以及信息管理与信息系统等相关专业使用。该套教材的编写,遵循全国高等学校卫生信息管理/医学信息学专业的培养目标,努力做到符合国家对高等教育提出的新要求、反映学科发展新趋势、满足人才培养新需求、适应学科建设新特点。在修订编写过程中主要体现以下原则和特点。

一是寓课程思政于教材思政。立德树人是教育的根本任务,专业课程和专业教材与思政教育深度融合,肩负高校教育为党育才、为国育人的历史重任。通过对国内外卫生信息管理/医学信息学专业发展的介绍,引导学生坚定文化自信;通过对医学信息安全与隐私保护相关伦理、政策法规等的介绍,培养和增强学生对信息安全、隐私保护的责任意识和风险意识。

二是培养目标更加明确。 在以大数据、人工智能为代表的新一轮科技革命和产业变革新背景下,卫生健康信息化加快发展,医工、医理、医文更加交叉融合,亟需加大复合型创新人才培养力度,教材结构、内容、风格等以服务学生需求为根本。

三是统筹完善专业教材体系建设。 由于卫生信息管理/医学信息学相关专业涉及医学、管理学、理学、工学等多个门类,不同高校在专业设置上也各具特色,加之学科领域发展迅猛、应用广泛,为进一步完善专业教材体系,本轮教材在进行整合优化的基础上,增加了《医学大数据与人工智能》《公众健康信息学》《医学知识组织》和《医学信息安全》等,以满足形势发展和学科建设的需要。

四是遵循编写原则,打造精品教材。 认真贯彻"三基、五性、三特定"的编写原则,重点介绍基本理论、基本知识和基本技能;体现思想性、科学性、先进性,增强启发性和适用性;落实"三特定"即特定对象、特定要求、特定限制的要求。树立质量和精品意识,突出专业特色,统筹教材稳定性和内容新颖性,坚持深度和广度适宜、系统与精练相统一,同一教材和相关教材内容不重复,相关知识点具有连续性,减轻学生负担。

五是提供更为丰富的数字资源。 为了适应新媒体教学改革与教材建设的新要求,本轮教材增加了多种形式的数字资源,采用纸质教材、数字资源(类型为课件、在线习题、微课等)为一体的"融合教材"编写模式,着力提升教材纸数内容深度结合、丰富教学互动资源。

希望本轮教材能够紧跟我国高等教育改革发展的新形势,更好地满足卫生健康事业对卫生信息管理/医学信息学专业人才的新需求。真诚欢迎广大院校师生在使用过程中多提供宝贵意见,为不断提高教材质量,促进教材建设发展,为我国卫生信息管理/医学信息学相关专业人才培养做出新贡献。

序 言

随着互联网、大数据、云计算、人工智能等信息技术在医学和卫生健康领域的广泛深入应用，信息技术与医学和卫生健康事业的结合日益紧密。医学和卫生健康领域的信息化、数字化、智能化，对于推动健康中国和数字中国建设、卫生健康事业高质量发展、深化医药卫生体制改革和面向人民健康的科技创新，实现人人享有基本医疗卫生服务、保障人民健康等具有极为重要的意义，迫切需要既了解医学与卫生健康行业又懂信息技术的复合型、高层次医学信息专业人才。

医学信息学是实现医学和卫生健康领域信息化、数字化、智能化高质量发展，以及推动健康中国、数字中国建设的重要基础，是引领和支撑医学和卫生健康事业发展的重要支柱。医学信息学作为一门计算机信息科学与医学交叉的新兴学科，已经成为医学的重要基础学科和现代医学的重要组成部分。它伴随着计算机信息技术在医学领域中的应用以及服务医学研究与实践的需要而产生，也随着服务于医学及相关领域的目标与活动而不断发展。目前，已涵盖与人类生命健康相关的各层次（分子—基因—蛋白—亚细胞—细胞—组织—器官—个体—群体）的医学应用，通过对医学信息（数据）的挖掘、有效组织和管理、开发与应用，实现对医学信息的充分利用和共享，提高医学管理与决策的质量和效率，全面赋能医学与卫生健康事业发展。

我国医学信息学的发展主要起步于医学图书和情报管理领域，早期主要集中在医院信息系统、医学情报研究、医学信息资源建设与服务等方面。20 世纪 80 年代中期开始，当时卫生部所属 4 所医学院校创办图书情报专业，开始了医学信息学专业教育的探索。经过 30 余年的建设，特别是进入新世纪以来，医学信息学发展迅速，加快形成为与理学、工学、管理学、医学相互交叉的新兴学科，涉及学科门类、专业类目众多，主要相关的如管理学门类的信息管理与信息系统、卫生信息管理、信息资源管理、大数据管理与应用，理学门类的生物信息学，工学门类的医学信息工程、数据科学与大数据技术，医学门类的健康数据科学、生物医药数据科学、智能医学工程等。目前，我国的卫生信息管理/医学信息学高等教育已形成以本科教育为基础、硕博士教育为龙头、专科教育为补充的多层次教育格局。与此同时，以课程体系和教学内容为重点的教学改革取得了系列成果，出版了一批内容新颖、富有特色的教材，包括规划教材、自编教材、翻译教材等。在全国高等学校规划教材建设方面，2009 年人民卫生出版社就组织编写并出版了国内首套共 9 本供卫生信息管理专业学生使用的教材，2014 年更新再版扩展至 11 本，为我国高等学校卫生信息管理/医学信息学教育做出了重要贡献。

随着计算机科学与信息技术的迅猛发展，健康中国建设的推进，医学信息学呈现诸多新特征，主要表现为，信息技术应用与卫生健康行业深度交融加快，数字健康成为健康服务的重要组成部分，信息技术与医学的深度融合推动新的医学革命，数据治理与开放共享、信息安全与隐私保护更加受到重视，医学信息学科发展加速。在此背景下，卫生信息管理/医学信息学人才需求持续增加，亟需建设适应新形势的相关专业教材体系，为培养复合型、高层次专业人才提供帮助。人民卫生出版社主动履行使命、担当作为，联合中华医学会医学信息学分会，在对国内外相关专业人才培养和教材编写进行深入调研的基础上，决定组织编写新一轮全国高等学校卫生信息管理/医学信息学专业教材，并将其作为国家卫生健康委员会"十四五"规划教材。

2020年人民卫生出版社成立全国高等学校卫生信息管理/医学信息学专业规划教材第三届评审委员会，由我担任主任委员，中华医学会医学信息学分会现任主任委员、中国医学科学院医学信息研究所钱庆研究员和候任主任委员、郑州大学第一附属医院刘章锁教授等8位专家学者担任副主任委员，来自全国高等院校、科研院所等机构的32位专家学者担任委员。评审委员会在现状调研和专家论证等基础上，紧密结合新形势、新需求，更好体现系统性、权威性、代表性和实用性，经反复论证对既往多个教材品种进行整合优化，针对前沿发展新增4个品种《医学信息安全》、《医学知识组织》、《医学大数据与人工智能》、《公众健康信息学》，最终确定11个品种，力求体现新的学科发展成果和更好满足人才培养需求。整套教材将于2022年秋陆续出版发行，配套数字内容也将同步上线。

经评审委员会和人民卫生出版社共同协商，从全国长期从事卫生信息管理/医学信息学相关教学科研工作的专家学者中，遴选出本套教材的主编和副主编。最终，11本教材共有主编18人、副主编40人、编委130余人，涵盖了全国110多所高校、科研院所和相关单位。

教材编写过程中，各位主编率领编委团队高度负责、精诚团结、通力合作、精益求精，高质量、高水平地完成了编写任务，中国医学科学院医学信息研究所的李姣研究员担任本套教材评审委员会的秘书，同人民卫生出版社共同完成了大量卓有成效的工作。我要特别指出的是，本轮教材的顺利出版，离不开人民卫生出版社的优质平台，离不开各参编院校、科研院所的积极参与，在此，我向各位领导的支持、专家同道的辛勤付出和做出的卓越贡献致以崇高的敬意，并表示衷心的感谢。

作为一门快速发展的新兴交叉学科，编写中尽可能反映学科领域的最新进展和主要成果，但囿于时间和水平等原因，难免存在错漏和不当之处，真诚欢迎各位读者特别是广大高等院校师生在使用过程中多提宝贵意见。

全国高等学校卫生信息管理/医学信息学专业
第三届教材评审委员会主任委员　代　涛
2022年秋于北京

主编简介

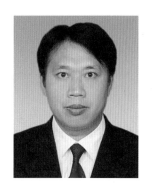

胡德华

男，管理学博士，教授，博士研究生导师。1972 年 8 月出生于湖南省衡东县。现任中南大学生命科学学院生物医学信息学系主任。美国 Johns Hopkins University 访问学者。兼任中华医学会医学信息学分会委员、中华医学会医学信息学分会教育学组组长，全国医学文献检索教学研究会常务理事，湖南省医学会医学信息学专业委员会副主任委员，《中华医学图书情报杂志》编委，*Journal of Information science*、《图书情报工作》等期刊特邀审稿专家。

从事生物医学信息学教育 26 年，是"信息检索"国家级一流本科课程负责人；"文献信息检索"国家精品课程主讲教师；"医学文献检索"湖南省精品在线开放课程负责人；"生物信息学"国家级一流本科专业建设点和湖南省一流本科专业建设点的专业负责人。主持国家社会科学项目 3 项、全国教育科学"十一五"规划课题 1 项、教育部 - 中国移动科研基金项目 1 项、湖南省重点研发计划 1 项等各级各类项目 20 多项。主要从事医学信息学、生物信息学、健康数据挖掘、信息查询行为、信息检索语言等研究。在核心期刊上发表学术论文 100 多篇。主编和参编《生物信息学概论》《科技信息检索》《开放存取期刊质量研究》等规划教材和专著 20 多部。获湖南省科技进步奖、湖南省社会科学优秀成果奖等 10 余项。

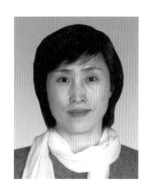

曹锦丹

女，管理学博士，教授，博士研究生导师。1962 年 10 月出生于吉林省长春市。现任吉林大学公共卫生学院医学信息学系主任，兼任中华医学会医学信息学分会教育学组副组长、中国卫生信息与健康医疗大数据学会卫生信息学教育专业委员会常务委员、全国高等学校卫生信息管理 / 医学信息学专业第三届教材评审委员会委员、中国医药信息学会（CMIA）医学信息学理论与教育专业委员会委员、《中华医学图书情报杂志》编委、中国科学院文献情报中心《图书情报工作》等期刊特邀审稿专家等。

从事医学信息学教育近 38 年，主要研究方向和承担的教学内容为卫生信息管理理论与方法、医学信息组织、医学知识组织、公众健康信息行为。主持国家社会科学基金项目 2 项、教育部人文社会科学基金项目 2 项、吉林省高等教育教学研究重点课题及吉林省科技厅科技发展计划项目、吉林省社会科学基金项目等各级各类科研项目 10 余项。在核心期刊发表学术成果 100 余篇，主编和参编《医药信息服务与用户》《卫生信息学导论》《医学信息资源建设与组织》《卫生信息管理学》等全国高等学校规划教材多部。

副主编简介

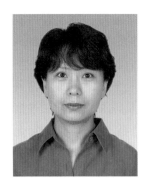

崔 颖

女，博士，研究员。1968 年 2 月生于北京市，中国疾病预防控制中心健康传播中心主任，负责推进中国疾病预防控制中心健康教育及健康传播工作，协调指导全国疾病预防控制机构开展健康教育、健康科普与健康促进工作，开展健康传播模式研究及推广应用。

曾作为卫十一项目国家级专家、世界银行贷款卫生 VIII 项目和中英全球卫生支持项目专家，指导项目开展相关工作。具有多年公共卫生和健康教育、健康传播等领域科研和实践经验，发表论文 70 余篇。荣获中央组织部、中央宣传部、发展和改革委员会、教育部、科技部、财政部、人力资源和社会保障部、农业部、中国科学技术协会 9 部门联合授予的"全民科学素质行动计划纲要实施工作先进个人"荣誉称号。

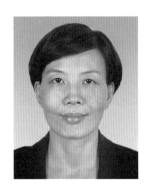

任慧玲

女，研究馆员，硕士研究生导师。1971 年 9 月生于河南省周口市，现任中国医学科学院医学信息研究所医学信息资源与知识服务中心主任，中华医学会医学信息学分会委员，全国图书馆标准化技术委员会委员，国家科技图书文献中心资源建设工作组成员。主要研究方向为医学数字图书馆、健康信息学。

从事医学文献检索教学 25 年，任 2017 年中国医学科学院创新工程"中文临床医学术语系统构建研究"项目首席专家，主持国家科技图书文献中心科研项目以及院校基本科研业务费项目 30 余项，参编《医学信息检索与利用》等教材 6 部，发表学术期刊论文 60 余篇。

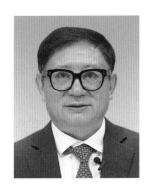

男，二级教授，健康管理及皮肤与性病学双专业博士后导师。1963年2月生于贵州省贵阳市。现任贵州医科大学大健康学院院长，国务院政府特殊津贴专家、省管专家，贵州省委干部保健委员会办公室健康管理专家委员会第一届主任委员，贵州省大健康学会会长，贵州省体医融合专家委员会主任委员。

从事教育工作35年，1988年至今获贵州省市级科技成果进步奖、科技成果转化奖等奖项12项，国家实用专利3项，发明国药准字1项，实用新型专利8项。发表论文170余篇，其中核心论文90余篇，SCI收录论文11篇，培养硕博研究生100余名，参编专著7本，作为课题负责人承担贵州省市级科研项目10余项。

曹　煜

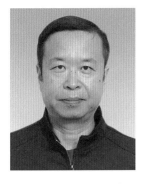

男，医学硕士，副研究员。1973年9月出生于河北省唐山市，现任中国健康教育中心健康传播部负责人，中国卫生科教音像出版社社长、总编辑，中国健康促进与教育协会第六届理事会常务理事，中国学生营养与健康促进会学生健康教育分会第一届理事会副主任委员，全国高等学校卫生信息管理/医学信息学专业第三届教材评审委员会委员。

从事健康教育与健康促进相关工作多年，在健康科普信息和材料开发、健康传播以及大型活动策划实施等方面具有丰富经验。

李雨波

前　言

《中华人民共和国国民经济和社会发展第十四个五年规划和 2035 年远景目标纲要》强调把保障人民健康放在优先发展的战略位置，坚持预防为主的方针，深入实施健康中国行动，完善国民健康促进政策，为人民提供全方位全生命期健康服务。当前，大数据、人工智能等信息技术的广泛应用，精准医学、移动健康等领域的快速发展，为健康中国战略的实施以及公众健康需求的满足提供了前所未有的智能化保障。其中，信息赋能健康作为该领域的核心理念，已受到广泛关注，并催生出了一个新兴专业领域，即"公众健康信息学"。开展公众健康信息学教育和研究有利于提高健康信息资源的利用效率，促进个性化、规范化的健康信息服务，提高健康服务质量，全面提升全民健康素养和健康水平。

健康中国战略的全面纵深推进以及数字健康发展建设的需求，对培养医疗卫生信息化"一专多能"复合型人才提出了更高的要求。为了适应新时代卫生健康服务提质增效的发展态势和发展需求，卫生信息管理 / 医学信息学专业人才的知识技能需要进一步更新完善，才能更好地服务于全民健康事业，持续提升我国健康医疗服务质量。

作为卫生信息管理 / 医学信息学专业的专业基础课程，本教材在教育部《普通高等学校教材管理办法》及第三轮规划教材要求指导下，广泛吸收和融合国内外公众健康信息学最新研究成果，以适应新时代健康医疗及卫生事业发展对专业人才的需要，培养堪当时代重任、更好地服务于全民健康事业的创新型专业人才。

本教材内容围绕公众健康信息学的含义、公众健康信息学基础理论、公众健康信息资源、公众健康信息质量评价、公众健康信息标准、公众健康信息传播、公众健康信息需求、公众健康信息素养、公众健康信息服务、公众健康信息政策法规、伦理与安全等主题展开系统阐述，从而达到提高公众健康信息获取、处理、分析、评价、利用等能力的目的。教材的主要特点如下。

1. 坚持立德树人，将课程思政与教材内容有机融合　深挖公众健康信息学的思政元素，阐释人民至上、生命至上思想，铸就胸怀祖国、服务人民的爱国精神，把习近平新时代中国特色社会主义思想、社会主义核心价值观、中华优秀传统文化等内容有机地融入教材的知识体系，注重培养公众数字健康思维和决策能力，着重强调公众健康信息管理的服务理念，切实提升公众健康信息素养和技能。

2. 密切结合国家需求和学科发展　全面系统地介绍公众健康信息学的基本理论、基本方法、基本技能，针对卫生信息管理 / 医学信息学专业培养目标和教学特点，从思想性、科学性、先进性、启发性、适用性等原则出发进行内容的组织，并注重理论与实践融合，深度与广度兼顾。

3. 顺应全民健康行动与数字健康发展趋势　以"十四五"规划为导向，坚持需求引领、推动全民参与健康行动的发展要求，立足健康（医疗卫生）领域和公众健康信息学发展前沿，遵循公众健康信息学的内在逻辑，突出公众健康信息学的应用价值，构建全面、系统、科学的公众健康信息学教材内容体系。

4. 纸数融合教材　以纸质教材为基本载体，增加多种类型的数字资源，包括支持手机移动端、个人电脑等多终端阅读，满足多场景、多人群的使用需求，以更简洁、更生动、更便捷的方式展现公众健康信息学的知识。

　　本教材主要适用于卫生信息管理/医学信息学及信息管理与信息系统专业本科生，以及公共卫生与预防医学、护理学、健康管理学等相关专业本科及普通公众阅读学习。

　　本教材云集了中国疾病预防控制中心、中国医学科学院、中国健康教育中心、武汉大学、吉林大学、中南大学、重庆大学、重庆医科大学、大连医科大学、贵州医科大学、遵义医科大学、广西医科大学、蚌埠医学院、河北北方学院、湖北医药学院、济宁医学院等十六所高等院校和研究机构的专家教授，凝聚了多位专家的智慧和汗水。经过多次认真地讨论、研究、审改，终于完成了第一版的书稿。在此，真诚地感谢中南大学生命科学学院、吉林大学公共卫生学院、贵州医科大学大健康学院对编写工作的大力支持，感谢各位编委对教材编写付出的辛勤劳动！同时，感谢被引用参考文献的作者，著录时若存在疏漏，在此表示歉意！

　　随着公众健康信息学学科的不断发展和公众健康信息领域实践的不断进步，知识也将不断更新。囿于我们的水平，教材中难免存在些许错漏，恳请读者指正赐教。

胡德华　曹锦丹

2022 年 11 月

目　录

第一章

绪　论

健康，不仅关乎每一个人的切身利益，更是关乎国计民生的重要因素，健康良好的国民是国家繁荣发展与长治久安的基石。习近平总书记明确指出，"没有全民健康，就没有全面小康"。中国共产党第二十次全国代表大会同时强调，"人民健康是民族昌盛和国家强盛的重要标志。把保障人民健康放在优先发展的战略位置，完善人民健康促进政策"。《"健康中国2030"规划纲要》更是开篇提出，"健康是促进人的全面发展的必然要求，是经济社会发展的基础条件。实现国民健康长寿，是国家富强、民族振兴的重要标志，也是全国各族人民的共同愿望"。把人民健康放在优先发展的战略地位，全民健康是建设"健康中国"的根本目的。坚持大健康观，立足全人群和全生命周期两个着力点，要惠及全人群，要覆盖全生命周期。在健康医疗大数据、"互联网＋医疗健康"、智慧医院等大力发展的背景下，公众健康已经成为现代医疗卫生体系和国家卫生政策的重要组成部分。

公众健康信息学作为生物医学信息学衍生的分支学科，是一门满足公众对医疗健康服务的信息需求，建立公众偏好分析模型并集成到医疗卫生信息系统中，实现促进健康教育、提升健康管理和改善医疗健康服务目的的科学。作为一门新兴的交叉学科，公众健康信息学涉及生物医学信息学、健康信息学、护理信息学、公共卫生与预防医学、计算机科学、信息科学、图书馆学、管理学和传播学等多学科内容，是生物医学信息学中发展最快，同时也是最具有挑战性的学科，有助于提升全民健康水平、促进健康管理、提高医疗健康服务。本章主要阐述公众、健康、信息的内涵；界定公众健康信息学的含义、概念框架、目标和任务以及内容和价值；系统介绍公众健康信息学的萌芽形成、发展现状和未来趋势；最后探讨公众健康信息学的学科性质、学科地位和相关学科。

第一节　公众健康信息概述

一、公众及相关概念

1. **公众**　由英文"public"翻译而来，1513年英国沃伯兹首次使用，他认为公众是一种无形的共同体，他们有可能生活在一定的社会组织（团体、党派）中，也有可能生活在跨越组织的广大的社会（群体、阶层）中，是未经过组织的、遍布于社会各处的、持有共同意见的人的集合体。社会心理学认为，公众不是散在的个体，而是具有某种"共同意愿"的群体，即具有某种共同倾向，如共同目的、共同需求、共同兴趣、共同意识、共同态度或共同文化心理等的社会群体。公共关系学则把公众理解为：面临共同的问题，与特定的公共关系主体相互联系及相互作用的个体、群体或组织的集合。不同的学说，从不同的角度解释了公众的基本内涵。本书既泛指公民、民众，也特指某一方面的群体、组织，包括公民、企事业单位、社会团体等利益相关者。

2. **公众健康信息学中的"公众"**　国外主要是指健康信息消费者（consumer）。美国医学信息学协会（American Medical Informatics Association，AMIA）的消费者健康信息学工作组（Consumer Health Informatics Working Group，CHI-WG）、国际医学信息学协会（International Medical Informatics Association，IMIA）和护理信息学兴趣组（Nursing Informatics Interest Group，NI-IG）将健康信息消费者定义为寻求有关健康促进、疾病预防、特定疾病治疗以及健康状况监测和慢性病管理等信息的人，不仅包括病人及其家人或朋友，还包括希望保持或者提升自身健康状况的消费者，甚至专业的医护人员。因此，公众健康信息学中的"公众"不仅包括患病人群，还包括亚健康人群，甚至健康人群，即所有参与健康信息服务、健康信息消费和健康信息活动的公众。

二、健康及相关概念

（一）健康的含义

"健康"（health）概念的出现始终与人类、生命与死亡相伴。在医学尚未形成的古代，活着即健康。随着医学的形成与发展，特别是人们对于疾病的认识不断加深，在很长一段时间内，对于个体而言，没有疾病就意味着健康。进入近、现代以来，随着医疗理念的更新与医疗技术的进步，以及经济学、社会学与心理学等学科的发展和世界卫生组织（World Health Organization，WHO）的建立，健康的定义才正式明确。

1946 年，世界卫生组织第一次对健康进行了明确定义，并写入 1948 年正式生效的《世界卫生组织宪章》与《世界卫生组织组织法》，"健康"不仅仅是没有疾病或羸弱的状态，更是一种身体、心理和社会适应完好的状态。从身体、心理以及社会三个维度对健康进行了描述与界定，具有开创性。但是，伴随而来的是一系列质疑，认为其定义不够明确、模糊宽泛并且难以进行测量等。同时，随着经济发展与社会进步，人们对健康的认识不断深入，健康的内涵也在不断发生变化。1968 年，世界卫生组织提出，健康是"身体精神良好，具有社会幸福感"。1984 年，世界卫生组织进一步修订了健康的定义，将其定义为"个体或团体实现愿望、满足需求以及改变或应对环境的能力的程度。健康是生活的资源，不是生活的目的"。因此，精神健康、智力健康、情感健康以及社会健康就是每一个个体处理压力、获取技能、维持关系的能力，这些能力便构成了恢复活力并独立生活的资源。1989 年，世界卫生组织将"道德标准"增加到健康的定义之中，指出："健康不仅是没有疾病，而是包括躯体健康、心理健康、社会适应良好和道德健康。"2000 年，世界卫生组织再次提出"合理膳食，戒烟，心理健康，克服紧张压力，体育锻炼"的健康新准则。至目前为止，社会对于健康的定义愈发明确与完善，公众也愈发注重个体以及社会的全面健康。

（二）公众健康的含义

公众健康是指社会中每一个居民不仅在身体上未出现疾病，且在精神上与社会上均处于一种积极良好的状态，涵盖身体健康、心理健康、社会健康三个维度。

1. **身体健康（body health）**　是指人体的整个生理组织，包括躯干、四肢及器官，均处于健康且无患病的状态。1999 年，世界卫生组织提出身体健康十大标准：①精力充足，能自如地应对生活与工作中的压力；②生活态度乐观积极，能主动承担责任；③拥有优质的休息与睡眠；④有较强的应变能力，能自如应对外界环境的变化；⑤对于一般性的感冒和传染病有一定的抵抗力；⑥体重正常，身型匀称，站立时头、肩、臂比例协调；⑦视力正常，反应敏捷；⑧口腔与牙齿保持清洁，无痛感；⑨头发光泽，无头屑；⑩肌肉充满活力，皮肤有弹性。

2. **心理健康（mental health）**　是公众健康最重要且较为复杂的一类。据《不列颠简明百科全书》（*Britannica Concise Encyclopedia*）的定义：心理健康是个体的心理在自身及环境条件许可的范围内所能达到的最佳状态，但不是绝对完美的状态，即个体心理各方面均处于一个正常或良好的状态。

由于心理的复杂多变性，心理健康的判定并不是一成不变的。判断个体的心理健康通常依据以下三个准则：①同一性准则：即个体心理与外界客观环境相同，能较好地适应外界环境。个体通过心理所表现的举动，能与外界环境产生积极的反馈。②系统性准则：即个体的心理情感与行为认知能保持整体协调与统一，能正确地用行为表达出内心感受。③稳定性准则：即个体的心理状态能长期保持相对稳定，不论遇到怎样的外部环境刺激，都能保持积极乐观的态度和蓬勃向上的热情。

3. **社会健康**(social health) 又称为社会适应性，指个体与社会中的其他人及环境之间具有良好的参与性和相互性关系。社会健康代表个体保持较好的社会行为状态，保障个体在社会中能维持良好的心理素质以及环境适应力和平衡力。社会健康包含的关系包括家庭关系、亲属关系、朋友关系、邻里关系、工作关系以及其他社会组织关系等。维持个体良好的社会健康，有助于更好地自我表达，与人沟通，快速融入社会环境与活动中，并在其中寻找自身位置与价值。

公众健康具有以下四大典型特征：①涉及的对象广，不仅包括单个个体的健康，还包括特定群体，甚至整个社会公众（包含健康者、亚健康者以及非健康者）的健康状况；②涵盖的学科多，不仅涵盖公共卫生学、预防医学、生物学、基础医学、临床医学等与健康直接相关的学科，还涵盖心理学、行为学、社会学、生态学等与健康相关联的学科；③注重长期的引导与培养，以预防、缓解及改善全体社会公众的健康问题为基本原则，而不是对社会公众疾病的直接治愈和治疗；④具有社会性，健康状态的形成需要通过社会和政府的宏观政策来推动，以及每一位社会公众成员的共同努力，才能实现公众健康这一社会群体性目标。

三、信息及相关概念

（一）信息概述

信息是客观事物状态和运动特征的一种普遍形式。人们认识世界、改造世界的过程实质上是获取信息、使用信息和传递信息的过程。在当今信息社会，信息作为一种知识型生产力发挥着其他资源无法替代的重要作用。

1. **信息的内涵** "信息"(information)一词由来已久。但是不同领域的学者观察的角度和侧重点不同，对信息的理解和描述各有差异。通讯学家认为信息是不定性的描述；数学家认为信息是概率论的发展；物理学家认为信息是熵的理论；哲学家认为信息是认识论的一部分；管理学家认为信息是提供决策的有效数据；情报学家认为信息是客观存在的以及被主体所感知、表述的事物的存在方式和运动状态等。目前学术界比较公认的定义是1948年信息论的奠基人克劳德•艾尔伍德•香农(C.E. Shannon)在《通信的数学理论》中定义的"信息是用来消除不确定性的东西"。

2. **信息的特征** 信息是宇宙间的普遍现象，是一种不以人的意志为转移的客观存在，与物质、能量形成"三位一体"，共同构成事物的三个基本方面。信息能够体现物质和能量的形态、结构、状态和特性，但本身却不能独立存在。信息只有被各种符号系统组织为不同形式的符号序列，并最终依附于一定的载体才可能被识别、存储与利用。信息永远都在产生、更新、演变，是取之不尽、用之不竭的智慧源泉，是自然界与人类社会不可或缺的可再生资源。因此，信息具有客观性、普遍性、依附性、可识别性、可存贮性、可转换性、共享性、可再生性、知识性和时效性10个特征。

3. **信息的类型** 信息的内涵十分广泛，可以从不同角度对信息进行分类。

（1）**按信息产生的来源**：可分为自然信息和社会信息。其中，自然信息是自然界一切事物存在方式及其运动状态变化的反映；社会信息是对人类社会发展变化状态的反映，包括政治信息、经济信息、文化信息、军事信息、科技信息等诸多方面。

（2）**按信息的性质**：可分为语法信息、语义信息和语用信息。其中，语法信息是指认识主体单纯从感知事物运动状态及其变化方式的外在形式中获得的信息；语义信息是指认识主体从领悟事物运动状态及其变化方式的逻辑含义中获得的信息;语用信息是指认识主体从判断事物运动状态及其变化方式的效用中获得的信息。

(3)按信息产生的先后及其加工深度:可分为一次信息、二次信息、三次信息。其中,一次信息是指未经加工的原始信息,如实验记录、病情主诉等;二次信息是指对原始信息进行加工处理并使之变成有序的、有规则的信息,如文摘、索引、数据卡片等;三次信息是指在一次信息、二次信息的基础上,经过研究产生的新信息,如综述、Meta 分析、系统综述等。

(4)按信息的运动状态:可分为动态信息和静态信息。其中动态信息是指时间性很强的新闻和情报等,反映事物的发展、变化状态;静态信息是指那些已成为比较稳定的历史文献、资料和知识的信息,反映事物相对稳定的状态。

(5)按人对信息的感知方式:可分为直接信息与间接信息。其中,直接信息是直接从事物之中获取的信息;间接信息则是由直接信息之中产生并加工出来的信息。

此外,按信息产生的时间,可分为历史信息、现时信息和未来信息;按信息的价值,可分为有用信息、冗余信息和有害信息;按信息表达的真实程度,可分为真实信息和虚假信息;按信息的传播范围,可分为公开信息、内部信息和秘密信息;按信息的载体类型,可分为文字信息、声像信息和实物信息。

4. 信息的载体与形态

(1)信息的载体:是信息传播过程中信息的媒介,是信息赖以附载的物质基础。根据载体本身的特征,可以把信息载体分为两大部分:一部分是人类认识主体的感官表达的表意型载体,如语言、文字、符号、形体、表情等;另一部分是人的感官无法直接感知,需借助于一定物理设备才可以存贮的物质载体,它可分为有形的物质载体(如甲骨、简牍、纸张、磁带、光盘、硬盘等)和无形的物质载体(如声波、电磁波、光波、网络等)。

(2)信息的形态:是信息的表现形态。信息从最初的文字、声像等形态演变成数据、文本、声音、图像等单一或综合的表现形态。其中:①数据是经人工或自动化手段加以处理的那些事实、概念和指示的表示形式,如字符、符号、表格和图形等。②文本是在撰稿、审批、印制过程中形成的内容、形式等。③声音是指人们通过耳朵听到的声音,通常可以利用无线电、电话、唱片、录音机等工具来处理这些信息。④图像是指人们能用肉眼或者借助工具看得见的信息,可以是黑白的,也可以是彩色的;可以是静态的,也可以是动态的;可以是自然的,也可以是绘制的等。总之,信息的形态不是一成不变的。文本、数据、声音、图像之间能够相互转换,并且这种转换不会对信息的语义造成改变,这也为信息机构开展多种载体的信息服务提供了基础。

5. 信息相关概念及其关系

(1)数据(data):是事实或观察的结果,是对客观事物的逻辑归纳,是用于表示客观事物的未经加工的原始素材。数据是信息的表现形式和载体,可以是符号、文字、数字、语音、图像、视频等。

随着信息技术的飞速发展和互联网日益普及,电子商务、物联网、云计算、人工智能等技术的广泛应用,数据呈爆炸性增长。同时,数据作为资产其价值日益受到人们的重视,由此产生了大数据(big data)。大数据是指无法用现有的软件工具提取、存储、搜索、共享、分析和处理的海量、复杂的数据集合,具有规模性(volume)、多样性(variety)、高速性(velocity)和价值性(value)4 个基本特征。

(2)知识(knowledge):是人类对物质世界以及精神世界探索的结果总和,也是人类在实践中认识客观世界(包括人类自身)的成果,它包括事实、信息的描述或在教育和实践中获得的技能。柏拉图认为,一条陈述能称得上是知识,必须满足三个条件:它一定是被验证过的,正确的,而且是被人们相信的,这也是科学与非科学的区分标准。知识是经过解释并变得有意义的信息,分为科学性知识(scientific knowledge),如概念、模型和理论等;技术性知识(technical knowledge),如工具、手段、方法、技能等；实践性知识（practical knowledge），如经验、常识、伦理等。野中郁次郎将知识划分为隐性知识和显性知识两类，认为在创新活动的过程中隐性知识和显性知识二者之间互相作用、互相转化。提出了知识转化的四种基本模式——潜移默化（socialization）、外部明示（externalization）、汇总组合（combination）和内部升华（internalization），即 SECI 模型。

（3）智慧（wisdom）：是人所具有的对事物认知、辨析、应对和创新的聪明才智和应用能力，是人的最高思维能力。智慧来源于学习和实践，是人在学习和实践的过程中，针对所产生的问题，根据获得的信息进行分析、对比、演绎，找出解决方案的能力。智慧是将信息的价值挖掘出来并使之成为已有知识体系的一部分。因此，从严格意义上来讲，智慧属于知识层面，它是人类大脑运用知识活动的产物——运用知识的知识。

（4）信息、数据、知识、智慧之间的关系：它们存在 DIKW 体系（图 1-1），通过 DIKW 体系分析，可以看到数据、信息、知识与智慧之间既有联系，又有区别。数据是记录下来的可以被鉴别的符号。它是最原始的素材，未被加工解释，没有回答特定的问题，没有任何意义；信息是已经被处理、具有逻辑关系的数据，是对数据的解释，这种信息对其接收者具有意义。知识是从相关信息中过滤、提炼及加工而得到的有用资料。特殊背景语境下，知识将数据与信息、信息与信息在行动中的应用之间建立有意义的联系，它体现了信息的本质、原则和经验。此外，知识基于推理和分析，还可能产生新的知识。智慧，是人类所表现出来的一种独有的能力，主要表现为收集、加工、应用、传播知识的能力，以及对事物发展的前瞻性看法。在知识的基础之上，通过经验、阅历、见识的累积，形成的对事物的真知灼见，体现为一种卓越的判断力。整体来看，知识的演进形式，可以双向演进。从噪声中分拣出数据，转化为信息，升级为知识，升华为智慧。

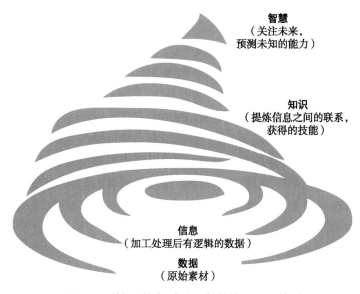

图 1-1　数据 - 信息 - 知识 - 智慧的 DIKW 体系

（二）健康信息及其相关概念

1. **健康信息（health information）**　是按照信息来源领域划分出来的一种信息类型，可以从广义和狭义两个角度来理解。广义的健康信息是指与医疗卫生健康相关的任何形态的信息，包括社会经济信息、科学技术信息、文化教育信息以及人群健康信息等。狭义的健康信息专指为了保护和促进人类健康，有效提高劳动者素质而收集、处理、存储、传播、分配和开发利用的各种信息，即医药卫生过程中产生的指令、情报、数据、信号、消息及知识的总称，包括公共卫生信息、临床医疗信息、药品信息、卫生管理信息、医药市场信息、大众健康信息、医学教学与研究信息。

健康信息是整个社会信息的重要组成部分，它具有信息的一般性特征，如价值性、共享性、时效性等，同时，又具有以下特殊的性质和特点：①专业性，与一般信息相比，健康信息最突出的特征是它的专业性强。一方面是因为健康信息的内容具有十分鲜明的专业特色，非专业人员难以看懂、理解、掌握和科学利用；从健康信息服务的技术、手段和过程来看，有严格的专业操作程序、质量标准、规范化的专业知识要求，一般人员很难掌握使用。另一方面是因为健康信息服务是对人而非对物的服务，服务的水平和效果事关广大人民群众的健康状况和生命安全。②公益性，我国医疗卫生服务体系建设坚持以公立医疗机构为主，多种医疗形式共同发展，形成了布局合理、分工明确、防治结合、保证质量、技术适应、运转有序的医疗服务体系。医疗卫生服务的基本制度决定了健康信息是全社会的公共资源，具有社会公益性质。③不对称性，健康信息的不对称性主要表现在健康信息的供方与需方的信息不对称，在医疗领域尤其明显。医疗市场上，参与医疗市场主体的信息供方（医疗机构及医务人员）通常拥有比较完全的医疗专业知识和信息，而需方（病人及家属）则处于劣势。

2. 健康信息资源（health information resources） 是指人类在医疗卫生社会活动中积累的、以健康相关的信息为核心的各类信息活动要素的集合，主要包括：①健康信息或数据；②健康信息生产者（管理者、统计学家、流行病学家、医务人员、数据收集与处理人员、病人、公众等）；③设备、设施（仪器、计算机软硬件、网络通信设备等）；④资金。

3. 健康大数据（health big data） 又称医疗健康大数据，作为大数据系统中的重要组成部分，是医疗卫生领域中的宝贵资源，包括与健康相关的行为生活方式、遗传、社会环境因素和医疗过程中的相关数据信息等，涵盖范围广泛，既贯穿人的整个生命周期的健康数据，又涉及医药服务、疾病防控、健康保障和食品安全、养生保健等方面数据。除了具有大数据的"4V"特点，健康大数据还具有时序性、隐私性、欠完整性等医疗领域独有的特征。根据数据收集的渠道，健康大数据可以分为：①生物学数据如基因组、转录组、蛋白质组等多组学数据；②基线测量健康数据；③医疗记录数据；④移动网络、可穿戴设备等自动监测健康数据；⑤网络健康行为数据，例如搜索日志、社交媒体帖子、在线健康社区交流信息；⑥其他健康相关数据，如气象、舆情、疫情等。

（三）公众健康信息及其相关概念

1. 公众健康信息（consumer health information，CHI） 按照美国医学图书馆联盟（National Network of Libraries of Medicine）的定义，公众健康信息（CHI）是与大众、病人及其家属相关的健康和医学信息。因此，公众关注的健康信息包括疾病状况、诊疗和养生保健、医护水平、医院医疗设施、健康保险及环境健康危害因素等。获取健康信息的渠道主要有医护人员、图书、期刊、电视、互联网等。近年来，物联网、5G 等技术极大地拓宽了公众获取健康信息的渠道，成为当前发展最快的健康信息载体。

公众健康信息具有信息的基本特征，如客观性、价值性、共享性、传输性、动态性、再生性、依赖性和时效性等，通常以语言、文字、符号、图像、音频和视频等形式，通过图书、报刊、广播、电视、网络等不同载体进行传播。由于健康信息公众的多样性和复杂性，健康信息不仅在内容上要满足不同公众的需求，还要适应不同公众群体的信息获取手段和信息理解能力。与传统医学信息相比，公众健康信息的内容涉及范围更为广泛，不仅包括病人信息（patient information），还包括疾病预防、诊断治疗、饮食营养、医疗保险、医疗机构或者慈善机构等信息，以及医疗纠纷所需的法律信息等。

公众健康信息的来源多种多样，提供者更为广泛复杂。从机构类型看，公众健康信息内容提供者主要包括非营利性和营利性医疗卫生服务机构、政府部门、公益性服务机构、新闻及传播机构和组织、医药公司和健康服务供应商等。随着移动互联网等技术的快速发展，互联网上每个个体都可以成为健康信息的发布者和提供者。

2. 个人健康信息（personal health information） 是指依据国家法律法规和工作职责，各级医疗卫生服务机构在服务、管理过程中产生的人口基本信息及医疗卫生服务信息等。我国国家标准《信息安全技术　个人信息安全规范》(GB/T 35273—2020)将个人信息(personal information)定义为"以电子或者其他方式记录的能够单独或者与其他信息结合识别特定自然人身份或者反映特定自然人活动情况的各种信息",并将个人信息分为个人一般信息和个人敏感信息。包括姓名、出生日期、身份证件号码、个人生物识别信息、住址、通信通讯联系方式、通信记录和内容、账号密码、财产信息、征信信息、行踪轨迹、住宿信息、健康生理信息、交易信息等。其中个人生物识别信息包括个人基因、指纹、声纹、掌纹、耳郭、虹膜、面部识别特征等。健康生理信息包括个人因生病医治等产生的相关记录,如病症、住院志、医嘱单、检验报告、手术及麻醉记录、护理记录、用药记录、药物食物过敏信息、生育信息、以往病史、诊治情况、家族史、现病史、传染病史等。

3. 人口健康信息(population health information)　我国《人口健康信息管理办法(试行)》第三条规定:人口健康信息是指依据国家法律法规和工作职责,各级各类医疗卫生服务机构在服务和管理过程中产生的人口基本信息、医疗卫生服务信息等人口健康信息。该办法明确了人口健康电子数据与纸质文本上记录的数据具有同等法律效力。同时,收集人口健康信息的责任单位除了各级各类医疗卫生服务机构以外,还包括受委托的其他机构,如在线挂号服务的应用程序(app)、微信公众号等营运机构,也应承担相应责任。

第二节　公众健康信息学概述

一、公众健康信息学的定义

公众健康信息学尚无明确定义,国外一般称之为消费者健康信息学(consumer health informatics, CHI)。1993 年,美国哈佛大学医学院汤姆•费格森(Tom Ferguson)博士首次提出消费者健康信息学概念,认为它是医学信息学的一个分支,主要利用信息和通信技术来促进健康教育、提升健康管理和改善健康医疗服务。此外,美国医学图书馆联盟将消费者健康信息学定义为:它是与大众、病人及其家属有关的医学与健康信息学。国际医学信息学协会(International Medical Informatics Association, IMIA)将 CHI 定义为:它是通过分析消费者健康信息需求,研究和实施使消费者能够获取信息的方法,建立消费者的偏好模型并整合到医疗信息系统中,从而帮助公众弥合健康信息鸿沟的一门学科。

国内有学者将"consumer health informatics"翻译为用户健康信息学,也有学者将它翻译为消费者健康信息学,还有学者将它翻译为公众健康信息学。但是随着公众健康信息学的研究和实践不断深化和拓展,这一领域已经突破用户、消费者和病人的界限,拓展到普通公众。因此,本书采用公众健康信息学的译名。

相对于医学信息学和健康信息学而言,"公众健康信息学"还是一个年轻的学科,以往的研究从不同的角度对公众健康信息学进行了定义。目前比较有代表性的定义见表 1-1。

表 1-1　公众健康信息学的定义

时间	来源	定义
1993	Ferguson	是医学信息学的一个分支,通过计算机和通信技术在健康信息领域的研究、发展和应用,为医疗健康用户建立接口的一门学科
1999	Brennan	是研究和利用信息技术支持病人和健康人群获取医疗健康服务的一门学科,指出公众健康信息学发展面临三大挑战:建立以病人为中心的知识管理和信息发现工具、公众健康信息素养提升、重构将病人作为医疗服务合作者的临床实践模式

续表

时间	来源	定义
2000	Eysenbach	是医学（生物医学）信息学的一门分支学科，旨在分析公众健康信息的需求，研究和实施公众获取所需健康信息的方法，并建立公众偏好模型，将其整合到医学信息系统
2000	Rhodes	是使用计算机支持公众获取信息，分析其独特的健康需求，帮助其做出医疗保健和健康促进的决策
2009	Gibbons	作为一种电子工具、技术或者应用程序，①主要用于与健康信息用户（任何寻求或使用健康信息的人，侧重于非专业人员）交互；②直接与公众交互：公众向 CHI 系统提供或者从后者接收个性化健康信息；③提供给公众的数据、信息、建议或其他，与医疗专业人员共同使用，但不依赖于医疗专业人员
2011	Eyler	是与公众互动的电子工具、技术和系统，定制个性化的健康信息或医疗建议，需要公众与医疗卫生专业人员共同完成疾病管理、生活方式管理、日常生活跟踪观察、自我照护等
2015	Wetter	是以信息和通信技术为基础的方法、服务和设备，促使公众能够安全地在其健康与预防保健中发挥积极作用的一门学科
2017	Austin	是健康信息学的一个专业领域，侧重于公众健康教育、实践、研究和政策
2018	MeSH	是从公众或者病人的视角研究信息学的一个领域
2020	AMIA	是致力于以多个病人或公众为中心的医学信息学，包括以病人为中心的信息学、健康素养和消费者教育。侧重于促使公众自我健康管理，包括健康信息素养、公众友好语言、个人健康档案以及基于互联网的策略和资源

由此可见，国内外对公众健康信息学尚无统一的定义。为此，本书将公众健康信息学定义为：它是将生物医学（健康）信息学的理论、方法和技术与公众健康信息传播和实践融为一体，研究公众健康信息的收集、存储、组织、管理、传播、交流和利用，对涉及公众健康领域的信息活动和各种要素（包括公众、信息、环境、技术和系统等）进行科学配置，从而有效地满足公众信息需求和服务的一门新兴交叉学科，是生物医学信息学（biomedical informatics，BMI）的一个分支学科。

二、公众健康信息学的概念框架

概念框架是研究主题有关概念／变量之间关系的逻辑结构，帮助研究人员以多维方式构思一个主题领域的图景。拿波里（Napoli）认识到公众健康信息学的概念框架在评估公众如何与健康信息服务互动中的重要性。他和达塔·伯格曼（Dutta Bergman）一致认为，健康活动和公众健康信息学研究面临的严峻挑战是提供一个完整的概念模型，这将有助于学者对现有和未来的研究工作进行构思和探索。公众健康信息学的概念框架要充分考虑一系列来自机构、社会、专业和个人等阻碍因素，提出的概念框架可以作为研究概念构思和最终实施方式的基础和指导，并借鉴健康活动的理论框架和传统的信息科学研究成果。为此，国内外学者从不同的视角提出了公众健康信息学的概念框架。

（一）多学科视角下公众健康信息学的概念框架

公众健康信息学是一门新兴的交叉学科，涉及计算机科学、信息科学、管理科学、医学信息学、护理信息学、公共卫生信息学、健康促进、健康教育、传播学等多个学科领域的理论、方法和技术。

2007 年，洛根（Logan）等基于信息科学、行为科学、管理科学、传播学等多学科视角，从宏观环境、公众、信道、信息来源、结果（影响）五个维度，构建了公众健康信息学的概念框架（图 1-2）。

该框架整合了信息科学和健康活动的组成部分，有助于阐明公众获取健康信息的多维度影响，涵盖了公众健康信息学中的公众、信道、信息来源、宏观环境、结果等相互关联的五个维度。

1. 公众 主要解释公众（或者个体）如何查询和反馈健康信息。在信息科学中，信息查询过程（information-seeking process，ISP）模型较好地诠释了为满足信息需求所进行的一系列动态的、迭代的

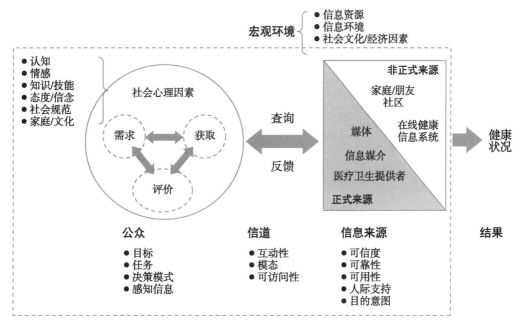

图 1-2 多学科视角下公众健康信息学的概念框架

认知过程和物理行为。ISP 模型共有三个"核心"的非线性、动态、迭代的信息搜索状态:信息需求、信息获取和信息评价。社会心理因素可能影响信息查询过程,例如个人的认知能力、情感状态、检索知识 / 技能、态度、信念、社会规范以及家庭 / 文化因素,还有公众(或者个体)的目标和任务、决策模式和对信息的感知等即时性因素。另外宏观环境如信息资源、信息环境、社会文化、经济因素等也会对公众信息查询行为产生直接或间接的影响。

2．**信道** 描述健康信息传播渠道的影响。信道包括交互水平(如单向与双向)、模态(视频、音频或多模态)和可访问性(如噪声或带宽不足)等属性。与文本信息相比,用户更喜欢多媒体信息。

3．**信息来源** 包括对个人、专业和媒体来源可信度的感知,以及它如何影响个人 / 公众对健康信息的接收。公众可以获得正式的或者非正式的健康信息来源。由于信息来源的可信度、可靠性、可用性、人际支持和目的 / 意图等差别,以及正式来源(媒体、信息媒介、医疗卫生提供者)和非正式来源(家庭 / 朋友、社区、健康信息网站、信息系统)可能会给公众健康信息的获取造成困惑。

4．**宏观环境** 包括公众健康信息资源、信息环境以及社会 / 经济 / 文化等因素,例如,市场、经济、社会、文化、历史传统等;"数字鸿沟"和宗教信仰会影响个人对健康信息的认知。

5．**结果** 描述健康信息应用所产生的可能结果(如满足信息需求、改变健康行为、改善健康状况等),但是很难找到健康信息应用与健康行为和疾病疗效的直接关联证据。尽管对公众参与健康交流互动的结果进行了大量猜测,但是对这些问题的研究仍然很少。

总之,每个维度及其属性都可能影响公众健康信息的搜索和聚合。因为健康信息已经融入到公众的生活中,人们不会在真空中查询健康信息。只有更好地理解健康信息对公众(或个体)行为的实际作用后,才能设计出科学、有效的公众健康信息系统。

（二）**循证医学视角下公众健康信息学的概念框架**

为了了解公众健康信息学(CHI)应用程序或者工具的潜在影响,吉本斯(Gibbons)等将公众健康信息学应用程序或者工具定义为:①设计主要用于与健康信息用户或公众交互的任何电子工具、技术或系统;②与公众直接交互,公众可以向系统提供个人健康信息,并从工具、应用程序或系统中接收个性化健康信息;③指向公众提供的数据、信息、建议等,可以与医护人员协作使用,但不完全依赖于医护人员。

为了系统评价当前开发的公众健康信息学应用程序或者工具对健康医疗过程及结果的影响,确定 CHI 应用程序的使用障碍以及成本、收益和净值的差距,明确公众及其家属、临床医生和开发人员需要哪些关键信息,吉本斯提出了 4 个关键问题(表 1-2)。

表 1-2   吉本斯提出的关键问题

KQ1	有什么证据表明 CHI 应用程序产生了影响
KQ1a	医疗过程结果(如接受正确的治疗)
KQ1b	中间健康结果(如自我管理、健康知识和健康行为)
KQ1c	以关系为中心的结果(如共享决策或医患沟通)
KQ1d	临床结果(如生活质量)
KQ1e	经济结果(如成本和获得医疗的机会)
KQ2	临床医生、开发人员、公众及其家属或护理人员遇到哪些障碍
KQ3	CHI 应用程序的成本、收益和净值估算需要哪些证据
KQ4	公众及其家属、临床医生和开发人员需要哪些关键信息

1. 制定纳入 / 排除标准   纳入标准:有助于了解、跟踪或理解临床参数(疾病管理)的工具或应用程序;有助于了解 / 跟踪 / 理解日常生活观察的应用程序;促进日历管理的应用程序和技术(生活方式辅助管理);促进预防和健康促进的应用程序和工具;有助于自我护理的应用程序;促进护理和辅助护理的工具或应用程序。排除标准:排除单点的护理设备(如血糖仪、远程监测设备)、用于临床医疗护理的设备、信息网站、留言板和应用程序。

2. 循证医学视角下公众健康信息学的概念框架   为了探讨上述关键问题,吉本斯等从循证医学视角提出了公众健康信息学的概念框架,如图 1-3 所示。

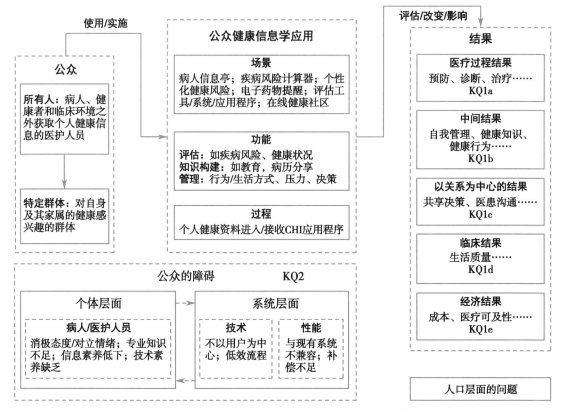

图 1-3   循证医学视角下公众健康信息学的概念框架

（三）转化医学视角下公众健康信息学的概念框架

1. 转化医学的定义与发展　转化医学（translational medicine）的概念最早可追溯至 1966 年，麦金尼（McKinney）用"实验室到临床"（bench to bedside）来阐述药物开发需要基础研究和临床研究之间的沟通交流。1968 年，《新英格兰医学杂志》（*The New England Journal of Medicine*，NEJM）发表了"吞噬细胞与实验室 - 临床结合"（Phagocytes and the bench-bedside interface），通过医学案例揭示了基础研究和临床研究结合的重要性，它为科研人员提供新的思路和方法，从而促进"实验室与临床之间的转化"。美国沃尔夫（Wolf）于 1974 年在《新英格兰医学杂志》首次详细解释了"bench to bedside"，他认为，临床医生和实验室之间要加强信息交流，尽快将科技成果从实验室转化到临床，从而奠定转化医学的理论基础。

21 世纪以来，医学界对转化医学的内涵和外延、理论和应用进行了深入探讨，各国政府对转化医学越来越重视，促进了转化医学的成熟和发展。2002 年，丰塔纳罗萨（Fontanarosa）认为，转化研究是把基础研究产生的新知识、新机制和新技术，转化为预防、诊断和治疗的新药物、新设备和新方法。2003 年，麦克林（McGlynn）认为，转化研究是把医学界的基础研究转化为生产力的过程，即把新的研究成果转化成临床和公共卫生服务的过程。

美国国立卫生研究院（National Institutes of Health，NIH）于 2006 年设立转化医学基金，支持基因治疗、生物标志物、组织工程技术、干细胞治疗、癌症防治等转化医学研究。目前已有 60 多家转化医学中心获得此项基金的支持。2007 年，英国成立转化医学委员会，负责转化医学的研究和管理，并设立专项基金。自 2007 年起，国内高校陆续成立转化医学研究中心，加速推进基础研究与临床研究成果的融合。

随着转化医学的发展，转化医学刊物相继诞生。2003 年，《转化医学杂志》*Journal of translational medicine* 创刊；2008 年，《临床和转化科学》（*Clinical and Translational Science*）创刊；2009 年，《科学转化医学》（*Science Translational Medicine*）和《美国转化研究杂志》（*American Journal of translational Research*）相继问世。我国也创办了《慢性疾病与转化医学（英文）》《肿瘤学与转化医学（英文）》《生物医学转化》等学术期刊。

2. 转化医学的过程模式　2003 年，美国国立卫生研究院（NIH）泽鲁尼（Zerhouni）在《科学》杂志（*Science*）上第一次阐述了转化医学是将基础研究的成果转化为有效的临床治疗手段，强调"从实验室到临床"（bench to bedside）。2003 年宋（Sung）等在《美国医学会杂志》（*The Journal of the American Medical Association*，JAMA）上发表论文认为转化研究是一种单通道的转化过程，即从基础研究向人类试验转化，进而向临床科学知识转化，最后转化为临床实践和卫生决策。而 *Journal of Translational Medicine* 主编马林科拉（Francesco Marincola）认为，转化医学是"从实验室到临床"，并"从临床回到实验室"的双向通道，即将生物医学的基础研究成果转化成临床诊疗的技术和产品，并将临床诊疗的实际情况反馈给实验室，进一步开展新的研究。欧洲转化医学学会（European Society for Translational Medicine，EUSTM）进一步阐释，转化医学经历从"实验室向临床转化"到"实验室 - 临床的双向转化"以及"实验室 - 临床 - 社区双向循环转化"的不同阶段。

2008 年，多尔蒂（Dougherty）和康威（Conway）提出了转化医学的"3T 路线图"，即 T1、T2、T3 三个转化阶段：T1 阶段是基础研究向临床研究的转化过程，旨在检测某种干预或措施的治疗作用，例如新药研发和验证。T2 阶段是侧重于积累新医学发现对病人有效性的证据，旨在检测从某种治疗中受益的人群，例如新药上市后的临床研究。T3 阶段是实现高质量医药卫生服务，旨在通过检测最有效的干预方法，由政府通过医药转化系统推广最佳路径，从而实现高质量的医药服务，例如大范围临床病例研究、干预成本 - 效果研究等。"3T 路线图"的三个阶段互相依存，其目的是为改善国家医疗服务质量，加快医药创新和转化应用。

2010 年，卢比奥（Rubio）进一步强调转化医学研究应该从临床扩展到公共卫生领域。2011 年，我国蔡红兵等也提出，转化医学的内涵还应该将基础医学研究成果推广应用到社区医疗保健和公共卫生防疫，产生了转化医学第四个阶段，即 T4。因此，广义的转化医学概念框架，除了基础研究与临床研究之间的转化之外，还包括临床研究与临床应用的转化，以及向人群推广的转化。由此可见，转化医学是一个涵盖多个环节、长链条的动态创新转化过程。

3．**转化医学视角下公众健康信息学的概念框架**　东京情报大学教授广信松下（Hironobu Matsushita）从转化医学的视角探讨了公众健康信息学及其创新，提出了转化视角下公众健康信息学与创新的概念模型，并基于该模型构建了转化医学视角下公众健康信息学的概念框架（图 1-4）。

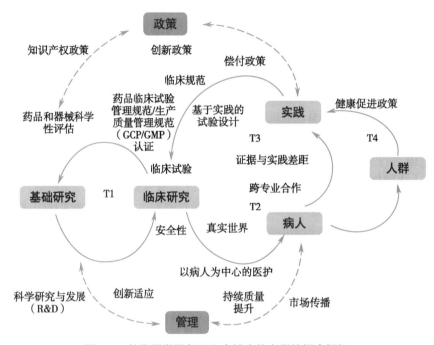

图 1-4　转化医学视角下公众健康信息学的概念框架

医疗卫生系统过去侧重于基础研究与临床研究的互动循环（T1）。随着医疗卫生系统越来越注重创新，转化已从临床（T2）扩展到实践（T3）和人群（T4）。现在，政策和管理亦越来越以创新为导向，通过数据、信息、知识和智慧的转化，对 T1、T2、T3 和 T4 产生重要的影响。因此，以创新为导向的公众健康信息学特别需要从转化医学视角探讨公众健康信息学的概念框架。

三、公众健康信息学的目标与内容

（一）公众健康信息学的目标

公众健康信息学旨在运用信息与通信技术满足社会公众的健康和医疗信息需求，有助于公众搜寻和检索健康医疗信息，支持他们获取、组织、评价和利用信息，以解决日常生活中的健康问题和疾病情境下的医疗决策问题以及与健康信息相关的法律法规、伦理问题和信息安全问题。主要目标如下。

1．系统介绍公众健康信息学的基本理论、基本方法和基本技术，明确公众健康信息学研究对象、研究内容、学科性质和相关学科；从公众健康理论、健康认知理论、健康行为理论、健康传播理论等视角探讨公众健康信息学的理论基础。

2．公众健康信息资源是公众健康信息学中的重要内容，是公众健康信息学赖以生存和发展的基础。主要介绍公众健康信息资源的含义、类型和特征；系统阐述公众健康信息来源与采集、组织与管理、开发和利用。

3. 为了提供准确、相关、可访问的健康信息，主要介绍公众健康信息质量评价基本知识以及公众健康信息质量评价体系；重点探讨在线健康社区、公众健康网站和公众健康移动端等健康信息质量评价应用，帮助公众独立获取全面、系统、科学的健康信息，做出科学合理的健康决策。

4. 为了构建面向公众的信息系统、工具或软件等，加强公众健康信息标准的建设、管理及应用，系统介绍公众健康信息标准基本知识和国内外主要的公众健康信息标准，探讨公众健康信息标准管理机制和应用。

5. 公众健康信息学与健康传播有着千丝万缕的联系，为了更好、更快、更有效地将健康信息传播给公众，系统介绍公众健康信息传播基本知识和传播类型，着重阐述信息疫情。

6. 为了充分挖掘公众健康信息需求、分析和研究公众健康信息偏好，介绍公众健康信息需求基本知识；主要介绍公众健康信息需求分析方法和步骤及影响因素分析；重点介绍公众健康信息需求的理论基础、挖掘方法和不同类型公众健康信息需求挖掘。

7. 要实现公众健康信息的科学合理运用，公众的信息健康素养起到关键作用，阐述公众健康信息素养含义、构成和理论基础，分析公众健康信息素养现状和影响因素，介绍公众健康信息素养的评价和教育。

8. 公众健康信息学的最终目的是为公众健康信息服务，主要介绍公众健康信息服务的基本知识，详细介绍面向医务工作人员、面向病人、面向社区居民以及面向特殊人群四类公众健康信息服务的特点、服务内容及形式。

9. 为了保证公众健康信息服务的顺利开展，必须建立一套完善的政策法规、伦理规范和安全技术，对服务主体、服务内容、服务质量等涉及的法律问题、伦理问题和安全问题等进行规范和约束，系统介绍公众健康信息政策法规、伦理、安全。

（二）公众健康信息学的知识内容

立足公众健康（医疗卫生）领域，从多学科视角，基于健康信息传播内在逻辑，全面系统地阐述公众健康信息学基本理论、方法和技术及其应用，以及公众健康信息标准规范、法律法规、伦理与安全。公众健康信息学主要包括以下知识内容。

1. **公众健康信息学基础理论知识** 本书分两章。第一章主要介绍公众、健康、信息及其相关概念的内涵、界定公众健康信息学的含义；探讨公众健康信息学的概念框架；构建公众健康信息学的内容体系和应用价值；系统介绍公众健康信息学的萌芽形成、发展现状和未来趋势；探讨公众健康信息学的学科体系。第二章着重阐述公众健康信息学的理论基础。

2. **公众健康信息资源及其评价和标准** 本书分三章。第三章主要介绍公众健康信息资源的含义、类型、特征等基本知识；阐述公众健康信息资源的来源与采集，组织与管理，开发和利用。第四章主要介绍健康信息质量的含义、存在的问题及其原因和评价现状；从理论、指标和方法等方面详细介绍公众健康信息质量评价体系；重点阐述在线健康社区、公众健康网站和公众健康移动端等健康信息质量评价应用。第五章介绍标准和标准化的含义，概述我国公众健康信息标准的类型和体系以及国内外公众健康信息标准化组织及主要标准；重点介绍国内外主要的公众健康信息标准，探讨公众健康信息标准管理机制和应用现状。

3. **公众健康信息传播** 本书单列一章。第六章简要介绍公众健康信息传播的基本知识；重点介绍公众健康信息的自我传播、人际传播、群体传播、组织传播、大众传播、新媒体传播等；着重阐述信息疫情的内涵、特征、生成与传播机理、危害和治理。

4. **公众健康信息需求、素养及其服务** 本书分三章。第七章介绍公众健康信息需求的内涵、类型、层次和特征；主要介绍公众健康信息需求分析方法和步骤及影响因素分析；重点介绍公众健康信息需求的理论基础、挖掘方法和不同类型公众健康信息需求挖掘。第八章介绍公众健康信息素养内涵及其相关概念；系统介绍公众健康信息素养现状、影响因素、面临的问题及发展趋势；详细阐明公众健康信息素养评价流程、工具和现状；重点介绍公众健康信息素养教育及其教育内容和实践。第九章主要介绍公众健康信息服务的内涵、服务主体和客体，详细介绍面向医务工作人员、面向病人、面向社区居民以及面向特殊人群四类公众健康信息服务的特点、服务内容及形式。

5. 公众健康信息政策法规、伦理与安全　本书单列一章（第十章）。第十章首先简要介绍公众健康信息政策法规相关概念，主要介绍国内外公众健康信息政策法规体系，重点介绍我国突发公共卫生事件、信息公开、信息保密、互联网信息服务、基层医疗卫生保健、医疗保障等相关的政策法规。其次，介绍公众健康信息伦理的内涵，重点介绍国内外公众健康信息隐私保护；探讨医疗活动、信息技术应用和网络环境的信息伦理问题。最后，介绍公众健康信息安全的内涵，重点介绍公众健康信息安全技术；从过程管理、数据管理和组织管理三个方面阐述公众健康信息安全保护。

总之，以上知识模块面向公众，立足健康（医疗卫生）领域，遵循公众健康信息学的内在逻辑，相辅相成，共同构成全面、系统、科学的公众健康信息学的内容体系。

四、公众健康信息学的应用价值

（一）推动医学模式的变革和医患关系的改善

医学模式是人类健康观和疾病观的总体概括，不同的医学模式衍生出不同的医患关系。根据世界医学发展历史，现代医学模式可分为生物医学模式和生物 - 心理 - 社会医学模式。20 世纪 70 年代之前的医学模式属于生物医学模式，在一段时期内这种模式极大地促进了医学的发展，但这种模式把疾病的产生和发展看作是单纯的生物现象，把人体看作为不受心理和社会因素影响的、单纯的生物体，把疾病治疗看作是维护健康的全部内容。在这种模式下的医患关系通常是父权式的，表现为医者约束患者的不适当偏好以避免其做出自我伤害的行为。"医疗父权主义模式"下，医疗方具有医疗技术和信息优势，使其在医疗决策过程中掌握绝对的主动性，而患者则处于被动接受的地位。

随着科技的发展，人类生活水平不断提高，疾病谱发生了极大变化，行为和生活方式对健康的影响逐渐被人们所认识。20 世纪 70 年代中期，已有学者指出生物医学模式已经无法适应现代医学的发展，疾病的发生和发展不是单纯的生物现象，同时也受到心理和社会因素的影响，生物 - 心理 - 社会医学模式应运而生。

生物 - 心理 - 社会医学模式对疾病的诊断和治疗必须考虑病人的心理和社会因素，病人在医患关系中的地位发生了质的飞跃，父权式的医患关系逐渐被互动参与型的医患关系替代，病人以积极的态度参与疾病的预防和治疗当中，越来越多的人不再满足于有病治病，而是主动寻求维护健康、促进健康的生活方式。由于医学是一门极其专业的科学，病人及其家人以及追求健康的所有人必须获得一定的信息支持，才能有效地参与到疾病的诊疗和预防活动之中，生物 - 心理 - 社会医学模式才能真正实现，医患关系才能得以改善。

（二）构建普惠、均等、共享的卫生健康共同体

2019 年 4 月，世界卫生组织（WHO）发布了全球第一份数字健康干预指南，提出关于各国可通过移动电话、平板电脑和计算机使用数字卫生技术改善人民健康和基本服务的新建议，随后发布了《数字健康全球战略（2020—2024）》，明确了数字健康战略在世界各国医疗卫生行业发展中的优先地位。

2019 年年底，一场突如其来的新型冠状病毒肺炎疫情引发了各国对全球健康和全球卫生防疫系统的关注，催生了互联网医疗的刚需，加快了数字健康实践的进步。以互联网医疗为代表的数字健康得到空前发展，从预约挂号、智能导诊、在线咨询、在线诊疗、在线心理咨询、送药上门，再到在线慢病管理、健康管理、在线科普教育等，让公众感受到数字健康的巨大潜力。

大数据、人工智能、5G、区块链、物联网等数字技术在医疗健康领域的渗透和影响，公众就医需

求和习惯持续发生改变，将变革医疗健康管理和服务模式，重塑医疗服务的提供者、病人与支付方的关系，提升医疗健康效能、增进公众福祉、推动公共卫生治理现代化、提升政府对医疗健康领域的数字化治理能力，加强全球或地区数字健康合作，实现医疗健康服务模式、管理模式、技术手段等的数字化、智能化发展，推动构建普惠、均等、共享的卫生健康共同体。

（三）维护消费者主权和保障病人权利

20 世纪 60 年代以美国为代表的西方国家兴起了呼吁尊重和维护消费者权益的消费者运动（the consumer movement）。1962 年 3 月 15 日，美国总统肯尼迪在《关于保护消费者利益的总统特别咨文》中，提出消费者享有安全的权利、了解的权利、选择的权利和意见被听取的权利。起初与人类健康相关的消费者运动主要是针对食品、药品生产商，20 世纪 70 年代逐渐渗透到医疗卫生服务领域，病人被看作医疗卫生服务的消费者，应当享有消费者应享有的权利。1975 年美国医院协会（American Hospital Association）提出病人权利宣言，强调"病人有权从医生那里获得有关其病情、诊断、治疗的所有信息，医生也应当用病人可以理解的语言告知其病情及相关的信息"。1976 年美国政府通过"国家健康促进和疾病预防法案"（the National Health Promotion and Disease Prevention Act），该法案首次提出国家医学图书馆（National Library of Medicine，NLM）有责任直接为普通大众提供健康信息以改善公共健康状况。消费者主权主义和病人权利意识的兴起促进公众获取健康信息的意识萌发，推进了政府提供健康信息的步伐。与此同时，公众健康信息学的研究与实践为维护消费者主权和病人权利提供了强而有力的保障。

（四）有利于疾病预防与自我管理，节约社会资源

随着经济和科技的发展，人们生活方式、膳食结构、工作方式和娱乐方式不断变化，疾病发生的原因不断改变，慢性疾病的发病率日益增加。据世界卫生组织（WHO）的报道，慢性病是迄今世界最主要的死亡原因，占所有死亡原因的 60%，并且患有多种慢性病（multiple chronic conditions，MCC）的人数日渐增多。2018 年，美国疾病控制和预防中心（US-CDC）估计，四分之一的美国人至少患有两种慢性病，超过三分之二的医疗保险受益人患有多种慢性病（MCC）。与没有患慢性病的人相比，MCC 病人在使用医疗卫生系统和遵从护理推荐指南（包括生活方式的改变和药物管理）方面承受着巨大的负担。随着病情的加重，医疗护理的复杂性也随之增加，并且与健康相关的社会问题也逐渐增多，包括医疗费用和工作时间损失造成的经济不稳定、社会隔离和更多的心理健康问题。其中许多因素会导致更高概率的不良后果，例如疾病和不良事件的恶化、残疾、住院和死亡等。

由于慢性疾病具有病程长、需要终身治疗的特点，其医疗费用十分庞大。20 世纪前半叶，西方国家依靠发达的经济、巨大的医疗费用投入和现代医学技术对慢性疾病进行全面的预防和控制，但是收效甚微，只有少数几种慢性病的病死率略有下降。20 世纪 80 年代开始，西方国家将慢性疾病的防控策略调整为从全民健康教育和健康促进入手，以自我管理为基础进行控制。随着医学科学的发展，医生利用不断增加的诊断技术和治疗方案，病人需要承担越来越多、越来越复杂的自我照护工作。以充血性心力衰竭的病人为例，过去只需要服用地高辛和利尿剂，现在要服用祥利尿剂、β 受体阻滞剂、血管紧张素转换酶抑制剂、安体舒通和地高辛等不同种类的药物。安装心脏起搏器的病人不仅需要随时监测心率变化，同时还需要监控血压和血脂。过去这些病人仅被告知需要限制体力活动，但是现在需要监测体重变化，及时向医生汇报，坚持低盐饮食和低脂饮食，参加一系列治疗性的运动。又如哮喘的治疗，过去病人只服用茶碱片，现在病人必须学会使用有辅助装置的吸入器，知晓控制药物和急救药物的区别，必须监测气道流量峰值，调整泼尼松龙剂量，查明并消除家里的过敏原。糖尿病病人则必须通过监测血糖来控制饮食并调整胰岛素治疗方案。有效的自我管理必须以准确、及时的健康信息为支持。因此，公众健康信息学是有效实施疾病自我管理的要求与保障。

此外，健康信息技术（health information technology，HIT）有助于改善医疗流程，提高医疗卫生

系统的工作效率，降低医疗成本，提升服务水平，提高病人健康水平及生活质量，增强病人及医务工作者的满意度，降低医疗误诊率。美国医疗信息与管理系统学会的研究报告显示，建立完善的国家电子健康档案的信息共享平台，每年能够节约 780 亿美元的医疗卫生费用，占国家医疗卫生总额的 4%。

（五）激发公众健康信息交流与共享

公众健康信息学的出现与互联网的发展息息相关。20 世纪 80 年代，随着个人电脑的普及和计算机网络的快速增长，互联网迅速成为信息交流的主要渠道。20 世纪 90 年代以来，互联网为公众提供了大量丰富的信息资源和便捷的访问方式，推动公众对医疗保健消费主义原则和实践的关注。公众使用互联网寻求健康信息的人数不断增长。2001 年，美国成年人在网上寻求健康信息的比例为 15.9%，2007 年大幅上升至 31.1%，2010 年达到 50%。根据 2012 年 9 月美国的一项调查结果，72% 的互联网用户表示，过去一年在网上寻找过健康信息。根据 2014 年发布的《欧洲公民数字健康素养报告》，超过 75% 的欧洲人认为互联网是查找健康信息的主要来源，60% 的人表示使用互联网搜索健康信息。2015 年一项调查报告显示，68.4% 的苏格兰病人曾在网上获取过健康信息。有研究表明，互联网、出版物（书籍、杂志、报纸）和他人（亲戚、朋友）成为公众获取健康信息的主要途径。

根据中国互联网络信息中心（CNNIC）发布的第 49 次《中国互联网络发展状况统计报告》，截至 2021 年 12 月，我国网民规模达 10.32 亿，互联网普及率达 73.0%。手机网民规模为 10.29 亿，手机上网的比例达 99.7%。我国在线医疗用户规模达 2.98 亿，占网民整体的 28.9%。随着以人工智能为代表的前沿技术不断深入发展和在医疗行业的落地应用，医疗数字化进程不断加快，助力病毒追踪、药物研发和临床医疗。2021 年 10 月，我国国家卫生健康委员会发布《关于互联网诊疗监管细则（征求意见稿）》，进一步规范在线医疗行业发展，保护病人个人信息、数据安全，推动在线医疗行业行稳致远。

寻求和分享健康信息在社交媒体中扮演着越来越重要的角色。2015 年，多个社交软件在其整个内容库中引入了关键词搜索功能，为公众搜索医疗保健相关信息带来了极大便利。不管使用什么关键词搜索，均可能存在可供用户查看并与其家人、朋友、邻居或医生共享的相关公共帖子。据 2018 年皮尤研究中心（Pew Research Center）调查结果，超过 60% 的美国成年人至少使用一种社交软件，其中超过七成的用户每天都登录社交软件。他们通过社交软件的个人资料、页面、群组、活动和消息相互交流并与公司（或品牌）互动，越来越多的人积极寻求和分享健康和医疗保健信息。据中国互联网信息中心统计，截至 2021 年 12 月，我国在线医疗用户规模达 2.98 亿，较 2020 年 12 月增长 8 308 万。查找和利用在线健康信息，以及获取在线健康医疗服务已成为我国乃至全球网民的主要活动。

公众积极参与健康信息的创建、管理和分享。据科技博客（TechCrunch）报道，2016 年，社交网站用户创建了超过 2.5 亿个帖子，数十亿用户浏览、发布或阅读与健康相关的内容。此外，各大社交软件允许用户创建私人群组和事件主题，赋予管理员限制群组成员和审核发布的内容等控制权。罕见疾病病人及其照护者可以利用群组来搜索和分享有关治疗方案，例如寻找大疱性表皮松解症（epidermolysis bullosa），病人至少可以找到 5 个高度相关的群组资源；分享育儿技巧的医生、妈妈群组有一百多个。此外，医护人员、卫生系统和保险公司等都可以创建文件、主页、群组和事件主题，帮助解决特定主题（如糖尿病管理计划）或特定服务（如医疗保险服务）。

博客（blogs）也是互联网上最受欢迎的内容共享和参与形式之一。目前有超过 1.8 亿个博客。无论寻求何种类型的健康或医疗保健信息，都有一些专门的博客，除了医生和护士的答疑解惑，还包括病人和护理人员的寻医问药经历。用户可以订阅博文，收到更新信息，并与博主和其他读者互动。

根据 2015 年洛克健康（Rock Health）的报告，71% 成年人使用互联网搜索健康相关的信息；50% 在线消费者搜索医生或医疗保健服务的评论。除了搜索，越来越多的公众在社交媒体上分享他们的故事,有助于告知和教育其他有类似情况的人。同样,40% 用户会根据搜索和分享的信息立即采取行动。

第三节 公众健康信息学发展

一、公众健康信息学的萌芽形成

(一)家长式医学与公众健康信息学的起源

家长式医学(paternalistic medicine)源自希波克拉底传统,在两千多年的西方医学历史长河中,一直占据主导地位。希波克拉底认为,医生应该对病人隐瞒病情,包括病人现状和未来,并且认为医学知识应该对病人保密。在《希波克拉底誓言》(Hippocratic Oath)中提到:"……凡我所见所闻,无论有无业务关系,我认为应守秘密者,我愿保守秘密。"家长式医学一直持续到中世纪,病人被告知要尊重医生并且必须承诺服从。

家长式医学将信息掌握在医生和医疗系统手里,医生常根据个人经验和意愿向病人传递信息。医疗决策是由医生和医疗系统做出的,病人应该遵从,不需要或只需要很少的投入。16 世纪和 17 世纪,一些医生开始承认病人在他们的医疗护理中可能有发言权。然而,像本杰明·拉什(Benjamin Rush)这样的杰出医生也认为,医生可以在无关紧要的事情上向病人让步,但在对生命至关重要的事情上,医生对病人保持着不可动摇的权威。

家长式医学今天仍然存在。如果没有订购,大多数生物医学出版物是无法免费获得的,并且订购价格昂贵。即使通过现代信息技术,也很难获得完整的医疗记录。在许多情况下,没有向病人充分解释知情同意,使其了解疾病诊疗的风险、益处。出院规定也是家长式医学的一个例证,一般情况下,病人对自己是否出院几乎没有发言权,而且往往要负责遵守复杂的出院程序。如果病人未经医护人员同意就擅自出院,或者对医疗护理不满意,则需要签署一份表格,证明自己违背医嘱出院。

(二)以病人为中心的医学

1. **以病人为中心的医学的兴起** 自 20 世纪 60 年代开始,以病人为中心的护理(patient-centered care)逐渐成为以病人为中心的医学(patient-centered medicine)的重要组成部分。1969 年,伊尼德·巴林特(Enid Balint)提出了"以病人为中心的护理"概念。1972 年,霍华德·韦茨金(Howard Waitzkin)和约翰·斯托克尔(John Stoeckle)阐述了如何利用病人的观点及其对疾病的了解来改善医患关系。1983 年,约翰·瓦尔(John Ware)定义了用户满意度并开发了用户满意度量表。1989 年,芭芭拉·科尔希(Barbara Korsch)在培训中探索了医生的倾听技巧。1995 年,迈克尔·巴里(Michael Barry)、杰克·福勒(Jack Fowler)提出了共享决策理论并对其改善病人生活质量的效果进行了调查。后来茱蒂丝·希巴德(Judith Hibbard)探讨了病人求知欲望对于健康决策的作用,并对提升病人参与健康决策的知识和工具进行了分析总结。黛布拉·罗特(Debra Roter)和朱迪思·霍尔(Judith Hall)描述了医患沟通的特征及其障碍以及如何改善医患沟通。

2. **医学模式转变** 1997 年,美国罗切斯特大学医学院精神病学与内科学教授恩格尔(G.L. Engel)在《科学》杂志上提出生物-心理-社会医学模式,认为人类的健康与疾病取决于生物、心理和社会等各种因素,保护与促进人类健康要从人们的生活环境、行为、精神和卫生服务等多方面努力。该模式的提出是医学史上的里程碑,它不仅涉及医学基本观念,还涉及预防、诊断、治疗的基本原则。

3. **疾病谱的改变** 随着工业化、人口老龄化发展及生态环境、生活行为方式变化,慢性非传染性疾病（以下简称慢性病）已成为居民的主要死亡原因和疾病负担。心脑血管疾病、癌症、慢性呼吸系统疾病、糖尿病等慢性病导致的疾病负担占疾病总负担的 70% 以上，成为制约人类期望寿命提高的重要因素。博登海默（Bodenheimer）等提出慢性病模型以及美国医学研究所（Institute of Medicine）的《跨越质量鸿沟》（Crossing the Quality Chasm）将"以病人为中心"作为医疗保健的六大目标之一。

医疗保健机构、政府机构和公共部门成为"以病人为中心的护理"的推动者，"以病人为中心的护理"理念植根于"对病人作为独特生物的深深尊重，以及按照他们的条件照顾他们的义务"。要做到以病人为中心，就必须将病人视为拥有独特社交世界的人，他们应该被倾听、被告知、被尊重并参与到自己的护理中，并且在他们的医疗保健中，他们的愿望即使没有被采纳，也应该被倾听。以病人为中心的护理通过将病人的偏好纳入治疗方案来补充循证医学。2009 年，贝里克（Berwick）描述了"病人为中心的护理"的三条准则：①"病人的需要是第一位的"（The needs of the patient come first）；②"脱离了病人，一切都没有意义"（Nothing about me without me）；③"每一个病人都是唯一的"（Every patient is the only patient）。

"以病人为中心的护理"代表了医生角色的转变，从家长式和权威性转变为协作性——利用病人及其健康支持系统提供的信息，作为决策和提供护理的合作伙伴，而无论该支持系统是由家庭、照顾者还是由人机交互系统组成。"以病人为中心的护理"要求整个医疗团队更加专注、提供更多信息和更具同情心，并要求病人积极参与他们的护理。"以病人为中心的护理"鼓励医疗活动参与者共同参与决策过程，以制定与医疗过程相匹配的综合护理计划。

1993 年，华纳斯·莱克（Warner Slack）和汤姆·弗格森（Tom Ferguson）认为"以病人为中心的护理"的基本准则构成了公众健康信息学领域的基础，并转化成以下要求：①人们能够获得协调和协作的护理；②护理关注的是整个人，而不仅仅是身体上的舒适；③护理要考虑人们的价值观、文化和社会经济状况；④人们及其健康支持系统是护理的积极伙伴，而不是被动的倾听者；⑤医疗系统中的人的目标与系统的使命、价值观和质量指标一致；⑥人们及其护理人员与健康服务提供者共同决策，并在个人、人群和系统层面的决策中发挥作用；⑦与病人和护理人员共享健康信息，可以做出明智的决策；⑧支持系统在护理环境中的存在应该受到鼓励和促进。

（三）公众健康信息学的产生

公众健康信息学可以追溯到 20 世纪早期。美国联邦儿童局是向公众提供健康信息的主要来源，妈妈们可以写信给这个联邦机构，询问有关正常儿童发育、营养和疾病管理等问题。信件和小册子等书面材料是传递信息的主要载体，支持非专业人士应对健康挑战。克拉姆斯（Krames）等病人教育公司与美国心脏协会合作，提供有关心脏病的纸质材料，或与美国癌症协会合作，提供有关癌症的信息。

1964 年，科伦（Collen）及其同事创建了最早的收集病人数据应用程序——健康评估系统，输入病人数据，返回健康风险评估结果。威斯康星大学沃纳·斯拉克（Warner Slack）及其同事使用大型计算机系统作为健康评估工具，病人坐在计算机屏幕前回答相关问题，回答完毕，收到健康评估报告。马萨诸塞州总医院使用电话系统对术后心脏病病人进行随访，每天给他们打电话以获取脉搏数，后来开发了一个交互式视频系统，增强了信息的传递，帮助病人了解与治疗方案相关的风险和益处。

1973 年，温伯格（Wennberg）等研究发现，昂贵的手术及其治疗费用因人因地而异，在有多种可行的治疗方案和医疗条件选择的前提下，更多取决于医生和资源的可用性，而不是病人的需求或特征。巴里（Barry）等开发了一种基于互动视频的消费者决策辅助工具，重点关注前列腺癌、乳腺癌等，结果发现病人对健康结果的偏好和优先级别因人而异，这对做出最佳决策至关重要。

20 世纪 80 年代，临床医生和健康教育者利用日益普及的个人计算机作为健康教育的工具。如威斯康星大学的古斯塔夫森（Gustafson）及其团队开发了"身体意识资源网络"（the body awareness

resource network，BARN），让青少年参与互动游戏，帮助他们了解自身成长和发育，避免危险行为，并演练应对青春期复杂人际关系的技巧。1989 年他们又开发了综合性健康增强支持系统（comprehensive health enhancement support system，CHESS），利用精选的文章和癌症服务项目为妇女提供乳腺癌信息，通过图表、决策辅助工具和行动计划提供决策支持，并通过在线支持小组提供情感支持。

（四）公众健康信息学的形成

1994 年加拿大维多利亚大学健康信息学学院桑顿（Thornton）在国际医学信息学协会举办的关于健康 / 医学信息学教育第五次工作会议（The 5th Working Conference on Health/Medical Informatics Education of the International Medical Informatics Association）中提出公众健康信息学概念，并指出公众健康信息学未来的发展方向：卫生信息互联网建设、病人记录自动化、决策和评价数据库建设和公众健康教育。1995 年，美国学者汤姆•弗格森（Tom Ferguson）在其论文中提出了公众健康信息学（CHI）的定义：公众健康信息学是医学信息学的一个分支，通过计算机和通信技术在健康信息领域的研究、发展和应用，为公众建立接口的一门学科。1997 年，美国赫西（Hersey）等发表了题为"公众健康信息学与病人决策制定"的报告，提出应用健康信息学为病人提供决策支持，并从医学检查和治疗方面评估对病人的医疗决策的效果，分析了健康信息学对病人健康结果和健康行为的影响。1999 年健康信息学大挑战会议和 2000 年信息时代医学教育与培训的认知和社会学基础研讨会均探讨了公众健康信息学的概念、发展和未来挑战，艾森巴赫（Eysenbach）发表了《公众健康信息学最新进展》，探讨了公众健康信息学产生的背景、含义、发展历程、研究内容和未来趋势，为公众健康信息学的发展奠定了坚实的基础。

二、公众健康信息学的发展现状

随着互联网走进家庭，互联网支持组（internet support group）的发展势头日益强劲。约翰逊（Kevin B Johnson）等（2001）建立了电子互助小组（electronic support group），允许患有囊性纤维化的疏离儿童进行虚拟会面，并讨论他们的健康和发展问题。互联网的日益普及以及在线健康社区（online health communities，OHCs）日趋活跃，为公众健康信息学提供了新的发展机遇，并推动了家庭远程医疗（home telehealth）、个人健康档案（personal health records，PHR）、移动健康（mobile health，mHealth）和个人基因组学（personal genomics）等领域的快速发展，成为公众健康信息学的研究热点。

（一）家庭远程医疗

远程医疗（telehealth）可以追溯到 1948 年，当时首次报道了通过电话线传输 X 射线照片。基于视频的远程医疗可以追溯到 1955 年，当时的内布拉斯加州精神病研究所（Nebraska Psychiatric Institute，NPI）开始在全州校园内试验闭路视频网络。从 20 世纪 70 年代中期到 20 世纪 80 年代末，这段时期进行了大量的试验，证明了基于视频的远程保健的可行性和实用性。20 世纪 90 年代初，美国军方资助了一些远程医疗研究，取得了几项重要进展，但也存在两个严重的缺陷：高成本和低图像质量。

20 世纪 90 年代末，互联网革命推动了远程医疗的根本性变革。同时计算机运算能力的进步既提高了图像质量，又降低了硬件成本。此外，图像压缩技术的改进使得通过电话线传输分辨率低的动态视频成为可能，从而促进了家庭远程医疗的发展。2020 年，新型冠状病毒感染疫情凸显了远程医疗在促进基本卫生保健服务方面的潜力，并激发全球许多卫生系统迅速开展远程医疗服务。

家庭远程医疗可分为两大类：第一类通常称为远程家庭护理，是相当于家庭护理的远程医疗。病人及其家人可以使用技术来监测疾病的生命体征和症状，将数据传输到临床站点，访问定制的教育资源，或通过视频与家庭护理提供者进行交流。研究表明，远程家庭护理在管理近期出院的病人方面特别有价值，并且可以显著降低再入院率。第二类是以慢性病管理为中心的家庭远程医疗。与远程家庭护理相比，这种类型的家庭远程医疗通常需要更长的护理时间和更少的互动。对于慢性病病人，家庭远程医疗旨在减少住院，早期发现和干预慢性病。

20 世纪 90 年代早期，远程医疗领域仅仅开展了样本量非常有限的可行性研究。21 世纪初，美国开展了几项大规模随机对照试验（randomized controlled trial，RCT），旨在探讨家庭远程医疗在慢性病病人管理中的应用价值。如糖尿病教育和远程医疗信息学（informatics for diabetes education and telemedicine，IDEATEL）项目，它是最早也是第一个在家庭环境中系统地研究远程医疗价值的大型项目之一。IDEATEL 项目始于 2000 年，为期 8 年、耗资 6 000 万美元，涉及纽约州市及农村的 1 665 名糖尿病医疗保险病人。一半的病人接受家庭远程医疗单元（home telemedicine unit，HTU），另一半继续接受标准护理。2012 年，亚当•史蒂文顿（Adam Steventon）等在英国开展了慢性阻塞性肺疾病（chronic obstructive pulmonary disease，COPD）家庭远程医疗随机临床试验，包括 179 家普通诊所和 3 230 名糖尿病或心力衰竭病人，被随机分配到常规护理组或远程医疗组。同年，高桥（Takahashi）等（2012）在美国明尼苏达州进行了一项 Tele-ERA 临床试验，205 名参与者被随机分配到远程监护组（包括视频、生命体征和症状报告的外围设备）或常规护理组。伍顿（Wootton）2012 年回顾了 141 项随机对照临床试验，对 37 695 名病人进行的 148 项远程健康干预试验进行汇总分析。大多数研究报道了积极的影响，但慢性病之间没有显著差异而且关于成本效益的研究较少。结果表明，家庭远程医疗在慢性病管理中的价值尚未得到确凿的证据，并且在某些情况下是相互矛盾的。

（二）个人健康档案

个人健康记录（personal health record，PHR）是以病人为中心的工具，旨在促进个人健康信息的跟踪、管理和共享。马克尔基金会（The Markle Foundation）将 PHR 定义为"个人可以访问、管理和共享其健康信息的电子应用程序……在一个私人的、安全的、保密的环境中"。PHR 系统有两种类型：捆绑式和独立式。其中，捆绑式 PHR 仅适用于特定医疗系统或医疗保险网络中的病人；另一方面，独立式 PHR 可供选择注册和创建账户的任何病人使用。

个人健康记录具有交互式数据交换功能（即病人输入数据，但也可以与其他实体发送或共享这些数据集）。隶属于特定组织的病人门户，在某些情况下，可能是固定的 PHR，支持双向信息流，或者在某些情况下，只能显示和汇总数据，但不便于病人输入数据。

20 世纪 90 年代末，病人门户网站被全球大型医疗保健组织引入并采用，如以病人为中心的访问安全系统在线门户（patient-centered access to secure systems online，PCASSO）。2006 年，国外商业公司先后研制开发了各自的 PHR 系统。后来，数百家机构实施捆绑式个人健康档案（通常称为病人门户）。智能手机、可穿戴设备和社交媒体的普及推动人们在生活中接受 PHR。

PHR 的开发和应用得益于政府政策推动，比如美国的《平价医疗法案》（*Affordable Care Act*）和英国的信息战略。2009 年，美国联邦政府推出了一项"有意义使用"（meaningful use）激励计划，详细规定了医院和合格医疗保健专业人员使用电子病历系统的要求。"有意义使用"计划的优先事项之一是"病人和家属的参与"，并推出一种病人参与的替代方法：让病人直接查阅临床医生的笔记，即开放笔记（OpenNotes）发展计划。

为了研究让病人查看临床医生记录的效果，2010 年，罗伯特•伍德•约翰逊基金会（the Robert Wood Johnson Foundation）资助了一个示范项目，在美国三个不同的州和三个机构招募 105 名志愿者医生和 2 万名病人，通过安全的电子门户来阅读临床医生笔记。研究结果非常令人鼓舞，一年后，大多数病人都报告了一些好处，包括更好地控制自己的健康和提高药物依从性，医生报告病人的参与度增加，但工作流程没有发生重大变化。此后，安德森癌症中心、梅奥诊所和退伍军人健康管理局等医疗机构决定实施 OpenNotes。到 2015 年，OpenNotes 运动从 2 万名病人发展到 500 万名病人。

（三）移动健康

公众健康信息学领域最重要的变化是"智能手机"的应用。智能手机是执行许多功能的移动电话，通常包含触摸屏、照相机、互联网接入、短距离无线互联技术和能够执行下载的应用程序的操作系统。智能手机的拥有率不断增长，据统计，截至2021年12月，我国手机网民规模为10.29亿，较2020年12月新增手机网民4 373万。与新一代无线或连接外围技术（成像工具、可穿戴传感器、监控系统等）相结合，应用程序（aplication, app）使人们的信息收集和使用发生了革命性的变化，形成移动健康这一崭新领域。

随着智能手机和平板电脑等移动设备的出现，移动健康（mHealth）呈爆炸式增长。mHealth 在消费者赋权方面取得了根本性的进步，再加上信息共享，使个体或群体能在没有医疗专业人员干预的情况下做出"知情"的决定。这些新功能为公众健康信息学带来了影响整个医疗系统的巨大契机，通过移动技术记录和评估日常活动能力，量化自我（quantified self, QS）和物联网（internet of things, IoT）开始流行起来。在病人参与理论的支持下，可穿戴健康设备和传感器微型化技术获得了快速发展，推动量化自我迅速成为一种自我健康监测方式。

正是由于 mHealth 应用程序的普及，公众健康信息学的概念已经从个人的临床需求发展到人群水平的护理需求。事实上，应用程序和连接到社交网络的可穿戴健身跟踪器等都是为智能手机和mHealth 设计的，即通过自设日程安排、直接面向病人的电子咨询和用于家庭诊断的外围设备技术改善医疗服务。

mHealth 创造了新的医疗范式，但必须考虑个人特征（数字素养、信息素养、语言差异等）和能力及其生活、工作和社会环境。以用户为中心的设计、可用性评估、影响因素分析以及安全技术，对于mHealth 的发展越来越重要。

mHealth 面临的另一个巨大挑战是融入临床工作流程。如果医护人员不提供 mHealth 应用程序及其数据，或者如果病人无法参与医护人员的医疗决策，病人使用 mHealth 的可能性就会降低。研究发现，如果医护人员使用和推广病人门户网站，就会导致病人的使用增加。因此，将 mHealth 融入临床，提高 mHealth 数据的有用性，帮助病人选择和使用 mHealth 应用程序，确定干预措施的结合点等，将极大地发挥 mHealth 的潜力。

（四）个人基因组学

人类基因组计划的实施，特别是个人基因组学（personal genomics）的出现，由此衍生出一种新的健康服务项目——基因检测。它是通过提取被检测者血液、体液或其他组织，扩增其基因信息后，运用特定设备对被检测者的 DNA 分子信息进行检测，使人们能够了解自己的基因信息，预知身体患疾病的风险，通过改善自己的生活环境和生活习惯，避免或延缓疾病的发生发展或者靶向治疗疾病。人们对于获知自身基因信息的需求不断增加，随之出现了直接面向消费者（direct-to-consumer, DTC）的基因检测服务。

通过基因检测，人们能及时发现基因的早期改变，进而调理、预防、干预和治疗疾病，避害趋利，切实做到"早知道、早预防、早治疗"，同时医生利用基因检测精准诊断和治疗病人。基因检测部门将被检测者的遗传信息、生活方式信息及基础医学指标等进行汇总、筛选、评估和分析，运用预防医学、流行病学、营养学和遗传学等最新研究成果，向被检测者提供个性化健康管理。

但是基因检测服务仍存在以下问题：①基因检测是基于当前的研究成果，存在一定的偏见和不完整；②缺乏充足的科学依据和临床依据；③成本高和风险不确定性；④涉及隐私问题，如基因信息被泄露；⑤缺乏专业的医护人员和规范的教育培训。

三、公众健康信息学的未来趋势

（一）精准医学

美国国立卫生研究院（NIH）弗朗西斯·柯林斯（Francis S. Collins）认为，精准医学（precision

medicine)是以个体化治疗为基础,应用基因组学、蛋白质组学技术结合病人生存环境、生活方式和临床数据,从而精确地筛选出疾病潜在的治疗靶点,并根据疾病不同的病理生理学基础将病人分类,最终实现针对特定病人制定个体化的疾病预防与治疗方案。美国于 2011 年在《迈向精准医学:构建生物医学研究知识网络和新的疾病分类体系》(*Toward Precision Medicine: Building a Knowledge Network for Biomedical Research and a New Taxonomy of Disease*)报告中指出,精准医学是根据每一位病人的特点调整治疗措施,但并不意味着为每一位病人生产独特的药物或医疗设备,而是指根据病人的特定疾病易感性、所患疾病生物学基础和预后,以及对某种特定治疗的反应,将病人分为不同亚群。2015 年美国正式启动精准医学研究计划,标志着精准医学上升为国家战略。

我国国家卫生与计划生育委员会和科技部召开多次专家座谈会,论证精准医学计划,于 2015 年 3 月正式成立精准医学战略专家组。2016 年 3 月 8 日,科技部正式启动"精准医学研究"重点专项,确定了以我国常见高发、危害重大的疾病及若干患病率相对较高的罕见病为切入点,基于中国人群独特的遗传背景和环境多样性,实施针对我国人群的精准医学研究计划,建立中国人自己的精准医学体系。

我国精准医学以提高我国医疗保健服务为目标,旨在全球范围内建立国际领先的精准医学研究平台和保障体系;掌握精准医学发展的关键核心技术;研发一系列具有我国自主知识产权的临床药物及医疗设备;制定一批国际认可的,具有中国特色的疾病诊疗指南和临床路径;显著提升我国重大疾病诊断和治疗的水平,带动我国在生物医药、医疗设备以及健康服务业等方面的发展;进一步加快推进我国医药卫生体制改革和医疗模式变革。

精准医学使"大健康"的理念发生本质变化,从现在的以诊断治疗为主发展到精准医学时代的以健康保障为主。诊断治疗的对象是病人,医生对其实行治疗,设施是医院;而精准医学时代,健康保障的是全民、全生命周期,所以精准医学是通过组学大数据对民众的健康进行评估,再根据评估结果提出干预方案。

目前,精准医学与人工智能融合为慢性病管理提供新的解决方案,以肿瘤为代表的慢性病病人通过智能手机及其他平台自主提供个人监测数据,并与医生及时沟通,调整治疗及用药方案,实现个性化肿瘤精准治疗。

未来,随着新的公众健康信息学工具的出现,有助于公众更容易地访问和理解数据,并根据自己的信息需求和偏好,共享个人健康数据,自主调整健康方案,实现精准健康干预,通过公众参与健康决策推进公共健康产品及资源的公平有效分配。

(二)人工智能

人工智能(artificial intelligence,AI)是研究、开发用于模拟、延伸和扩展人的智能的理论、方法、技术及应用系统的一门新的技术科学,是计算机科学的一个分支。人工智能发展经历了三次浪潮:第一次是 1943—1956 年,沃伦•麦卡洛克于 1943 年首次提出神经网络的概念,约翰•麦卡锡于 1955 年首次提出人工智能的概念,1956 年,美国达特茅斯大学举行的人工智能会议标志人工智能正式诞生,这一时期是使用机械化思考方式和逻辑学知识来解决问题。第二次是 20 世纪 80 年代,Hopfield 神经网络和 Brovey Transformation(BT)训练算法的研发,促使人工智能研究再次兴起,并应用于语音识别、翻译等领域。第三次是 2006 年,辛顿(Hinton)提出深度学习,AI 迅速得到发展和应用。在移动互联网、大数据、超级计算、传感网、脑科学等新理论、新技术驱动下,人工智能呈现深度学习、跨界融合、人机协同、群智开放、自主操控等特征。

人工智能在医疗健康领域的应用主要集中在辅助影像和病理诊断、辅助护理、辅助随访、基层医生助手及辅助健康管理等方面。

1. 辅助影像和病理诊断   人工智能辅助影像和病理诊断快速发展。2006 年,上海高校成立临床病理诊断中心,启用数字病理远程会诊平台。2015年我国医学影像服务公司自主开发"E诊断医学影像服务平台",开展远程医学影像诊疗,实现远程医学影像信息交互。

2. 辅助护理 AI机器人能极大地减轻护理人员的护理负担,为病人提供温暖、专业的护理服务。AI辅助护理建议与护士建议的一致性高达87%。国外AI已普遍应用于人们的日常护理,Riken等开发的护理机器人能帮助行动不便的病人翻身、站立、行走等,为老年病人和瘫痪病人喂饭、日常照护等。澳大利亚养老院使用机器人做护工,与老年人交流,降低老年人的焦虑。我国也陆续出现自主研发的国产护理机器人,包括床旁康复护理机器人、失能护理机器人、化疗药配置机器人、上肢康复机器人训练系统等。

3. 辅助随访 随访是医院常规工作的重要组成部分,AI的发展打破长期随访的时空限制。2017年开始,各地医院陆续开始应用AI随访助手。随访助手不仅极大地提高了随访的效率,还确保随访信息采集的全覆盖及准确性,还可以根据不同的手术种类,制订个性化随访计划,通过终端自动拨打病人电话,模拟人声与病人进行术后随访沟通,并有效采集病人回答的信息。

4. 基层医生助手 AI助手可以通过学习海量的专家经验和医学知识,并在临床实践中不断完善,协助基层医生提高诊疗质量和效率。2017年,我国自主研发的"智医助理"在国家执业医师资格考试中,取得了456分的骄人成绩。同年,安徽省旌德县开展全科医生机器人辅助基层医疗试点,深受基层群众欢迎。

5. 辅助健康管理 将AI应用于健康管理,通过对健康数据实时采集、分析和处理,评估疾病风险,给出个性化、精准化的健康管理方案和后续治疗方案,能有效降低疾病的发病率和患病率。健康管理机构可以通过手机app或者可穿戴设备,监测血压、血糖、心率等指标,进行慢性病管理。同时,也可利用健康平台管理公众健康,包括压力管理、营养控制以及糖尿病护理等,为公众提供灵活的、全方位的健康促进方案。

（三）虚拟现实

虚拟现实(virtual reality,VR)是通过实时刺激模拟完全围绕观察者、环境或活动的投影显示屏建立一个或多个感官通道,从而实现实时用户交互。虚拟现实提供了一种不同于传统的输入界面,允许在三维虚拟环境中与计算机对象进行交互,需要采用新的输入方式和交互模式,通过模拟复杂的现实生活场景,允许人们沉浸、导航和交互。

虚拟现实技术通过增强用户参与程度、场景有效性、生动性、娱乐性及自我控制感来增强用户的临场体验,提升用户体验并激发用户后续采纳意愿等。与2D设备相比,虚拟现实技术通过增强的生动性和交互性放大了用户的沉浸体验,积极影响了用户对于虚拟观看行为的满意度;感知娱乐性、用户的动机、情感启示及用户特性是影响用户VR体验质量、临场感及沉浸程度的关键变量,同时存在中介变量如社会互动、社会联系等会影响感知娱乐性等基本变量,从而间接影响VR用户的技术接受行为。用户沉浸在模拟环境中从而产生身临其境的感觉,有利于用户在纯粹的虚拟环境中通过自身的感觉器官获得身临其境的感觉,并且能够实现与虚拟环境的交互。

虚拟现实最早由美国杰伦·拉尼尔(Jaron Lanier)于20世纪80年代正式提出,用户可以借助虚拟技术"进入"虚拟环境,在感知环境和干预环境的情境下,让用户产生置身于相应的真实环境中的虚幻感、沉浸感,产生身临其境的感觉。虚拟现实的主要实现方法是借助必要的装备,实现人与虚拟环境之间的信息转化,最终实现人与环境之间的自然交互。虚拟现实系统的人机交互是一种近乎自然的交互,使用者不仅可以利用计算机键盘、鼠标进行交互,而且能够通过特殊头盔、数据手套等传感设备进行交互。

虚拟现实是一项集成技术,涉及计算机图形学、人机交互技术、传感技术、人工智能、计算机仿真、立体显示、计算机网络、并行处理与高性能计算等技术和领域。我国于2006年2月9日发布的

《国家中长期科学和技术发展规划纲要(2006—2020年)》提出,大力发展虚拟现实这一前沿技术,重点研究心理学、控制学、计算机图形学、数据库设计、实时分布系统、电子学和多媒体技术等多学科技术融合,并探索实现医学、娱乐、艺术与教育、军事及工业制造管理等多个相关领域的虚拟现实技术和系统应用。

虚拟现实技术近年来已经逐渐渗透到医疗健康领域,在临床技能培训与教育、康复训练指导及辅助、心理治疗及远程医疗等方面的应用已较为广泛,为健康信息的传播与利用带来了更加丰富的实现途径。虚拟现实技术有助于提高公众的信息素养和健康意识,增强公众的使用意愿、采纳行为、使用体验和持续使用行为和满意度等。

第四节 公众健康信息学的学科体系

一、公众健康信息学的学科性质

(一)公众健康信息学是一门独立学科

现行的《中华人民共和国国家标准学科分类与代码》(GB/T 13745—2009)将学科(discipline)定义为:相对独立的知识体系。有学者认为,确认一门独立学科的标准是:学科领域的相对稳定,有一批学者对某一领域进行研究,出现一批学术著作和相关刊物,举办相关的学术会议,走上大学讲台。

公众健康信息学作为一门新兴的学科,已经受到了学界和业界的广泛关注,经过20多年的发展,已经具备了成为一门独立学科的条件。

1. **具有相对稳定、明确的知识体系** 公众健康信息学的研究对象是公众健康信息活动及其规律,从"公众""健康"和"信息学"三个相互关联的维度构建了公众健康信息学领域的知识体系,见表1-3。

表1-3 公众健康信息学领域的知识体系

公众	健康		信息学		
	结果	焦点	结构	功能	符号学
病人	成本	健康护理	设备	获取	数据
照护人	质量	预防护理	软件	存储	信息
家庭	安全性	保养护理	网络	检索	知识
公民	均等性	疾病护理	人员	处理	智慧
社区	及时性	暂时性护理	流程	解释	
		长期性护理	政策	转化	
				分发	
				保护	

(1)公众维度:由左起的第一列表示,由一个单级分类法表示,包括病人、照护人、家庭、公民和社区。前三项属于个人保健,后两项属于公众健康。公众健康信息学可以运用于公众健康和个人保健,它既可服务于公众健康,如社区健康预防护理,包括疫苗接种等,又可用于个人保健,如病人的疾病护理、老年人跌倒的护理。

公众健康信息学的公众可能是分类法中列出的独立实体,也可能是交互实体,可以通过交叉分类法来派生。因此,病人、照护人和家庭可以独立使用,也可以相互合作(以及与医疗保健提供者合作),有助于探究公众的健康信息需求、偏好、获取方式、影响因素、健康信息教育等。

（2）健康维度：公众健康信息学的目标是改善公众的健康。健康由结果和焦点来表示。结果是通过有意义地使用公众健康信息学来管理医疗保健信息所寻求的医疗保健的预期结果，包括成本、质量、安全性、均等性和及时性。焦点是公众关注的健康护理和疾病护理。健康护理包括预防护理和保养护理；疾病护理包括长期性护理和暂时性护理。这有助于评价公众健康信息学实践对促进公众健康产生的效用和影响等。

（3）信息学维度：分为三个子维度：结构、功能和符号学。结构定义信息系统的物理和组织对象（名词）；功能定义信息系统的动作（动词）；符号学定义信息系统管理的信息对象。其中：①结构通常包括硬件、软件、网络、数据、流程、人员和政策。为了限制元素的冗余，排除了数据，因为它在符号学维度中表达；同时为了适应当前的发展，将硬件改为设备。结构分为技术性元素（设备、软件和网络）和非技术性元素（流程、人员和政策）协同工作，才能使公众健康信息学有效。一般而言，系统设计比较注重技术性元素，但是还必须考虑非技术性元素，如智能手机（设备）除了技术性元素，还必须解决非技术性元素的挑战，如相关政策和流程的设计。②功能通常是获取、存储、检索、处理、解释、分发等。这些功能均与公众健康信息学相关，但需要扩展以适应公众健康信息学研究和实践。为此，将功能的分类修改为获取、存储、检索、处理、解释、转化、分发和保护。该功能对于有效的公众健康信息学至关重要，尽管对每一项功能的侧重可能有所不同。例如，旨在传播有关疫苗接种的公共卫生信息，转化和分发功能可能比其他功能更重要，而保护最弱。另一方面，为病人获取医生记录而设计的公众健康信息学工具可能包含所有的功能，特别侧重隐私保护。结构与功能的相互作用是公众健康信息学系统设计的关键。例如，由于技术的进步，设备获取信息的能力正在快速增加，但是其解释和转化的能力仍然有限。专业人员（如护士或服务台）与设备结合使用，对公众健康信息的有效转化至关重要。③符号学通常采用 DIKW 体系（详见本章第一节），即数据（D）、信息（I）、知识（K）和智慧（W）。四个要素的顺序是数据 - 信息 - 知识 - 智慧。公众健康信息学的结构和功能必须围绕符号学的有效性而设计。

因此，"信息学"的研究主要包括开发、建设、管理和传播针对不同的群体的健康信息系统、平台和应用程序，信息安全和隐私保护等，公众健康信息学伦理和政策法规研究则贯穿其中。

2. 造就一批有影响力的公众健康信息学研究人员 如公众健康信息学的提出者汤姆·弗格森（Tom Ferguson）博士是美国的皮尤网络与美国生活项目（Pew Internet and American Life Project）高级研究人员、得克萨斯大学健康科学中心健康信息学副教授、波士顿临床计算机化中心高级研究人员、哈佛大学医学院和 Beth Isreal Deaconess 医院医学信息化智囊团的专家。汤姆·弗格森博士 1975年起开始研究赋权的医学用户（empowered medical consumer），1987 年起开始关注在线公众健康信息资源并发表了一系列有关的文章和专著如《医学自我照护获取健康工具》（*Medical self-care: access to health tools*），《健康在线：如何在互联网上查找健康信息、支持小组和自助社团》（*Health Online: how to find health information, support groups and self-help communities in cyberspace*），《网络医疗卫生：病人领导的革命》（*Health Care in Cyberspace: Patients Lead a Revolution*），《从病人到终端用户》（*From patients to end users*），《在线病人助理与医生共同工作新的高质量医疗卫生服务模式》（*Online patient-helpers and physicians working together: a new partnership for high quality health care*）。德国学者巩特尔·艾森巴赫（Gunther Eysenbach）博士是国际医学信息学协会公众健康信息学工作组主席，1999—2002 年在德国海德堡大学创建了电子健康研究中心，1999 年创办了以电子健康与公众健康信息为主题的同行评议的开放存取期刊 *Journal of Medical Internet Research*（JMIR），2002 年移民加拿大，成为多伦多大学健康网络全球电子健康创新组织的首席科学家。他发表了一系列具有影响力的公众健康信息学文献的文章和著作，如《什么是电子健康》（*What is ehealth?*）、《电子健康与医患关系改变》（*Ehealth and changing patient-physician relationship*）、《公众健康信息学》（*Consumer* *health informatics*)、《电子健康与公众健康信息学的作用》(*The role of ehealth and consumer health informatics*)。

3. 研究文献不断增长，涌现了一批专业杂志和著作   随着计算机和信息技术的迅速发展、互联网的不断普及以及人们健康意识、消费意识、信息素养的不断加强，越来越多的公众开始通过互联网获取健康相关信息来进行健康决策。公众健康信息学也受到了越来越多的学者的关注，对公众健康信息学进行了深入研究，发表了大量高质量的学术论文，涌现了一批专业杂志和著作。

（1）学术论文数量持续增长：欧阳威等（2021）以 Web of Science 核心合集为数据源，以"consumer health informatics"、"consumer health information"、"consumer medic* information"、"consumer medic* informatics"等为检索词，检索字段为主题，将出版年份限定为 1999—2019 年，文献语种为所有语种，文献类型限定为 Article、Proceeding Paper、Review，检索时间为 2020 年 5 月 2 日，共获得 931 篇文献。结果显示，公众健康信息学研究划分为缓慢增长、稳定增长和快速增长三个阶段。其中，1999—2003 年为第一个阶段，平均每年发表的文献量为 12.2 篇。该阶段增长缓慢、研究主题少。2004—2014 年为第二个阶段，平均每年发表的文献量为 36.6 篇。该阶段稳定增长，呈多样化趋势。2015—2019 年为第三个阶段，平均每年发表的文献量为 93.4 篇。该阶段快速增长，2019 年达到峰值，为 112 篇，占所有文献量的 12.03%。

（2）涌现了一批专业杂志：公众健康信息学领域的重要期刊有 *Studies in health technology and informatics*，*Journal of medical Internet research*，*Journal of the American Medical Informatics Association*（*JAMIA*），*Journal of health informatics*，*International journal of medical informatics*，*Yearbook of medical informatics*，*Journal of biomedical informatics*，*JMIR mHealth and uHealth*，*BMC medical informatics and decision making*，*Informatics for health & social care*，*Applied clinical informatics*，*Journal of the Medical Library Association*，*Computers*，*informatics*，*nursing*，*Methods of information in medicine*，*Telemedicine journal and e-health*，《医学信息学杂志》，《中国数字医学》等，为研究人员提供重要的信息源。

（3）出版大量的公众健康信息学著作：近年来，国内外学者出版了大量的公众健康信息学著作。经检索施普林格自然集团（Springer nature group）的图书数据库，可以检索到 2 200 多种有关公众健康信息学的图书，707 种有关电子健康（ehealth）的图书，460 多种有关移动健康（mhealth）的图书。①有关公众健康信息学的经典著作有美国匹兹堡大学黛博拉·刘维斯（Deborah Lewis）等（2005）主编的《公众健康信息学：告知公众并改善医疗保健》(*Consumer Health Informatics：Informing Consumers and Improving Health Care*)，德国海德堡大学托马斯·韦特（Thomas Wetter）等（2016）主编的《公众健康信息学：新服务、角色和职责》(*Consumer Health Informatics：New Services，Roles，and Responsibilities*)，澳大利亚迪肯大学尼尔米尼·威克拉马辛哈（Nilmini Wickramasinghe）等（2016）主编的《当代公众健康信息学》(*Contemporary Consumer Health Informatics*)，美国玛戈·埃德蒙兹（Margo Edmunds）（2019）主编的《公众信息学与数字健康：健康和保健解决方案》(*Consumer Informatics and Digital Health：Solutions for Health and Health Care*)，中国医学科学院刘辉（2021）主编的《公众健康信息学》，武汉大学吴丹（2017）主编的《老年人网络健康信息查询行为研究》，武汉大学张敏（2018）主编的《用户网络健康信息行为研究》，上海健康医学图书馆彭骏（2021）编写的《老年人健康信息行为与信息服务研究》等。②有关电子健康的经典图书有大卫（David）等（2007）主编的《投资电子健康：需要什么支撑公众健康信息学》(*Investing in E-Health：What it Takes to Sustain Consumer Health Informatics*)，安东尼·奥加迪（Antonio Gaddi）等（2014）主编的《电子健康、护理和生活质量》(*eHealth，Care and Quality of Life*)，沃克（Volker）等（2016）主编的《电子健康》(*eHealth*)，里法特·拉蒂菲（Rifat Latifi）等（2021）主编的《远程医疗、远程健康和远程场景：原则、策略、应用和新方向》(*Telemedicine，Telehealth and Telepresence：Principles，Strategies，Applications，and New Directions*)等。③有关移动健康的经典图书有唐娜·马尔维(Donna Malvey)等(2014)主编的《移动健康:转化医疗》(*mHealth:Transforming Healthcare*),阿提娜(Athina)等(2016)主编的《医疗保健中的移动健康生态系统和社会网络》(*mHealth Ecosystems and Social Networks in Healthcare*),埃姆雷·塞兹金(Emre Sezgin)等(2018)主编的《当前和新兴的移动健康技术:采用、实施和使用》(*Current and Emerging mHealth Technologies:Adoption,Implementation,and Use*),英国艾伦·戴维斯(Alan Davies)和朱莉娅·穆勒(Julia Mueller)(2020)主编的《开发医疗应用程序和 mHealth 干预措施:研究人员、医生和信息学家指南》(*Developing Medical Apps and mHealth Interventions:A Guide for Researchers,Physicians and Informaticians*)。此外,爱德华·肖特利夫(Edward H. Shortliffe)等主编的第 4 版(2014)和第 5 版(2021)《生物医学信息学:计算机在医疗卫生和生物医学中的应用》(*Biomedical Informatics:Computer Applications in Health Care and Biomedicine*)编写了个人健康信息学、电子健康和移动健康等章节。

4. 举办相关的学术会议 2006 年 10 月,国际医学信息学协会公众健康信息学工作组在巩特尔·艾森巴赫(Gunther Eysenbach)博士的主持下在加拿大多伦多与美国国家癌症研究中心、加拿大国家癌症中心和医学研究中心共同组织召开了第一次国际会议:MEDNET 电子健康会议(MEDNET ehealth),会议的主题为通过互联网改善公共健康状况(Improving public health through the Internet),大约 500 位代表出席了会议,并提交 350 篇与公众健康信息学相关的会议论文,涉及病人门户、电子健康记录、人口健康监测技术、网络健康信息、语义网和搜索引擎技术的应用、互联网心理行为干预、电子健康评价和方法、公众健康教育、网络健康传播、慢性病电子健康服务、远程医疗、互联网与癌症等内容。

电子健康会议(eHealth Conference)自 2007 年起每年举办一届,聚焦电子健康与健康信息学理论与实践的融合,为来自学界、业界、政府及医疗机构的参会者提供交流与分享的平台。第 12 届 eHealth Conference 于 2018 年 5 月 8—9 日在奥地利维也纳举行,主题为"生物医学与电子健康的融合 - 从传感器到决策"(Biomedical Meets eHealth-From Sensors to Decisions),主要关注信息通信技术系统与生物医学系统的融合与数据共享。

世界医学信息学大会(World Congress on Medical Informatics,MedInfo)会议由 IMIA 及其成员联合举办,自 2013 年起每两年举办一届,会议的主题包括移动医疗健康、电子健康、预防医学等,为健康信息学和生物医学信息学领域的研究提供了高质量的科学交流。据发文量的数据显示,从第 9 届到第 14 届的每一届都有一定数量的关于健康信息学的成果发表,累计 49 篇。该会议的第 17 届由法国医学信息学协会组织,并于 2019 年 8 月 26—30 日在法国里昂举办,主题为"健康和福祉:面向全体的电子网络"(Health and Wellbeing:E-Networks for all)。MedInfo 系列会议与 eHealth 系列会议同为公众健康信息学领域较为重要与权威的会议。

此外,欧洲医学信息学会议(Medical Informatics Europe Conference,MIE)、第六届国际健康医学信息学教育信息技术与健康交流会议(6th International Conference on Health and Medical Informatics Education,Information Technology and Communications in Health Conference,ITCH)等会议也均有一定数量的研究成果发表,会议主题涉及医学信息学、健康信息学、信息技术与健康教育等,表明健康公众信息学已经受到多种学科会议的关注,相关学术研究也紧跟时代前进的步伐,具有前瞻性。其中,第 29 届 MIE 会议于 2018 年 4 月 24—26 日在瑞典哥德堡举行,会议由瑞典医学信息学协会和欧洲医学信息学协会联合举办,并与北欧地区最大的电子健康展会 Vitalis 合作,此次主题为"在数据的海洋中建立知识的绿洲:共创电子健康的未来"(Building Continents of Knowledge in Oceans of Data:the Future of Co-Created eHealth),主要关注数据科学、人口健康信息学、医疗保健数字化等方向,致力于欧洲健康科学中的信息科学和技术的理论与实践。由维多利亚大学的健康信息科学学院举办的 ITCH 会议(Information Technology & Communications in Health conference)每两年一届,第 29 届于

2019年2月14—17日在维多利亚举办,主题为"利用健康信息技术提高可用性、安全性以及患者预后"(Improving Usability, Safety and Patient Outcomes with Health Information Technology),从多角度考虑如何利用信息技术,将健康信息领域的理论研究成果与方法持续而有效地运用到实践中。美国医学信息学会年度专题讨论会(Annual Symposium of the American Medical Informatics Association)为AMIA举办的年度研讨会,2018年度的研讨会于2018年11月3—7日在美国加州旧金山举办,该会议将汇集来自不同背景的信息学专业人员和不同职业的医疗机构从业者,探讨如何利用信息学推进医疗健康领域的发展。

5. 公众健康信息学已经走上了大学讲台　欧美高校如美国威斯康星大学、美国马里兰大学、英国巴斯大学卫生学校等开设了公众健康信息学课程,旨在培养这一新兴领域的健康信息专业人员。国内外健康信息服务平台从设计、建设到运作过程中都拥有医学信息学专业人员参与,如我国国家卫生健康委人口文化发展中心全民健康促进工作委员会指导的全民健康公共服务平台、国家卫生健康委委员会流动人口服务中心主办的国家卫生健康技术应用信息服务系统、美国国家医学图书馆(NLM)研发的Medline Plus、澳大利亚联邦和地区政府合办的国家电子健康过渡机构(National Electronic Health Transition Authority, NEHTA)等。

加拿大护理学院协会和加拿大卫生信息中心,把公众数字健康解决方案整合到加拿大的本科护理教学计划中。阿罗查(Arocha)通过对加拿大所有的大学和学院的公共卫生教学计划、公众健康信息学教学计划、课程等的调查,呼吁在健康信息学教育中考虑对卫生专业人员和病人的技能、信息素养培训。美国曼彻斯特综合医学院公众健康信息学课程关注数字环境下公众健康信息学的发展对医疗服务实际工作的影响,探讨如何构建适合用户需求的健康信息资源。

公众健康信息学的核心课程包括:公众护理、电子病历、信息系统分析与设计、信息素养等。本科学位课程关注健康信息学的基础学科,学生通过开发、利用医学数据库来学习疾病预防或医疗保险等,大多数课程需要通过实习才能完成。硕士学位课程重点为与医疗保健服务系统合作、收集和管理公众健康信息、优化服务过程和改善医疗体验等。

综上所述,公众健康信息学是一门独立学科。

(二)公众健康信息学是一门新兴的交叉学科

公众健康信息学是自然科学与社会科学广泛交叉融合的新兴学科。如前所述,公众健康信息学涵盖公众、健康、信息三个维度的知识体系。因此,每一个维度均交叉融合多个学科的理论、方法和技能。

从公众维度来看,由于公众涉及不同的年龄、民族、职业、经济状况、健康状况、文化背景、教育程度、宗教信仰的人和人群,对"公众"的研究涉及社会学、管理学、行为科学、心理学等学科领域。

从健康的维度来看,由于公众健康信息内容涉及的范围广泛,对健康信息的研究至少涉及生物学、基础医学、临床医学、预防医学与公共卫生学、心理学、药学等学科领域。

从信息维度来看,由于公众健康信息表现形式和传递方式多种多样,对其研究与实践至少运用信息科学与系统科学、电子与通信技术、计算机科学技术、新闻学、传播学、图书馆、情报与文献学等学科领域的理论、方法和技术。

由此可见,公众健康信息学是自然科学(生物学、医学、药学、计算机科学、信息科学、软件工程等)与社会科学(社会学、管理学、行为科学、心理学、新闻学、传播学、图书馆、情报与文献学等)等两大学科领域的交叉,涉及理学、工学、医学、文科四大学科门类,10余个一级学科。因此,公众健康信息学是多个学科交叉的新兴学科。

(三)公众健康信息学是一门应用性极强的学科

公众健康信息学的产生源于公众健康信息服务的开展,公众健康信息学的研究内容是基于公众健康信息服务的实践活动，其研究目的也归结于为公众提供高质量的、方便快捷的健康信息服务。因此，公众健康信息学具有较强的应用性，其研究成果广泛应用于医学的各个领域，促进新型医学模式的有效实践，使医学领域的各项研究能够更有效地应用在实践当中，提高人类的健康水平。

二、公众健康信息学的学科地位

（一）生物医学信息学及其分支学科

生物医学信息学（biomedical informatics，BMI）是生物医学与信息科学相结合的交叉学科。最早起源于 20 世纪 50 年代的医学信息学（medical informatics），它主要研究应用于临床数据、病历、医药信息及有关文献等的计算机存储和检索。20 世纪 70 年代，研制开发面向医生应用的各种临床决策支持系统。20 世纪 80 年代以后，研究领域逐步涉及医院信息系统的开发和应用，如医院管理信息系统、以电子病历为核心的临床信息系统和以知识为中心的医学文献服务信息系统，也涉及各种医学信息、信息系统的标准和规范的研究。

随着该学科研究的深入，有学者认为，医学信息学过于侧重医学（医生、疾病），忽略了健康科学、生命科学以及健康促进和疾病预防，因此，提出了健康信息学（health informatics），但是它倾向于应用领域（临床护理、公共卫生和预防），不具有基础学科极其广泛的适用性。20 世纪 90 年代，人类基因组计划的实施和计算机在现代生命科学研究的重要性及其应用爆炸式增长，1995 年，NIH 正式定义了生物信息学（bioinformatics），至今仍是 NIH 及世界众多高校和生物科技公司的主要研究领域。然而，医学信息学和生物信息学之间的边界逐渐模糊不清。为了更具包容性，广泛涵盖健康、临床实践和生物医学研究的所有应用领域，20 世纪末期，医学信息学逐渐被生物医学信息学所替代，一些学术组织名称、期刊、大学的学科和专业改为生物医学信息学。

生物医学信息学（BMI）是一门交叉学科，旨在有效利用生物医学数据、信息和知识开展科学研究、问题求解和决策制定，以改善人类健康，其范围涵盖从分子到个体和群体，从生物到社会系统的推理、建模、模拟、实验和转换，连接基础和临床研究与实践以及医疗保健行业。BMI 研究、开发和应用生物医学数据，探讨信息和知识的生成、存储、检索、使用、管理和共享的理论、方法和流程等，集成与融合计算机、通信、信息科学理论和技术，探讨其在生物医学领域中的应用和贡献。BMI 将公众视为生物医学信息的最终使用者，从社会学和行为科学视角，探讨技术解决方案的设计与评估，政策的制定与完善，以及经济、道德、社会、教育和组织体系演变等。

生物医学信息学经过 70 年的发展，从生物医学领域的分子细胞水平发展到公共健康、公众健康的各个层面，衍生出生物信息学、影像信息学、临床信息学、公共健康信息学以及公众健康信息学等分支学科（图 1-5）。这些分支学科从满足生物医学专业人员的信息需求，扩展到满足公众健康信息需求，开展生物医学信息学理论研究和实践活动。

1. 生物信息学（bioinformatics）　是 20 世纪 80 年代随着人类基因组计划（Human Genome Project，HGP）的启动而兴起的一门新的交叉学科。1995 年，美国 NIH 在人类基因组计划第一个五年总结报告中，对生物信息学给出一个较为完整的定义：生物信息学是一门交叉科学，它包含生物信息的获取、处理、存储、分析和解释等在内的所有方面，综合运用数学、计算机科学和生命科学的理论和工具，来阐明和理解大量生物数据所包含的生物学意义。

生物信息学自产生以来，大致经历了前基因组、基因组和后基因组三个发展阶段。前基因组阶段的标志性工作包括生物信息数据库的建立、搜索工具的开发以及 DNA 和蛋白质序列分析等；基因组阶段的标志性工作包括基因识别与发现、网络数据库系统的建立和交互工具的开发等；后基因组阶段的标志则是大规模基因组分析、蛋白质组分析以及各种数据的比较与整合。

新一代测序技术涌现和生物信息学的飞速发展，为现代生命科学研究带来了多方位的革命。一

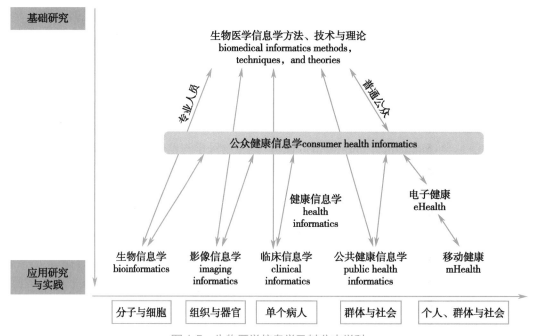

图 1-5   生物医学信息学及其分支学科

方面,完成基因组测序的物种数目迅速增加;另一方面,对人群的遗传多样性的研究也进一步深入。2008 年启动的千人基因组计划(1 000 genomes project)到 2015 年已经完成,在其最新的数据中已包含来自 26 个人种 2 504 个个体的全基因组数据。基于此,个人基因组学(personal genomics)问世,由此衍生出一种直接面向消费者(DTC)的基因检测服务,从遗传性疾病的诊断性检测,扩展到个体患病风险的预测性检测、流行性病毒的易感性检测和药物个性化治疗检测等多个方面。生物信息学理论方法与技术应用到公众健康信息学中的场景日益增多,推动了公众健康的个性化、精准化发展趋势。

2. 影像信息学(imaging informatics)   是生物医学信息学的一个分支,是关于影像学领域的信息获取、存储、处理、检索、分析、传递和利用的科学,旨在促进和提高医疗卫生领域的医学影像服务的有效性、准确性、易用性和可靠性。从 20 世纪 50 年代开始,随着计算机、信息科学的发展而兴起,早期集中于数据处理和信息系统开发,如放射信息系统(radiology information systems,RIS),医院信息系统(hospital information systems,HIS),图像存档传输系统(picture archiving and communication systems,PACS),数据处理和分析系统(data process and analysis system)等。随着计算机科学、信息科学及网络技术与生物医学的高度融合,影像信息学研究领域进一步拓展。肿瘤筛查是早期发现癌症和癌前病变的重要途径,影像信息学在肿瘤筛查中有着重要的地位。根据影像检查种类分为:传统影像学检查(B 超、X 线、CT 和乳腺钼靶)、核医学检查(ECT、PET-CT)、磁共振成像(MRI)、磁共振大范围弥散加权成像(WB-DWI)。根据检查范围分为:局部检查、大范围检查两种。影像信息学在公众的肿瘤普查应用逐渐广泛,并与移动健康和远程医疗技术逐步融合。

3. 临床信息学(clinical informatics)   生物医学信息学(BMI)是由生物医学应用领域面临一系列问题推动的。从历史上看,首先是临床护理(包括医学、护理、牙科学),这是面向病人需求的信息学应用领域,称为临床信息学。它包括几个专业领域:①护理信息学(nursing informatics)是一门整合护理学、计算机科学以及信息科学的新兴交叉学科,以信息化手段在整个护理业务范围内管理临床护理数据、病人信息、护理资产信息以及其他相关内容;通过信息的采集、数据的获取、转换、传输、处理和控制等综合功能,帮助医生、护士、病人和其他保健服务人员的诊疗决策,提高护理人员分析问题的能力,提高研究水平和持续改进。②牙科信息学(dental informatics)是计算机信息技术在牙科学(口腔医学)领域的应用研究的一门学科;③兽医信息学(veterinary informatics)是一门利用信息学、计算机技术和系统工程等技术系统处理兽医领域的数据、信息和知识的新兴交叉学科。此外,临床信息学原名"医学信息学",现在仅适用于那些专注于疾病和医生角色的应用研究和实践领域,不再代表整个学科。

4. 公共健康信息学(public health informatics,PHI) 是系统地把信息和计算机科学与技术应用于公共卫生领域的一门学科,研究内容包括公共卫生和健康领域的信息加工、信息资源管理、信息安全、信息传播等,主要目标是:①确保信息系统在卫生部门有效使用,以支持日常工作的信息交换;②为公共卫生从业人员及其合作伙伴提供信息支持。

公共健康信息学的特点是关注公众群体而非单个个体,其定位是疾病和损伤的预防,而不是疾病发生后的干预。在某种程度上,虽然传统的医疗护理也涉及疾病的预防,但其重点是为个别病人提供预防性服务。此外,公共健康信息学一般需要直接或间接地由政府机构参与运作,相关活动也必须遵守法律法规、遵从政策指导、确定优先事项、平衡市场竞争,同时还要注重相关信息的公开和披露。

公共健康信息学与其他信息学的一个重要区别是,它包括医疗保健体系之外的干预,不仅仅局限于医疗和手术治疗。虽然公共健康信息学与公众健康信息学都关注公众群体,但是公共健康信息学关注公众的共性需求,而公众健康信息学关注公众的个性需求。

上述4个分支学科的边界仍然"模糊",有的分支学科涉及的应用领域可能不止一个,例如生物分子影像学就涉及生物信息学和影像信息学。公众健康信息学涉及生物信息学、影像信息学、临床信息学和公共健康信息学等多个分支学科。BMI 研究活动的另一个重要领域是药物信息学,特别是药物基因组学,它是一门研究人类基因组与药物反应之间关系的学科,旨在解决不同个体之间药物的安全性和有效性。药物基因组学研究需要分析连锁的基因型和表型数据,因此,它处于生物信息学和临床信息学的交叉点。同样,信息学在精准医学中的应用,很大程度依赖于生物信息学和临床信息学。

(二)公众健康信息学与生物医学信息学其他分支学科之间的关系

公众健康信息学是从满足普通公众健康需要的视角而开展生物医学信息学的理论研究和实践活动,与生物医学信息学其他分支学科既有联系又有区别。

1. 同属于生物医学信息学的学科范畴 公众健康信息学与生物医学信息学分支学科都是生物医学信息学的分支学科。作为基础科学的生物医学信息学,是以创新和发展新方法及新理论为主要活动目的的基础性学科。其分支学科是生物医学信息学在生物科学、影像、临床实践、公共卫生、公众健康等领域的具体应用而衍生出来的。

2. 共性与个性的统一 生物医学信息学方法、技术和理论对各分支学科具有广泛的适用性,每一个分支学科均强调信息学在其领域的应用,均从应用领域所激发的生物医学或健康问题,寻求信息学的解决方案,同时每个领域具有其独特性,其解决方案又各不相同。

3. 公众健康信息学与其他分支学科具有广泛的交叉 由于生物信息学的快速发展,各种组学方法、技术、理论和产品广泛应用到公众健康领域,产生了个体基因组学和群体基因组学,并且向多组学扩展。影像信息学的发展日益与公众健康信息学交叉,形成远程医疗和远程监测。公众健康信息学与临床信息学的交叉更为广泛,促进病人健康信息学、消费者健康信息学的产生和发展。公众健康信息学与公共健康信息学的交叉,导致人口健康信息学的形成与发展(图1-6)。

4. 研究领域和对象的侧重不同 生物信息学侧重于生命科学领域,主要研究分子(DNA、RNA、蛋白质、基因组等)和细胞等层面的信息;影像信息学侧重于放射学及其影像管理、图像分析领域,集中于组织和器官层面的信息;临床信息学侧重于医疗、护理领域,主要研究病人个体层面的信息,并为公众健康服务；公共健康信息学侧重于公共卫生领域；主要是群体与社会健康信息；公众健康信息学侧重于健康领域，涵盖了病人、消费者和社会等健康信息。

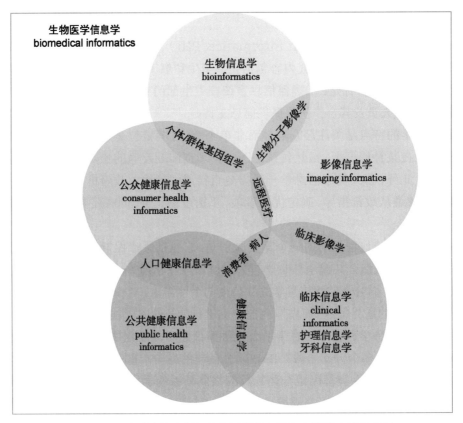

图 1-6   公众健康信息学与生物医学信息学分支学科之间的交叉

三、公众健康信息学的相关学科

公众健康信息学的研究对象是公众健康信息，涉及疾病预防、诊断、治疗、康复和健康行为维持等方面的生物医学知识，对公众健康信息采集、组织、存储、传递、利用的研究都需要以生物医学知识作为基础。因此，生物医学是公众健康信息学的基础学科之一。

公众健康信息学是生物医学发展、生物医学模式改变和信息技术发展共同作用的产物，其产生和发展离不开生物医学和信息科学的支撑和支持，生物医学和信息科学是公众健康信息学赖以生存和发展的基础。

作为一门新兴的多学科综合性交叉学科，公众健康信息学的研究和实践借鉴和汲取其他学科的理论、方法和技术。例如公众健康信息学针对公众维度的研究应用了社会学、心理学等理论和方法；针对健康方面的研究，除了强调生物医学知识的应用，还会涉及畜牧、兽医科学中的知识；针对信息维度的研究又多从传播学、图书馆学与情报学等人文和社会科学角度开展。研究公众健康信息学与这些学科的关系，有助于理解和探讨公众健康信息学中的有关问题，扩展公众健康信息学的研究空间和应用领域。

因此，公众健康信息学不仅仅是信息科学，还包括计算机科学和通信技术在生物医学健康领域的应用，也是分析探讨源于生物医学健康领域的问题和需要，利用信息科学与技术寻求解决方案的学科。而且公众健康信息学涉及的问题不仅仅与健康、医学和生物学具有相关性，公众健康信息学本质上还是跨学科领域的研究（不仅限于信息科学和计算机科学）。因此，公众健康信息学研究通常会借鉴计算机科学理论与技术,同时它也与社会学、心理学、决策科学、传播学、管理科学以及图书馆学和情报学密切相关(图1-7)。

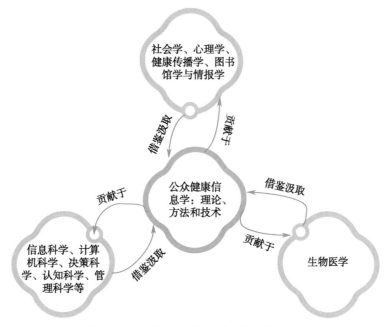

图 1-7 公众健康信息学与相关学科的关系

（一）公众健康信息学与生物医学

生物学(biology)是研究生物(包括植物、动物和微生物)的结构、功能、发生和发展规律的科学,是自然科学的一部分。生物学的研究目的在于阐明和控制生命活动,改造自然,为农业、工业和医学等人类实践服务。几千年来,人类在农、林、牧、副、渔和医药等实践中积累了有关植物、动物、微生物和人体的丰富知识。按照《中华人民共和国国家标准学科分类与代码》(GB/T 13745—2009),生物学的研究内容主要涉及生物数据、生物物理学、生物化学、细胞生物学、免疫学、生理学、发育生物学、遗传学、古生物学、分子生物学、植物学、昆虫学、动物学、微生物学、病毒学、人类学、心理学等21个一级学科。随着人类基因组计划的实施完成,人类进入生命科学时代,基因组学、蛋白质组学、转录组学、代谢组学、突变组学等各种组学涌现。生物信息学取得飞跃发展,并日益渗透到公众健康信息学领域。

医学(medicine)是一门以预防和治疗生理疾病、提高人体生理心理健康为目的的、古老而富有生命力的学科,其涉及范围相当广。按照《中华人民共和国国家标准学科分类与代码》(GB/T 13745—2009),其研究内容涵盖基础医学、临床医学、预防医学与公共卫生学、军事医学与特种医学、药学、中医学与中药学等6个一级学科,83个二级学科及264个三级学科。

基础医学(basic medicine)是研究人体的解剖结构、生理功能、致病因素和人体对致病因素侵入的反应、疾病发生的机制以及药物或其他治疗措施对人体所起作用的基础学科,其研究内容涵盖医学史、医学生物化学、人体解剖学、医学细胞生物学、人体生理学、人体组织胚胎学、医学遗传学、放射医学、人体免疫学、医学寄生虫学、医学微生物学、病理学、药理学等领域的知识。

临床医学(clinical medicine)涉及人类各种疾病的临床症状、诊断和治疗,是以医生为病人进行诊断治疗、直接促使病人由疾病转为健康的实践活动为主要研究内容的实践学科,包括临床诊断、保健、理疗、麻醉、内科、外科、妇产科、儿科、眼科、耳鼻咽喉科、口腔医学、皮肤病学、性医学、神经病学、精神病学、重症医学、急诊医学、核医学、全科医学、肿瘤学、护理学等方面的信息。与基础医学相比,临床医学活动及活动中涉及的知识与信息更贴近于普通大众的生活。

预防医学与公共卫生学是研究疾病的发生、发展和流行规律及其预防控制措施的学科,涵盖营养学、毒理学、消毒学、环境医学、职业病学、地方病学、热带医学、社会医学、卫生检验学、食品卫生学、儿少与学校卫生学、妇幼卫生学、环境卫生学、劳动卫生学、放射卫生学等方面。与临床医学相比,预防医学与公共卫生学领域的知识与信息关注的是疾病的预防和控制。因此,其与公众健康的关系更为密切。

军事医学与特种医学的研究对象是军事、航空航天、航海、潜水等特殊领域的医学问题。药学关注的是药物来源、炮制、性状、作用、分析、鉴定、生产和管理方面的内容。中医学与中药学是对我国传统医学和传统医学与现代医学结合的研究和应用,包括中医学、民族医学、中西医结合医学和中药学等二级学科。中医学与中药学在我国医疗卫生保健体系中有着十分重要的地位。因此,构建有中国特色的公众健康信息学必须囊括中医学与中药学领域的知识与信息。

由于公众健康信息学是以满足普通大众的需求为目的的研究,临床医学、预防医学与公共卫生学研究和基础医学研究相比,更直接、更直观地涉及公众,例如病人的利益等。公众对于临床医学、预防医学与公共卫生学领域的信息需求更为普遍。因此临床医学、预防医学与公共卫生学是公众健康信息学医学基础中较为核心的部分。

(二)公众健康信息学与信息科学

信息科学(information science)一直推动着公众健康信息学的产生和发展。信息科学与系统科学及其相关技术如电子通信技术、计算机技术是公众健康信息学的技术基础。按照《中华人民共和国国家标准学科分类与代码》(GB/T 13745—2009),信息科学与系统科学是属于自然科学门类下的一个学科群,是以信息为主要研究对象,以信息的运动规律和应用方法为主要研究内容,以计算机等技术为主要研究工具,以扩展人类的信息功能为主要目标的一门新兴的综合性学科。信息科学由信息论、控制论、计算机科学、仿生学、系统工程与人工智能等学科互相渗透、互相结合而形成。信息科学的主要研究内容包括信息的传输、存储、检索、变换,信号的测量、分析、处理,文字、图像、声音等信息的处理、分类和识别,以及知识的表示、获取和利用,开发具有推理和自动解决问题能力的知识信息处理系统,即开发专家系统。公众健康信息学利用信息科学理论与技术在对健康信息进行采集、分析、处理、识别和理解的基础上做出判断、决策或控制,并开发研制各种控制系统、管理信息系统和决策支持系统等工具,为实现公众信息学研究目的提供技术支持。

(三)公众健康信息学与社会学

社会学是一门研究人类社会和人类行为的科学。它从社会整体出发,通过对人们的社会关系和社会行为的考察来研究个人与社会、社会群体、社会结构与功能、社会运行与发展、社会问题、社会进步及预测等问题。公众健康信息学与社会学有着密切的联系。首先,公众健康信息学研究的核心对象,包括来自城市、农村、富有、贫困以及不同社会阶层的人和群体,公众之间本身就具有各种各样的社会关系,因此公众健康信息学的公众维度的研究如公众健康信息需求、公众健康信息行为的研究不可避免地涉及社会学的理论和方法。例如美国社会学家马克•格拉诺维特利用弱连接理论对美国非裔社区居民健康信息搜寻行为进行了研究。其次,参与公众健康信息活动的人群不仅包括健康信息用户,还包括医务人员、图书馆员、医疗保健机构、保险公司、医药公司、政府机构等各种社会人群和机构。这些群体之间还具有特殊的社会关系,因此对公众健康信息活动的研究必然涉及社会学特别是医学社会学方面的问题。最后,公众健康信息学是信息社会的产物,其发展受整个信息社会中各种因素的影响,因而公众健康信息学研究还涉及信息社会学中的问题。

(四)公众健康信息学与心理学

心理学是一门研究人的心理现象及其发生、发展规律的科学。与社会学相同,心理学的研究和实践具有悠久的历史。心理学研究的范围囊括心理学史、认知心理学、社会心理学、发展心理学、医学心理学、工业心理学、应用心理学等领域。公众健康信息学的产生与生物 - 心理 - 社会医学模式的形成有关，同时公众健康信息学的研究也是推动生物 - 心理 - 社会医学模式真正实现的动力。心理因素在公众健康信息学公众研究中具有重要地位，公众的心理状态及心理状态对健康和健康信息获取利用的影响是公众健康信息学研究中涉及的重要问题。因此公众健康信息学中对于公众维度的研究，如公众的信息心理过程、公众个体信息心理、公众群体信息心理以及公众的信息心理与信息行为的关系研究必然要借鉴心理学的理论与方法。与此同时，临床与咨询心理学的理论和实践也是公众健康信息研究的组成部分。

（五）公众健康信息学与宗教

公众健康信息学中的公众包括不同国家或地区、具有不同宗教信仰的人。为了有效地开展公众健康信息服务，需要考虑到宗教对公众健康观念和信息观念的影响。

（六）公众健康信息学与健康传播学

随着信息技术的普及，大众媒介对健康信息的传播及其引发的生活方式的改变受到学术界的广泛重视。20 世纪 70 年代，健康传播学在西方国家诞生，作为传播学的一个分支，是研究健康信息传播过程中各种传播要素，包括传播者、传播媒介和受传者之间的关系，以及传播技巧、传播效果和影响传播效果等各种因素及其之间的相互关系的一门学科。公众健康信息学研究公众健康信息的传播，必然涉及大众媒介传播健康信息的问题，因此，公众健康信息学与健康传播学的理论和实践有着密切关系，但又存在明显的区别：公众健康信息学强调满足公众需求，致力于提供个性化健康信息服务，而健康传播学侧重于健康传播。

（七）公众健康信息学与图书馆学、情报学

图书馆学与情报学在公众健康信息学的萌芽时期就与之结下了渊源。20 世纪 70 年代开始，图书馆学界就开展了大量针对普通大众的健康信息服务项目，发表了大量有关图书馆在公众健康信息学领域的作用以及图书馆员如何应对公众健康信息需求的文章。公众健康信息学的实践活动如公众健康信息咨询服务、公众健康信息素养培训往往通过图书馆开展。用户的信息需求、特征、行为和所在环境一直是图书馆、情报与文献学领域的重要研究方向。图书馆学、情报学领域有关用户研究的理论和成果对于公众健康信息学中公众维度的研究是一种普遍与具体的关系。公众健康信息学公众维度的研究可以借鉴图书馆学、情报学经典理论，结合实际开展研究。

（胡德华　李小平）

思 考 题

1. 公众健康信息学的公众包括哪些？
2. 试述信息、数据、知识、智慧之间的关系。
3. 试述公众健康信息、个人健康信息、人口健康信息的区别与联系。
4. 从不同的视角论述公众健康信息学的概念框架。
5. 简述公众健康信息学的学科性质。
6. 试述公众健康信息学与生物医学信息学其他分支学科之间的关系。

第二章

公众健康信息学基础理论

公众健康信息学的目的是为公众提供健康信息和知识服务,提升公众信息素养、助力健康促进,加强智能化健康管理。而实现这一目的的前提是科学认识与健康相关的公众信息需求、信息认知行为、信息传播和利用特性以及特有的规律。只有深入了解和充分认识这些问题,才能真正为精准健康信息服务提供有力的支撑。公众健康信息学基础理论体现了公众健康活动的一般规律,可以为公众健康信息技术发展和开展公众健康信息服务提供理论基础。由于公众健康信息学是一门多学科综合交叉的新兴学科,其基础理论是社会科学和自然科学领域内一些经典理论的延伸和发展。

本章主要介绍公众健康信息学的基础理论,涵盖了与健康相关的理论,如健康促进理论、健康素养理论、健康信念理论和健康生态理论;与公众认知相关的理论,如社会认知理论、价值期望理论、双重加工理论和保护动机理论;与健康行为相关的理论,如理性行为理论、计划行为理论、信息行为理论和健康行为改变理论;与公众健康传播相关的理论,如两级传播理论、议程设置理论、说服理论和危机传播理论。本章主要阐释每一种理论的发展概况、理论内涵及其在公众健康信息学中的应用,为公众健康信息学研究、健康医疗信息系统开发、智能化及个性化健康信息服务提供理论基础。

第一节　健康相关理论

一、健康促进理论

(一)健康促进概述

健康促进(health promotion)源于 20 世纪 20 年代的公共卫生领域。1920 年温斯勒(Winslow)提出"健康促进就是组织社区针对各种危险因素开展个人卫生教育,完善社会机构以保证有利于维持并增进健康的生活水准"。1945 年医学史家亨利·欧内斯特·西格里斯特(Henry Ernest Sigerist)第一次对健康促进进行了全面阐述,认为健康促进是促使人们维护和提高他们自身健康的过程,是促使健康行为改变和健康改善的教育与环境支持。20 世纪 70 年代后期,健康促进逐渐兴起。1979 年美国国立卫生研究院(NIH)发布了关于健康促进和疾病预防的报告《健康的人民》(*healthy people*),标志着健康促进时代的开始。1986 年 11 月,在加拿大渥太华召开的第一届国际健康促进大会上,发表了具有里程碑意义的《渥太华宪章》(*Ottawa Charter*),第一次明确提出了健康促进的内涵:健康促进不仅仅是个人对健康意识的改变和促进能力的增强,还包含动员全社会参与,从而改善社会、经济、环境的条件,减少影响人类不健康的因素,增强人们对健康决定因素的控制能力。

1988 年世界卫生组织(WHO)提出,健康促进是促进人们维护和提高他们自身健康的过程,是协调人类与他们环境之间的战略,规定个人与社会对健康各自所负的责任。1995 年 WHO 在《健康新地平线》（*new horizons in health*）一文指出，"健康促进是指个人与其家庭、社区和国家一起采取措施，鼓励健康的行为，增强人们改进和处理自身健康问题的能力"。WHO 前总干事格罗•哈莱姆•布伦特兰（Gro Harlem Brundtland）在 2000 年第五届全球健康促进大会上则做出了更为清晰的解释："健康促进就是要使人们尽一切可能让他们的精神和身体保持在最优状态，宗旨是使人们知道如何保持健康，在健康的生活方式下生活，并有能力做出健康的选择。"

健康促进是医疗卫生事业的重要组成部分之一。世界卫生组织（WHO）将健康教育作为首选的公共卫生策略，利用健康促进与健康教育预防和控制疾病已成为共识。2016 年国务院印发的《"健康中国 2030"规划纲要》明确指出，要提高全民健康素养水平，把健康融入所有政策，形成具有中国特色、促进全民健康的制度体系。《中国防治慢性病中长期规划（2017—2025 年）》指出：以健康促进和健康管理为手段，提升全民健康素质；深入推进全民健康素养促进行动、健康中国行等活动。目前，慢性病病人的健康促进行为和生活方式已逐步得到国家的重视和关注。健康促进是一种社会行为和社会战略。为了实现健康促进的目标，需要运用行政的或组织的手段，广泛协调社会各相关部门以及社区、家庭和个人，使其履行各自对健康的责任，共同维护和促进健康。

（二）健康促进理论的内涵

1. 健康促进的五项基本内容 《渥太华宪章》提出了健康促进的五项基本内容：制定健康公共政策、创造有利于健康的支持性环境、加强社区行动、发展个人技能、调整健康服务方向。

（1）制定健康公共政策：健康公共政策有别于单纯的卫生政策，它是对健康有重要影响的、涉及多部门的政策，如环境保护、烟酒销售和税收政策、公共场所禁烟立法、福利基金和住房政策等。健康公共政策能创造有利于健康的政治环境，是保证五个途径中其他四个途径成为可能的重要条件。

（2）创建有利于健康的支持性环境：这里的环境指对健康有影响的社会、经济、文化、政治和物质环境。创建有利于健康的支持性环境是健康促进的重要目标之一。因为支持性环境的建立对健康有持续的影响，也是行为改变能继续保持的重要条件。

（3）加强社区行动：指提高社区改变物质和社会环境能力的各种活动，如建立社区健康促进的组织结构、设计策略及执行方案并通过集体的组织和行动进行健康促进活动。

（4）发展个人技能：主要是通过传播和教育提高人们做出健康选择的技能，也包括通过训练和帮助提高卫生专业人员和社区组织的健康促进技能。

（5）调整健康服务方向：改变卫生系统以医院为基础、以医疗为中心的服务体制和模式，使之转变成以健康为中心、以社区为基础、与社区居民密切联系的卫生服务体系。当前发展社区卫生服务是卫生服务重新定向的具体体现。

2. 健康促进的工作过程 分为六个阶段：需求评估、项目计划、动员资源、实施项目和过程评价、效果评价、报告结果。它们相互衔接，彼此交叉又不断循环。

（1）需求评估：①确定重要的健康问题；②确定优先健康问题的重点人群及其危险因素；③确定危险因素在人群中的分布情况；④取得社区对项目的承诺。

（2）项目计划：①目标人群及他们对优先健康问题的关注现状；②向目标人群传播的基本信息和重要的可变的行为；③总目标和具体目标；④策略和活动；⑤制订监测和效果评价计划。

（3）动员资源：①确定实施项目所需的社区资源；②发现和动员社区内外可利用的资源。

（4）实施项目和过程评价：其中，实施项目包括：①制作和预试材料；②社区和组织的能力建设；③专业人员、基层卫生人员、志愿人员的培训；④通过多种媒介渠道宣传教育提高社区人群健康意识和技能。过程评价包括监测计划执行的质量、策略和活动的即时效应，改进计划的策略和活动。

（5）效果评价：评价目标达到的程度、原因和问题，提出改进项目计划的建议。

（6）报告结果：确定报告的对象、内容和形式；归纳总结、推广经验。

3. 健康促进的综合干预模式　由场所、危险因素、干预类型三个不同的方面组成。其中，场所包括社区、学校、卫生机构、工厂企业、居委会等；危险因素包括吸烟、盐摄入过多、过量饮酒、超重肥胖、缺乏运动等；不同类型干预包括公众信息、组织结构与政策改革、环境改变、卫生服务、个人技能发展等。

随着大数据、物联网、云计算、移动互联网等技术的快速发展，网络健康信息资源越来越丰富，搜索引擎、健康咨询网站、在线问诊平台、在线健康社区、健康类博客、社交媒体等成为健康信息传播和健康教育的信息来源。"互联网 +"健康促进新型的综合干预模式，将极大地提升健康促进的效果。

4. 健康促进的结果　可分为短期、中期和长期的结果。短期结果，如提高公众的健康意识和技能，形成有利于健康的社会氛围；中期结果，健康决定因素的变化，如形成健康的行为和生活方式、有效的卫生服务、建立支持健康的物质环境和社会环境等；长期结果，如健康水平的提高、患病和致残减少、死亡率下降、生活质量提升等。

（三）健康促进理论的应用

1. 疾病预防控制　健康促进超越了疾病预防的范畴，侧重于积极的健康行为（positive health behavior），强调生活质量改善。通过健康教育和督促，积极开发个人、家庭和群体及社区的健康信息资源和潜能。健康促进的对象是普通的个人和群体，而不仅是特殊疾病的高危人群。随着各级疾病预防控制中心的建立，工作重心从疾病防治转变到健康维护，健康促进已成为疾病预防控制的首选策略。

2. 社区卫生服务　社区觉醒和社区参与是健康促进工作成功和持续发展的基础，在慢性病预防、控烟项目、交通条例依从性方面取得了很好的成效。有研究表明，健康促进理论可以帮助提升社区健康水平，降低恶性肿瘤的死亡率。

3. 生活方式改变　改变生活方式意味着适应改变后新的思想、信念和处世态度，个体需要调整自己终身的生活方式。

二、健康素养理论

（一）健康素养概述

健康素养（health literacy）最早于 1974 年在健康教育领域首次被提出，是一个"独立的健康决定因素"。早期健康素养借鉴素养的定义被认为是"在医疗环境下处理文字和数字的能力"，但是随着研究的深入，健康素养已经拓展为复杂的、相互关联的一系列能力。国际上对健康素养概念未形成统一的定义，目前广为接受的有两种观点：一种是世界卫生组织（WHO）的定义，"健康素养是一种认知和社会技能，决定具有动机和能力的个体去获得、理解和利用健康信息和服务，做出正确判断和决策，以促进和维持健康"。该定义偏重于公共卫生视角，强调的是环境和社会因素与个体健康素养的联系。另一种是由美国国家医学图书馆（National Library of Medicine，NLM）给出的定义，"健康素养是指个体获得、理解和处理基本的健康信息或服务并做出正确的健康相关决策以维持和促进自身健康的能力"，这一定义偏重于临床视角，更加关注个体维护自身健康的综合能力。由此可见，健康素养是伴随一生的一系列个人的技能或者能力，这些技能或者能力能够帮助个体在所处的环境中完成其需要的与医疗决策相关的一系列任务，达到帮助个体进行医疗决策、保持健康的目标。

随着信息技术快速发展，各种健康信息不断在互联网上涌现，公众开始更多地利用网络健康信息。2006 年，诺曼（Norman）和斯基耐尔（Skinner）提出了电子健康素养（ehealth literacy）的概念，将其定义为"在电子资源上搜索、理解和评估健康信息，以及运用获得的信息处理、解决健康问题的能力"。

（二）健康素养的内涵

作为一种认知和社会技能，美国《国家健康教育标准》（*National health education standards*）界定了健康素养的个体及其应该具备的能力，并指出健康素养的两大基本内涵：知识和技能。其中，知识是指医学观念、健康问题和保持良好身心状态的健康知识；技能是指沟通、理性思考和探究问题等思辨的技能。

英国南安普顿大学校长、公共卫生教授唐·努特比姆（Don Nutbeam）将健康素养扩展为三层次的内涵体系：最内层是功能性健康素养（functional health literacy），即在日常生活中足够的读写、交流、识数等获取健康信息的基本能力，这也是健康素养最狭义的定义；中间层是互动性健康素养（interactive health literacy），即通过不同形式的交流和互动，积极提取健康信息并将新信息应用于新环境的能力；最外层是批判性健康素养（critical health literacy），即采用批判性思维来分析健康信息，并运用到自己的日常生活或事件中，属于高级认知技能。

美国布朗大学公众认知健康专家克里斯蒂娜·扎卡杜拉（Christina Zarcadoola）等将健康素养划分为基本素养、科学素养、公民素养和文化素养四个核心范畴，并认为健康素养是公众寻找、理解、评估和使用健康信息，从而做出健康决策、避免健康风险、提高生活质量的多维度技能。有研究进一步将对疾病的过程、自我效能、政府态度等方面的信息的了解纳入健康素养的概念范畴。2009年，世界卫生组织（WHO）提倡将提高与改善个人与社区的健康也纳入健康素养之中，以建立健康城市与健康社区为健康素养的终极目标。

由此可见，健康素养已经远远超出了健康教育和以个人行为导向的狭隘概念，更加强调环境、政治和社会等多方面多层次的健康共同决定因素。

（三）健康素养的应用

健康素养与人群健康水平、预期寿命密切相关，是预测人群健康状况的较强指标。提高公众健康素养可以有效降低健康不平等，并有效降低社会的医疗成本。提升全民健康素养，与"健康中国"战略中坚持以预防为主的大健康理念、以疾病治疗为中心转变成以人民健康为中心的理念和内核是一致的。

另一方面，作为医疗结果和医疗成本的关键决定因素，健康素养是维持全民健康经济有效的途径。有研究认为，较低的健康素养往往与疾病预防保健知识的缺乏、很少主动采取预防性措施并延误疾病防治的最佳时期等相关，这将导致健康素养低的个体的医疗服务利用率（如住院率、急诊利用率）和医疗费用大大增加。在疾病的筛查与治疗过程中，较低或不足的健康素养还会对疾病的预防、筛查、健康促进行为、病史采集、诊断及治疗的理解产生消极的影响作用。因此，无论是在人群健康素养与健康水平的提升，还是个体降低医疗成本、获得更好的健康结果方面，健康素养都具有重要的意义与作用。

三、健康信念理论

（一）健康信念理论概述

健康信念理论（health belief theory，HBT），又称健康信念模型或健康信念模式，是一个通过干预人们的知觉、态度和信念等心理活动，从而改变人们行为的健康教育模型。该理论于1958年由美国公共卫生机构的社会心理学家霍克鲍姆（Hochbaum）首次提出，其后几十年多次进行修订，在实践中不断充实和发展，目前在预防保健、行为干预等方面得到广泛应用，已成为国内外开展健康行为干预项目和活动的重要工作模式。

健康信念理论注重解释个体健康行为，认为个体会意识到某个健康相关的行为可能给个体带来的益处和所要付出的代价。所谓益处是指行为可避免的某种非健康的威胁，其中威胁的可能和威胁的严重性都影响个体对健康行为益处的感知。与此相对应，个体同样衡量健康行为给其带来的不适或其他损失，从而最终决定是否采取此健康行为。

（二）健康信念理论内涵

健康信念理论从社会心理学角度分析影响健康行为的各种因素，强调个体主观心理过程，如期望、思维、推理、态度、信念等。根据健康信念理论,有 4 个关键因素与行为改变紧密相关,人们会根据自己对每一个因素的认知程度来决定未来的行为。这 4 个关键因素分别如下。

1. 感知疾病的易感性(perceived susceptibility of illness or injury) 即个体对自身患某种疾病或出现某种健康问题的可能性的判断。感受到危险可能性越高,个体越倾向于改变以往的生活状态或开始积极的健康行为。

2. 感知疾病的严重性(perceived severity of illness or injury) 即个体对疾病能产生多大程度的躯体、心理和社会后果的主观判断,如治疗的难度、身体的痛苦、不可逆转的伤害或伤残、对工作家庭经济的影响、对人际交往的影响等。当个体感知疾病的后果越严重,个体越倾向于积极的健康行为以避免疾病的发生。

3. 感知健康行为的益处(perceived benefits of action) 即个体对采纳健康行为可能带来的益处的主观判断,包括改善健康状况的益处和其他边际收益,以及降低相关疾病发生的可能性和降低相关疾病发生后带来可能的后果。

4. 感知健康行为的障碍(perceived barriers of action) 即个体对采纳健康行为可能面临的困难的主观判断,包括身体障碍、心理障碍、经济负担、时间花费等。当个体感知到某一健康行为可能遇到的障碍或者可能给个体带来的困扰越多时,个体越倾向于不采纳该行为。

研究人员以 4 个关键因素为基础,进一步补充、发展和完善该理论,先后提出自我效能和行为线索两个补充因素。

自我效能(self-efficacy)被定义为成功控制内在与外在因素而采纳健康行为,并取得期望结果的信念,即个体对自己能力的评价和判断。自我效能高,则更有可能采纳所建议的积极健康行为。

行为线索(cues to action)是导致个体改变行为的"最后推动力",指任何与健康问题有关的促进个体改变行为的关键事件和暗示,包括内在线索,如身体出现不适的症状等;外在线索,如传媒有关健康危险行为严重后果的报道、医生的劝告、家人或朋友的患病体验等。

（三）健康信念理论的应用

健康信念理论阐明了个体实施积极的健康行为是心理决策的过程,指出个体是在综合评价衡量健康行为利弊以及自身实现可能性后做出理性决策。这一理论从健康心理学角度揭示了人类健康行为的本质,为促进个体实施积极的健康行为提供了理论基础。

健康信息是健康信念形成的重要基础。当个体所获得信息有利于相关健康行为时,个体就会更容易产生健康信念,并且更倾向于实施该健康行为。个体相信自己能成功实施健康行为并取得良好效果是该行为顺利实施的重要保证。如何提供正确而有针对性的健康信息,使其有利于健康信念的形成从而促进行为改变,成为公众健康信息学要解决的重要问题。

健康信念理论一经提出,就被广泛应用于各种短期、长期健康行为的解释、预测和干预,如戒烟、戒毒、调整不良饮食、安全性行为、体育锻炼、乳腺检查、慢性病治疗等,是公共卫生领域用于理解和发展健康教育和行为干预的主流理论。

四、健康生态理论

（一）健康生态理论概述

健康生态是各类健康资源主体(医院、体检中心等)、信息协作主体、消费主体(病人、公众)等生态主体之间,以及与其政治、经济、社会、技术等外部环境相互作用、相互影响,形成具有自我反馈调节功能的、开放的动态平衡系统。

健康生态理论(healthy ecosystem theory, HET)强调个体和群体健康是个体因素、卫生服务以及物质和社会环境因素相互依赖和相互作用的结果,且这些因素间相互制约、多层面交互作用影响个体和群体的健康。健康生态是人类、生物以及非生物保持正常代谢的基本保障，是维持生态系统正常运转、朝着永续生存发展的根本。

（二）健康生态理论的内涵

与传统的生态理论相比，健康生态更注重个体的多样性及其在整体中定位发展，更注重体系的平衡和与周围环境的协调。健康生态具有如下特征。

1. **完整性**　健康生态是一个包含众多不同种类、不同层次要素的完整整体，虽然同类主体中可以有不同的成员，但每类主体不可缺少。缺少某一类主体或某一种环境要素，价值链条、信息链条将可能断裂，进而影响整个系统的运行。

2. **动态性**　智慧健康生态的各类主体和发展环境都是动态发展的，各个主体之间不断进行信息交换、相互影响。他们之间既有激烈的竞争，也相互协作、彼此依靠。通过反馈调整机制，最终实现整个系统的动态平衡。

3. **开放性**　健康生态是一个巨大的开放系统，通过接纳和更新主体成员，保证系统各种功能的实现。同时，组成健康生态的所有成员都应该持有一种更为开放、更加包容的心态，共同搭建一个大平台，并依托这一平台共同进化。

4. **多样性**　健康生态多样性，一方面是参与主体的多样性，整个健康生态不仅有多种参与主体，而且每种参与主体还有多个成员；另一方面是产品与服务的多样性，随着时间的推移，健康生态中参与主体和产品与服务多样性会持续增加。

5. **协同性**　健康生态中各个主体相互作用、功能互补、共生共荣，形成良好的价值链条和环境体系，使价值循环、信息循环正常进行，推动整个生态系统演化，从而获得系统整体功能大于部分之和的效果。

（三）健康生态理论的应用

在"大健康""大数据"和"人工智能"时代，健康生态理论为公众健康信息传播和推广提供了重要的理论支撑。健康生态形成具有自我反馈调节功能的、开放的动态平衡，为信息全方位贯通不同的医疗卫生实践提供了核心理念。公众健康信息学凭借强大的信息技术，能够不断根据社会需求，实现健康生态领域新技术的突破，并通过人才流动、企业合作等多种形式实现技术的外溢效应，进而带动整个健康生态系统的技术进步。健康生态方案解决商和大型软件开发商在建设和运行过程中，会不断衍生出新的服务业态，增加健康生态系统的多样性。

第二节　认　知　理　论

在健康信念的形成、健康行为改变以及健康信息和知识的理解与利用过程中，人的认知都是一个重要的影响因素。因此，以认知理论为基础，探索健康促进过程中个体的认知规律以及认知特性，将有助于构建更为科学合理的健康促进实施策略和方案。

一、社会认知理论

（一）社会认知理论概述

认知，是指人们获得知识或应用知识的过程，或者信息加工的过程，是人的最基本的心理过程。班杜拉（Bandura）在 1997 年提出了社会认知理论（social cognitive theory，SCT）。这一理论强调主体认知、个体行为和社会环境三者之间是动态交互影响的，由此形成"三元交互"模型。人的认知因素在行为和环境中占重要地位。社会认知理论认为，社会环境下个体的行为、认知以及环境三者之间形成动态关联,而且三者之间的交互强度并非完全相同,交互模式也会伴随各因素及环境变化而变化。

（二）社会认知理论内涵

1. 个体认知与行为的交互性　个体认知与行为的交互表现在人的认知可以作用于其行为,反之行为也将反作用于人的认知并进行再塑造,即个体行为受个体的喜好、态度、意志、情感等个体认知的影响,而个体行为的内部反馈和外部结果又反过来影响个体的喜好、态度、意志、情感等。

2. 个体行为与环境的交互性　个体行为与环境的交互表现在个体或群体在不同的情境下将产生不同的行为方式,而不同的行为方式又影响着环境,即在个体行为与环境的相互关系中,虽然环境会较大程度地影响个体行为,但是个体通过发挥主观能动性也可以改变环境以适应人的需要。

3. 个体认知和环境的交互性　个体认知和环境的交互表现在个体认知通过环境进行检验和确认,由此在环境中不断调整迭代,而由个体认知形成的个人态度也会作用于环境。个体的认知受环境作用和影响,而环境也可以通过人的认知而变得对个体有利,这取决于个体的认知程度。

（三）社会认知理论的应用

随着信息技术和互联网技术的发展,健康信息传播愈发快捷高效,传播媒介日趋多样,传播的形式内容也更加丰富多彩。通过广播电视、手机、电脑等信息传播媒介随时随地接收健康信息,时效性强,覆盖面广。现在网络渗透到生活的每一个角落,公众不仅被动接受媒体传播的各种健康信息,也可以根据自己的个性化需求,主动寻找和获取相关健康知识信息,还可以建立群组讨论、交流、分享健康信息。因此,公众可以通过信息传播获取丰富的健康知识,从而使健康的认知水平得到极大的提升。

二、期望价值理论

（一）期望价值理论概述

美国著名的心理学家维克托·弗鲁姆(Victor H. Vroom)在《工作与激励》一书中首次提出了期望价值理论(expectancy value theory, EVT)。该理论认为,个体产生行为的目的是希望得到或企图避开某些东西,这是期望价值理论的原始形态。在此基础上,埃克尔斯(Eccles)等对期望价值理论做了进一步的研究和发展,认为期望和价值能够直接影响个体对任务的选择、坚持性和行为表现。期望和价值是由个体接受给定任务的信念、目标和个体根据以往经验对自己的认识决定的,而上述这些又是由个体对过去已发生事情的理解,对自己行为原因的推论以及感知他人对自己的期望态度所决定的。即个体完成各种任务的动机是由其对这一任务成功可能性的期待及对这一任务所赋予的价值决定的。个体达到目标的可能性越大,从目标中获取的激励值就越大,完成任务的动机也越强。

该理论的概念模型由成功期望、能力信念和任务价值三部分组成:①成功期望是指个体对完成学习任务目标的预期,也是对接下来任务进展的信心;②能力信念是个人对自己不同领域能力的评价,即自己是否有能力完成该任务的预期;③任务价值包含四种成分:达成价值、内部价值、效用价值与花费。埃克尔斯将达成价值定义为成功完成特定任务对个体的重要性;内部价值是个体从某项活动自身所获得的乐趣;效用价值取决于该任务是否对自己有实用性;花费就是个体从事活动所付出的代价,主要指参与任务的消极方面,如害怕失败、害怕努力白白付出等。

（二）期望价值理论内涵

期望价值理论研究的是人的行为选择,其理论假设为:人们是否会选择去做某件事或从事某个活动,在于他们对所做行为达成目标的可能性大小的判定,以及在实现目标的时候实施者能够获得的价值。因此,目标的价值对目标实施者越有吸引力,目标实施者想要达成目标的信念越强烈,达成目标的可能性越大,实施相应行为的想法就越强烈。也就是说,假设给实施者一定的时间,再给他若干能自由选择的目标,这些不同的目标,在实施者心中都有其被实现的价值高低和可能性大小。那么对实现目标的期望与价值就能使实施者产生去实施这些目标的动力,最终能成功打败其他目标的是最强的那个动力价值所对应的目标,去实现这个目标的行为会由实施者在行动中表现出来,因此,期望价值理论是动机心理学最有影响力的理论之一。

（三）期望价值理论的应用

公众对健康的期望与健康本身的价值、激励值成正比,积极健康的信息资源及服务可以提高公众对健康的期望,也从另外一个角度推动公众对健康的追求,形成一个良性循环的信息传播。

期望价值理论在公众是否会选择去做某件事或从事某个活动,以及与他们对所做行为达成目标的可能性大小的判定、在实现目标的时候实施者能够获得的价值等方面具有一定的指导意义。在健康中国战略实施的大背景下,公众对美好生活的愿望越来越强烈,对健康生活的需求也越来越强烈,并有意识地在自身的生活、学习、工作中摄取健康相关知识、实践健康行为,以期提升自身的健康状况。

三、双重加工理论

（一）双重加工理论概述

二十世纪七八十年代,认知心理学和社会心理学领域学者提出双重加工理论(dual processing theories,DPT)。传统观点认为,人的认知过程分为直觉和理性两类。现在,学术界更多的是采用双重加工来阐释人的两种认知过程。双重加工理论是对人的认知过程的阐述,认为人类存在两种不同的思维模式:一种是快速的、自发的、联想的和情感的,另一种是基于规则的、慢速的、控制的和理性的。这两种思维模式共同作用于人的判断推理,然而哪种模式对判断决策产生主导作用,要依赖于任务特征、个体差异、有效时间、情绪智力等因素。

（二）双重加工理论的内涵

双重加工理论的提出经历了相关理论的发展演进,虽然这些理论的命名方式、理论观点及研究视角略有不同,但是这些理论的主要观点是一致的。下面从不同角度对双重加工理论进行阐述。

1. **自我认知经验理论**　双重加工理论最早始于爱泼斯坦(Epstein)提出的自我认知经验理论(cognitive experiential self theory,CEST)。爱泼斯坦认为,个体对信息的加工存在两个系统:经验系统(experiential system)与理性系统(rational system)。其中,经验系统是直觉的、自动加工的、非语言的、基于过去经验的学习系统,不需要或较少需要认知资源和努力。理性系统是人类独有的、有意识的、抽象的分析系统,由认知分析和理性驱动,需要通过逻辑推理来学习、需要认知努力和更多认知资料的信息加工系统。这两种信息加工系统对应两种不同的思维方式:经验思维方式和理性思维方式,二者同时发生,相互作用。

2. **启发式-分析式信息加工**　根据是否占用认知资源将人类决策推理过程分为两种模式:启发式信息加工(heuristic information processing)和分析式信息加工(analytic information processing)。当决策精确度和动机较低,而认知资源较少时,人们就会启动启发式信息加工;当决策精确度和动机较高,又有足够的认知资源时,人们就会启动分析式信息加工。

3. **内隐-外显理论**　雷伯(Reber)首次提出了内隐-外显理论,认为人类存在两种加工模式:内隐加工(tacit/implicit processes)和外显加工(explicit processes)。内隐加工是稳定的,个体差异少,是深层次的,会影响潜在的内部深层次结构。外显加工在人类进化历史上出现比较晚,是有意识的,需要认知努力,而且是不稳定的,会受到动机、智力、年龄等因素影响。

4. **联想-规则理论**　斯洛曼(Sloman)提出了人类推理加工的两个系统:基于联想加工系统(associative processing system)和基于规则加工系统(rule-based processing system)。人们记忆系统分为基于缓慢学习形成的慢速学习系统和从独特、新奇的事件中快速形成记忆表征的快速学习记忆系统,这两种加工方式同时进行、相互作用并相互转化。

5. **双系统理论**(dual-system theory)　伴随内隐-外显理论的发展,出现了大量的双重加工理论，这些理论有很大的相似性。斯坦诺维奇（Stanovich）和韦斯特（West）采用中性的称谓来表达双重加工：系统 1（system 1）和系统 2（system 2）。其中系统 1 出现较早，是人和动物所共有的认知方式，是情感的、快速的、自动的、基于启发式的；而系统 2 出现较晚，是慎重的、控制的、基于规则的，需要工作记忆参与。

6. **类型 1 和类型 2**　伊万斯（Evans）提出了类型 1（type 1）和类型 2（type 2）。其中，类型 1 是自发的、平行的，它的执行是快速的、情感的、联想式的、内隐的学习过程，并不依赖于认知处理能力。类型 2 是串行的、慢速的，需要付出认知努力，类型 2 的重要功能是可以检验和推翻类型 1 的处理，当类型 2 占支配地位时，人们对信息进行全面、深入的加工和分析。

（三）双重加工理论的应用

目前，在心理学领域学者们对双重加工的测量及启动范式进行了大量研究，但在消费者行为领域双重加工理论仍需要进一步完善和发展。诺瓦克（Novak）和霍夫曼（Hoffman）指出，对于两种思维方式的测量很少，现有的量表不是很成熟。法姆（Pham）等认为，启动范式往往集中于一种形式，被试对象启动一种思维范式会排除另一种思维范式。

综上所述，双重加工理论从认知心理学和社会心理学角度揭示了个体认知模式，为健康信息用户的认知研究提供了基本的理论框架。由于卫生健康活动的特殊性，公众健康信息学中的研究范式需要在此基础上进一步完善和发展。

四、保护动机理论

（一）保护动机理论概述

保护动机理论（protection motivation theory，PMT）源于健康信念理论模型，由罗杰斯（Rogers）于 1975 年提出。他认为个体的"保护动机"是其在面临外部威胁的情况下，出于保护自身相关利益的需要，由内在驱动所产生的一种认知状态。1983 年被马达克斯（Maddux）等进一步完善，形成完整理论，被广泛用于预测健康行为和健康干预的一般理论框架。

保护动机理论从威胁评估和应对评估两个方面，从风险感知、严重性感知、恐惧感知、反应代价和自我效能五个维度，衡量个体对采取某种健康行为或不采取某种危险行为的意愿。通过强化个体对不健康行为的威胁评估和应对评估的了解，激发病人的保护动机，最终促使病人建立保护性行为。

（二）保护动机理论内涵

保护动机理论指出，个体在面对内外部环境中的某些危险因素时，会以一种有利的或者不利的方式做出反应。其中，个体应对外界危险因素的认知反应过程包括威胁评估和应对评估。其中，威胁评估 =（感知严重性 + 感知易感性 - 奖励）；应对评估 =（反应效能 + 自我效能 - 反应成本）。威胁评估和应对评估的共同作用结果产生保护动机，进而形成个体在面临危险情境下不同的应对模式。

对于威胁评估和应对评估中包含的各项要素，保护动机理论指出，感知严重性主要是指个体对危险因素形成负面效果的程度判断；感知易感性指个体认为威胁降临到自身的可能性；自我效能则指个体对自身采取措施以有效应对内外环境威胁的主观直觉，即个体行为前对自己能够有效实施某项保护性活动的概率判断和自我感受。自我效能感越强的个体，其采取保护性行为的能力意愿越强。反应效能指个体对所实施的某项保护性措施在应对威胁境况方面有用性的自我衡量，个体越相信所采取的措施能有效保护自己的利益，其行为动机也将越强烈。

1. **威胁评估**　是个体对危险因素及不健康行为对自身有害的认知，包含严重性、易感性、内部收益和外部收益。

（1）严重性（severity）和易感性（vulnerability）：是对危险因素的认识，即危险因素可能对自身利益造成的威胁。严重性是人们对疾病严重性的判断，包括对疾病产生的临床后果的反应和社会后果的反应；易感性是人们对于自己患某种疾病可能性的主观判断后形成的主要信念，包括个体对医生诊断的接受程度，对疾病发生、复发可能性的判断等。

（2）内部收益（intrinsic rewards）和外部收益（extrinsic rewards）：是采取危险因素给人带来的"好处"。内部收益为个体自身感知到的采取危险因素给人们带来的"好处"；外部收益为个体从外界感知到的采取危险因素给人们带来的"好处"。

威胁评估的严重性和易感性是减少不良反应的因素，外部和内部收益是促进不良行为反应的因素。

2. **应对评估**　是评价个体应付和避免危险的能力的评估，是人们对威胁健康处理能力的认识。影响应对评估的危险因素包括自我效能、反应效能、反应代价三大要素。

（1）自我效能（self-efficacy）：是人们对自己能够成功地采取预防行为的可能性，并获得期望结果的信心，在保护动机理论中是指个体对自己采取某种保护性行为能力的知觉，即个体在执行某一行为操作前对自己能够在什么水平上完成该行为活动所具有的信念、判断和主观自我感受，是保护动机理论的核心部分，其对行为的形成、改变极为重要，自我效能越强，行为形成、改变的可能性越大。

（2）反应效能（response efficacy）：是人们对采取预防措施带来的好处的认识，指个体对所采取的某种保护性行为是否起作用的知觉。一般而言，人们采取一种行动是因为相信他们将会从这一行动中获益，而且这种益处对个人有意义，即健康行为有益概念。

（3）反应代价（response costs）：是采取健康行为需要克服的困难，指个体采取某种保护性行为所付出的社会或者经济方面的代价，是一种阻止人们采取某种行为的障碍或影响保护行为的反作用力。

自我效能和反应效能是促进个体健康行为的因素，而反应代价是降低个体健康行为的因素。

（三）保护动机理论的应用

保护动机理论在公众健康行为改变、互联网使用等领域被广泛运用，相关研究成果深入探究了个体在不同情境下面临各种威胁因素时的认知评价过程，对揭示个体健康行为改变意愿、健康信息利用以及评价等方面的深层动因及驱动因素具有重要的意义。公众健康的威胁评估和应对评估，更有利于认识公众的健康认知因素，从而改进健康信息传播途径，推动公众健康信息传播。

由此可见，保护动机理论从公众健康行为解释、公众健康行为干预和公众健康行为预测等方面具有现实指导意义。通过认知中介过程的威胁评估和应对评估可以解释公众健康行为改变过程。由于干预措施在理论指导下会更好地发展并可进行实时评估，故认为在理论基础上形成的干预措施比非理论干预措施在影响公众健康相关行为方面更具有效率；此外，通过健康行为大数据对个体认知水平进行分析，可以预测公众健康的非良性行为或良性行为发生的概率。

第三节　行　为　理　论

行为是人类在生活中表现出来的生活态度及具体的生活方式。不同的个体或群体，在社会环境、文化制度、个体价值观念等影响下，在生活中表现出不同的行为特征，或对内外环境因素刺激做出不同的能动反应。对不同场景下的个体或群体实施健康促进策略，需要以已有的行为理论为基础。目前学术界已形成了一些行为理论，它们是公众健康信息学的重要组成部分，为公众健康信息学研究奠定了坚实的理论基础。

一、理性行为理论

（一）理性行为理论概述

理性行为理论（theory of reasoned action，TRA）是菲什拜因（Fishbein）和阿耶兹（Ajzen）于1975

年提出的,是基于态度、主观规范、意向和行为之间的因果关系理论,用于解释和预测个体行为。理性行为理论认为人是理性的,在做出行为之前会通过理性思考,综合自身和外界等多重信息再决定是否做出该行为。通过对变量意向的观测,可以推断被测对象做出相应行为的可能。而意向又受到两个因素的影响,即态度及主观规范。态度是人们自身的影响条件,主要包括人们对自己做出某一行为所可能产生后果的相应评价;主观规范则是人们所处的环境所带来的外界影响或社会压力。

（二）理性行为理论的内涵

1. 态度（attitude）　指个体对所做出某种行为结果的认知和情感,所感受到的积极或消极的评价,包括行为信念和行为结果评价。其中,行为信念是指个体对行为能导致某些特定行为结果的信念和主观估计,如戒烟可以减少肺癌的风险;结果评价是指个体对行为结果重要性的评价,如戒烟对减少肺癌这一结果是否重要。

2. 主观规范（subjective norm）　指个体对促使其采纳某些行为的社会压力的主观感受,主要来自于他人（配偶、家人、朋友、组织等）对行为者的期望或看法,包括规范信念和遵从动机。其中,规范信念指个体进行行为选择时感受到他人或组织对其所持期望的感知;遵从动机指个体按照该期望进行行为选择的可能性。

3. 行为意向（behavior intention）　指个体计划实施某行为的意愿强度,表明个体将会采取某一特定行为的倾向。

4. 行为（behavior）　指个体最终实施的实际行动。该理论的重要意义就在于它表述了两个基本原理:第一,态度和主观规范是其他变量对行为意向产生影响的中间变量;第二,行为意向是态度和主观规范对行为产生影响的中间变量。

（三）理性行为理论的应用

理性行为理论被广泛应用于解释和分析人类行为决策的过程,揭示个体行为发生的机制和心理过程,它并不针对某一特定领域,具有很强的通用性。理性行为理论在公众健康信息学的应用主要聚焦在个体的健康决策和认知过程,针对特定健康行为提供多个方面的潜在改变因素,如行为态度、主观规范等。

二、计划行为理论

（一）计划行为理论概述

计划行为理论（theory of planed behavior, TPB）是伊塞克·阿耶兹（Icek Ajzen）在理性行为理论（TRA）基础之上发展起来的一个更为完善的理论。该理论在理性行为理论基础上,增加了感知行为控制变量来度量个体对他们行为控制能力的感觉,并于1991年系统整理了计划行为理论框架,最终形成计划行为理论模型（图2-1）。

计划行为理论认为实际行为最直接的影响因素是个体的行为意向,而行为意向受到三项相关因素的影响:一是源自感知行为控制;二是源自个体本身的态度,即对于采取某项特定行为所持的态度,态度又进一步受到个体对特定行为的信念和结果评价的影响;三是源自外在的主观规范,即会影响个人采取某项特定行为所感知的外在压力。

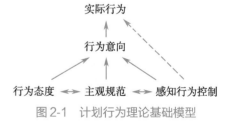

图2-1　计划行为理论基础模型

（二）计划行为理论的内涵

计划行为理论包括态度、主观规范、感知行为控制、行为意向和行为五个维度。

1. 态度（attitude）　是指个体对该行为所持的正面或负面的感觉,也指个体对此特定行为的评价经过概念化之后所形成的态度,所以态度经常被视为个体对该行为结果的显著性函数。

2. **主观规范**(subjective norm) 是指个体对是否采取某项特定行为所感受到的社会压力,亦即在预测他人的行为时,那些对个体的行为决策具有影响力的个体或团体对个体是否采取某项特定行为所发挥的影响作用大小。

3. **感知行为控制**(perceived behavioral control) 是指一个人对执行特定行为的难易程度的认识,反映个体过去的经验和预期的阻碍。当个体认为自己所掌握的资源与机会越多、所预期的阻碍越少,则对行为的知觉行为控制就越强。而其影响的方式有两种:一是对行为意向具有动机上的含义;二是能直接预测行为。

4. **行为意向**(behavior intention) 是指个体对采取某项特定行为的主观概率的判定,它反映个体对某一项特定行为采取行动的意愿。

5. **行为**(behavior) 是指个体实际采取的行动。

(三)计划行为理论的应用

计划行为理论已被广泛用于解释和预测健康行为和意图,包括吸烟、饮酒、定期体检、乳腺检查、癌症筛查、健康饮食、运动、保健服务利用、防晒、母乳喂养等。计划行为理论从信息加工的角度给公众健康信息学带来了重要启示,可以为深入探讨动机和信息对于行为的影响提供理论基础,也为从公众健康信息学视角深入探讨健康促进为目的的公众健康行为干预提供了理论指导。目前计划行为理论已被广泛应用于公众健康信息行为的研究,如对信息系统以及网络信息技术环境中的健康信息采纳行为的解释和预测等。

三、信息行为理论

(一)信息行为理论概述

信息行为的概念产生于20世纪90年代,它的根源可以追溯到20世纪60年代出现的"信息需求和使用"的概念。20世纪70年代,信息行为的研究范式开始从"以系统为中心"向"以用户为中心"转变,研究内容也从信息本身转向对信息用户的研究。认知科学的迅速兴起和发展给信息行为领域带来了新的生机,信息行为研究向"以用户认知为导向"转变。在研究范式的演进过程中,产生了丰富的信息行为理论、模型和研究成果。

信息行为(information behavior)是指和信息来源、信息渠道有关的人类行为的总和,包括主动和被动的信息搜寻和信息使用。它包括人与人之间面对面的交流,也包括被动的、毫无目的的信息接收。信息行为理论模型是开展用户信息行为研究的重要理论基础,对信息行为研究具有很好的指导作用。2005年出版的《信息行为理论》(*Theories of Information Behavior*)一书收录了72种信息行为相关的理论模型、框架,如经典的 Wilson 信息行为模型、贝茨(Bates)的采浆果模型、英格尔森(Ingwersen)的交互性搜索认知框架等。

(二)信息行为理论内涵

1. **信息需求层次理论** 信息需求是信息行为的出发点。罗伯特•泰勒(Robert S. Taylor)于1962年撰文探讨了信息需求的起源,1968年进一步将信息需求划分为4个层次:①内在的需求(visceral need),用户的信息需求停留在模糊的状态,不知道如何明确地表达出来;②意识到的需求(conscious need),用户可能已经意识到了这种需求,但是无法确定或表达出来;③形式化的需求(formalized need),用户可以描述他的需求;④折中的需求(compromised need),用户可能用一种他认为系统可以理解的形式表述其需求。从第一层到第四层需求中,用户逐渐有了关于自己信息需求的更明确的想法,尽管在第四层次中用户不得不对自己的需求做调整。

2. **意义建构理论**(sense making theory) 是一种"元理论",由美国学者布伦达•德尔文(Brenda Dervin)提出。该理论强调意义建构是人类认知与信息行为过程的有机结合,是内部认知与外部行为共同作用的结果。布伦达·德尔文（Brenda Dervin）建立了"特定情境 - 认知差距 - 信息使用"三阶段模式，强调用户在问题情境中通过建立沟通"桥梁"，从而将"差距"填平的"意义建构"过程。

（1）特定情境（situation）：是指信息需求的特定情境，即时间和空间。

（2）认知差距（gap）：是指因信息不连续而形成的已经理解与想要理解之间的认知鸿沟，即信息需求或问题。

（3）信息使用（use）：是指信息对个体的意义，即差距被弥合，问题被解决。

布伦达·德尔文（Brenda Dervin）认为，意义建构被定义为一种行为，这种行为使得个体能够组织和设计自己的活动。意义建构理论已经被广泛应用于研究不同类型用户的信息需求及其信息环境。人在进行信息搜索时不再是被动、消极和机械的信息接收者，而是主动、积极、主观的知识建构者，信息搜索行为正是主观的知识建构活动，是一连串互动的、解决问题的行为过程。因而，信息的意义建构是内部行为（即认知）和外部行为（即搜索）共同作用的结果。信息的搜集和利用都被认为是建构活动，在这一过程中，不同的搜索问题能产生多样的情境，不断的互动行为，从而形成不同的意义建构过程。

3. 知识非常态理论　尼古拉斯·贝尔金（Nicholas J. Belkin）发展了罗伯特·泰勒（Robert S. Taylor）的思想，并于 1980 年提出了知识非常态（anomalous state of knowledge，ASK）假说。尼古拉斯·贝尔金认为，信息需求产生的原因是用户自身存在知识非常态，即用户的知识结构与其信息需求之间存在"鸿沟"，也就是当用户遇到疑问状态，不能通过自己已有的知识解决问题，这种知识非常态造成了认知的不确定，使他们无法有效地表达自己的信息需求。因此，用户无法准确查找到其所需要的信息，用户需要更多的信息来明确他们的想法，从而改变知识结构。

尼古拉斯·贝尔金认为用户最好描述清楚他们的非常态的知识，而不是在检索系统中提出具体的请求。他认为知识非常态是用户信息需求的基础，该理论揭示了用户知识状态在检索过程中不断发生变化的本质。

4. 信息搜寻特征模型　大卫·伊利斯（David D. Ellis）是早期信息搜寻行为研究的先驱之一。他采用行为方法来研究信息检索系统的设计，1993 年他提出信息搜寻模型，即 Ellis 模型，将信息搜索过程概括为 6 个不同特征。1997 年将该模型进行了拓展，增加了 2 个特征。Ellis 模型中使用的是"特征"（characteristic），而不是"阶段"（stage），认为这些特征在信息检索活动中，并不是必然同时或以特定顺序发生。这 8 个特征定义如下。

（1）开始（starting）：是指用户开始进行信息检索的初始活动特征，如确定潜在的信息源、查询文献综述等活动。

（2）链接（chaining）：是指对开始阶段的信息源进行脚注、参考文献等进行链接。对信息进行深入挖掘，包括前链接和后链接，即"向前"或"向后"追溯其他资源。

（3）浏览（browsing）：对某个潜在的感兴趣的领域进行搜寻，信息资源被锁定。这一过程是"半直接的搜寻活动"。

（4）区分（differentiating）：是指用户在收集足够信息之后的行为特征。检索者根据学科或信息质量对信息源进行区分，如利用期刊的等级、作者的影响因子等进行信息筛选。

（5）跟踪（monitoring）：是指发生于用户进行首次查询之后的检索策略特征。用户通过定期检索关注特定信息源，以获得某个领域的最新进展。

（6）提炼（extracting）：从感兴趣的信息源当中，有选择地识别抽取出相关信息。

（7）验证（verifying）：检查所获得的信息是否准确，包括信息的来源。

（8）结束（ending）：通过最终的信息检索，进行最后的补遗工作，进而完成信息搜寻活动。

5. 信息搜寻过程模型　卡罗尔·库尔斯奥（Carol C. Kuhlthau）采用日志记录、案例研究、观察和追踪调查等方法,在整合罗伯特·泰勒的信息需求层次、尼古拉斯·贝尔金的知识非常态等理论的基础上,综合用户在不同的信息搜寻情境下检索信息的相关研究,最终于1991年提出了信息搜寻过程(information search process,ISP)模型。

该模型是将各个阶段赋予了思想和情感,是一个体现信息搜寻情感、认知和行为的模型,分为以下六个阶段。

(1)开始(initiation)阶段:当面临某个问题时,用户开始意识到他的信息需求,但信息搜索处于不确定的状态。

(2)选择(selection)阶段:用户试图识别和选择搜寻信息的模糊主题或者途径。

(3)探索(exploration)阶段:用户通过这些主题进行信息搜寻与调查。

(4)形成(formulation)阶段:用户基于探索阶段搜集到的信息将待解决的问题固化和结构化。

(5)收集(collection)阶段:用户将与这些主题最相关的信息收集、吸收和记录起来。

(6)展示(presentation)阶段:用户可以利用检索到的信息回答最初的问题或者完成任务。

卡罗尔·库尔斯奥的信息搜寻过程模型的独特之处在于它不仅详述了信息搜索过程的不同阶段,而且将用户的认知、情感以及行动变化联系起来。与信息需求紧密相连的"不确定性"引发用户的感知不确定性和焦虑,随着信息查询的进行和相关信息的获得,用户的情感随之发生变化,表现为信心增强、原先的不确定性减弱以及开始感到满意,并有了明确的行动方向。不确定性是一种认知状态,会引发焦虑和信心不足等情感症状。不确定性和焦虑感常常出现在信息查询过程的早期,与用户对主题和目标的理解模糊不清息息相关,随着知识的获取,思维的清晰,用户会感到信心增强。ISP模型相较于其他信息行为模型而言,更关注信息行为的不同阶段与过程,并且整合了认知、情感和行动3个不同的维度,即把信息搜寻过程看作是一个不断变化的交互过程。

6. 托马斯·威尔逊信息行为模型 自20世纪80年代以来,英国学者托马斯·威尔逊(Thomas D. Wilson)基于认知观原理提出了多个信息行为模型,反映了信息搜寻研究的理论和实践趋势。图2-2是托马斯·威尔逊于1996年提出的信息行为模型的示意图。

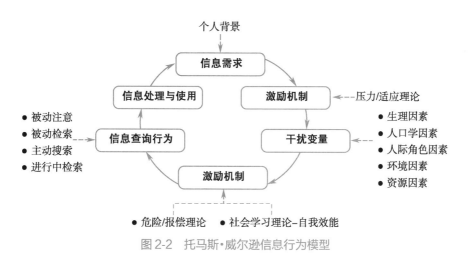

图 2-2 托马斯·威尔逊信息行为模型

该模型的独特之处在于它融合了如压力/适应理论、危险/报偿理论以及社会学习理论等多种行为理论,突出了信息需求、信息搜寻行为、信息资源使用和用户自我效能之间的联系。另外,它同样确认了几个搜索模式,如被动搜寻、主动搜寻、持续搜寻模式等。更为重要的是,这个模型融合了其他信息搜寻模型,使模型的解释性更为丰富。

托马斯·威尔逊认为信息搜寻行为是人们为了满足某种目标的需求而有目的地搜寻信息的人类信息行为。在信息行为模型中,信息搜寻行为的影响因素用干预变量代替;信息搜寻行为包括被动注意、被动搜寻、主动搜寻以及持续搜寻等多种类型；信息处理与使用是满足用户信息需求的必要组成部分，因此，将该阶段也纳入这一循环过程中。此外，模型采用压力/应对理论、风险/回报理论以及社会学习理论来解释信息搜寻过程中的激励机制。尽管该模型依然是一个宏观性的行为模型，但是为后来的研究提供了更为丰富的理论基础。

（三）信息行为理论的应用

信息行为理论在健康领域中主要应用于用户健康信息行为的研究。在健康相关的情境和场景中，以信息行为理论和模型为基础，揭示用户健康信息需求和行为特征规律，对于健康信息检索系统的设计和研究具有重要意义，可为精准健康信息服务提供科学依据。如何设计出满足用户内在需求和行为特征的健康信息服务系统已成为公众健康信息学的挑战和使命。

（四）健康信息行为

健康信息行为（health information behavior，HIB）是在信息行为的基础上衍生出来的概念，目前尚未有统一的界定。代表性的观点是马纳福（Manafo）和汪（Wong）提出的定义，认为健康信息行为是指在某一事件或情境中人们搜寻、甄别及选择健康信息过程中所产生的一系列相关行为。即个体为了满足其特定的健康信息需求，利用已有技能和工具获取特定健康信息的行为。随着互联网、移动终端以及网络社区应用的日趋增多，在线健康信息搜寻行为越来越普遍，有学者将在线健康信息搜寻行为定义为，个体在对健康信息的意识和需求驱动下，利用互联网和移动设备搜索、获取和使用健康信息的行为。

随着公众健康意识不断增强，健康信息的需求越来越强，健康信息行为也呈现多样化的趋势。健康信息行为相关研究逐渐成为公众健康信息学领域新的研究热点和重要的前沿课题，受到学者们的广泛关注，也取得了大量的相关研究成果。研究基本上是以经典的信息行为理论和模型作为研究基础，加入情境变量，探索与健康相关的事件或情境，如突发公共卫生事件、慢性病管理等过程中，人们搜寻、选择、获取和评价健康信息过程中所产生的一系列相关行为。

1. 健康信息需求　信息行为理论可以应用于公众健康信息需求的解释。主要包括健康信息需求的动机和内容。

（1）健康信息需求动机：受多种因素的影响，包括客观因素和主观因素。其中客观因素指社会环境、信息技术发展等外界因素；主观因素是用户自身因素，如个体身体状况等。

（2）健康信息需求内容：包括对健康信息内容方面的需求，如对特定疾病诊疗信息和知识的需求、营养知识的需求、健身减肥信息的需求、求医就诊信息需求等；对健康信息服务方式的需求，如基本服务需求还是高级服务需求，在线健康信息服务还是文献传递服务等。

2. 健康信息搜寻与获取　健康信息搜寻与获取行为具有一般信息搜寻行为的特点，但同时也有其特殊性。有研究发现，健康信息搜寻与获取的影响因素主要包括个体因素（如年龄、性别等人口统计学因素以及病史、健康状况、收入水平、受教育程度、职业等）、健康信息素养、健康信息质量等。健康信息搜寻行为往往是多种因素共同作用和影响的结果。

3. 健康信息利用及评价　主要分为对健康信息内容的评价与健康信息系统和服务的评价。对健康信息内容的评价包括可信度、准确度、时效性等；对健康信息系统和服务的评价主要包括感知收益、感知有用性、感知风险等。不同群体利用健康信息的目的不同，如健康或亚健康群体将健康信息用于预防保健和身体管理，而疾病及诊疗信息主要用于病人参与、辅助决策等。因此，有必要在不同情境下展开对健康信息利用及评价的研究。

目前，健康信息行为研究尚未形成系统的理论体系和广为接受的情境化理论模型。以已有的理论和模型为基础，深入揭示健康信息行为的特征与规律是非常必要的，可以从理论上为基于用户的健康信息系统设计和优化、完善健康信息服务体系提供科学指导。

四、健康行为转变理论

（一）健康行为转变理论概述

行为因素是影响健康的重要因素之一。人类的健康相关行为与其他行为一样，是一种复杂的活动，受到遗传、心理、自然与社会环境等众多因素的影响。人在生活中，就必然通过行为与他人、外界环境产生联系，也必然会接触到各种有害健康甚至导致各种疾病发生的因素。因此，健康相关行为的转变也是一个相当复杂的过程。西方学者于 20 世纪 60 年代就提出了健康行为转变理论，揭示了人类行为的变化是一个知识获取、态度产生和行为形成的连续过程。之后，各国学者、专家提出多种行为转变理论，以期改变人们的健康相关行为，促进人类健康。本节主要对应用于个体水平的行为转变理论以及个体行为改变过程中的心理活动做出解释。目前应用较多且比较成熟的理论模式有知-信-行模式、健康信念模式和行为转变阶段模式等。

（二）健康行为转变理论内涵

1. **知-信-行模式**（knowledge，attitude/belief，practice，KAP 或 KABP）　是知识、态度/信念和行为的简称，知-信-行模式是有关行为改变的较成熟模式，知（获取健康知识）是基础；信（正确的信念和态度）是动力；行（包括形成促进健康行为、消除危害健康行为等行为改变过程）是目标。知、信和行是三个连续的过程。知识、信念与态度、行为之间只存在着因果联系，并不存在三者间的必然性，行为改变是目标，为达到行为转变，必须以知识作为基础，以信念作为动力。

知识是行为转变的必要条件，但不是充分条件，只有对知识进行积极的思考，对自己的职责有强烈的责任感，才可逐步形成信念。当知识上升为信念，才有可能采取积极的态度去转变行为。

在这一过程中，态度是转变行为的前奏，要转变行为必先转变态度。影响态度转变的因素有：①信息的权威性，权威的信息号召力大/说服力强。信息的可靠性和说服力越强，态度转变的可能性越大。②传播的效能，传播的感染力越强，越能激发和唤起教育对象的情感，有利于态度的转变。③"恐惧"因素，人们常利用事情的严重后果以及人们自身的恐惧感来使传播对象确信所传播的信息和宣传的事物。但需注意恰当和适度地使用，否则会引起极端反应或者逆反心理。④行为效果和效益，这是很有吸引力的因素，行为转变成功后，行为改变者获得了效益，有些效益还是多方面的，这些富有吸引力的效益不仅有利于强化自身行为，同时常能使信心不足者坚定信念。

2. **行为转变阶段模式**（stage of change model，SCM）　是由美国罗德岛大学心理学教授詹姆斯·普罗察斯卡（James Prochaska）于 1979 年提出的，也称跨理论模型（the transtheoretical model，TTM），是一个有目的的行为改变模型，它把重点集中在行为改变方面的个体决策能力，在综合多种理论的基础上，形成一个系统地研究个体行为改变的方法。随后 20 多年，该模式被广泛应用于各种类型的健康行为改变研究中，研究范围也从医学领域扩展到社会学、经济学、管理学领域。

行为转变阶段模式认为，个体行为变化是一个连续过程，而不是一个单一事件，人们是经过一系列动态循环的变化阶段才真正做到行为改变。该模型将行为改变过程划分为五个不同阶段，并以此为基础，通过制定行为干预策略，促进个体从前意向阶段向意向阶段、准备阶段、行动阶段、维持阶段的逐步转变。

（1）前意向阶段（precontemplation stage）：是指人们还没有意识到自己行为存在问题，在可预见的未来（通常指在进行测试的 6 个月内）还没有想要采取行动的意向。人们处于前意向阶段通常是因为不了解自己的行为或尝试过改变却缺乏改变的能力。

（2）意向阶段（contemplation stage）：是指人们在未来 6 个月想要有所改变的阶段。处于这一阶段的个体更加意识到改变的积极效益，也强烈地意识到了不改变的消极影响。平衡行为改变的代价和利益使人们产生情感矛盾，并促使他们长期停留在这个阶段。

（3）准备阶段（preparation stage）：是指人们在近期将要采取行动的阶段，这时人们通常已试图进行改变，或者已经做出某种努力来为真正的改变做好准备。测量上通常指在未来的30天内。

（4）行动阶段（action stage）：是指人们的生活方式在过去6个月内已经有了显著改变，但是行为改变仍然是新的、尚未稳定的变化，问题行为反复的风险仍旧很高，需要行为改变者注意和警觉，防止行为退回到前一阶段。

（5）维持阶段（maintenance stage）：是指人们的行为改变至少持续了6个月以上，行为变化已经成为一种习惯，退回到前意向阶段的风险较低，环境诱因的影响逐渐减小，对行为改变的信心逐步增加。

（三）健康行为转变理论的应用

知 - 信 - 行模式将公众的健康行为分为获取健康信息、产生健康信念和形成健康行为三个连续过程。在健康促进的战略实施和方案制定中，只有全面掌握知 - 信 - 行转变的复杂过程，才能及时有效地消除或减弱不利健康行为形成的影响，促进形成有利环境，进而达到转变行为的目的。

行为转变阶段模式最突出的特点是强调根据个体或群体的需求来确定健康促进策略的必要性，将传统的一次性行为 / 事件干预模式转变为分阶段干预模式，从而提供有针对性的行为支持技术，是行为干预广泛应用的有效策略和方法。行为转变阶段模式在健康行为改变的应用上，提供了一种有效的评估过程，以了解健康行为改变者目前所处的行为变化阶段，通过决定介入策略来促进行为改变的发生。这些健康行为转变理论在解释和预测健康相关行为、设计健康教育调查研究和问题分析以及指导健康教育干预中都有很大帮助。

第四节 传 播 理 论

一、两级传播理论

（一）两级传播理论概述

两级传播理论（two-step flow of communication）由美国社会学家保罗·拉扎斯菲尔德（Paul F. Lazarsfeld）于1944年提出，起源于政治选举活动，后被广泛应用于传播学领域，其核心内容是信息通过"大众传播媒体→意见领袖→受众"进行传播，即信息从广播和印刷媒介流向意见领袖（opinion leaders），再从意见领袖传递给那些不太活跃的人群。

两级传播理论认为，受众与社会并不是隔离的，也并非直接被传播媒介操纵，而是与群体中的其他人相互联系、相互影响，人际传播对大众传播的状态和效果具有重大影响，他们之间有大量的信息流通。大众传播媒体的功能是进行信息传递，个人影响才是两级传播的核心。

（二）两级传播理论的内涵

两级传播中，第一级是信息传达阶段，是媒介把信息传递给特殊的受众，即意见领袖；第二级是信息扩散阶段，由意见领袖通过人际传播把信息传递给大多数受众，这里的意见领袖在两级传播中起着重要的中介作用。两级传播理论的主要观点如下。

1. **作为舆论宣传对象的公众由两类人构成** 一类是有独立见解的"领导者"或"意见领袖"，另一类是追随意见领袖的大众。意见领袖通常有较多的信息来源，他们除了能从大众传播获得信息外，还有自己特殊的信息渠道。他们受到很多人的信赖，通过私人交往将这些信息传播出去。

2. **有各种不同层次和不同水平的意见领袖** 通常情况下，当一个人需要从他人那里获得信息时，他总是在熟悉的人中选择咨询者。一些与大众接触频繁的行业从业者，往往在这种口头传播中起重要作用。

3. 口头传播在信息传播中具有重要作用 新闻媒介等大众传播工具的信息不是直接被大众所接受,而是通过中间人(意见领袖)的加工后,才被大众所接受。

(三)两级传播理论的应用

研究发现,相较于他们所影响的受众而言,意见领袖不但听得多,读得多,而且接触也较广。由于接收的信息多,知道的较多,将其所知转告其他的人,形成对人的影响力,这一研究发现至今也仍然适用。例如在控烟报道中,通过具有知名度和社会信任度的人士,增加控烟话题的新闻价值和关注度,从而提升控烟话语的说服力,促进健康信息的分享。另外,通过吸烟的肺癌病人的亲身经历来揭示吸烟的危害,要比单纯地告知"吸烟导致肺癌"更有效果。此前的"冰桶挑战赛"让大家关注到"渐冻人"群体,而"冰桶挑战赛"风靡网络,也和意见领袖的参与是分不开的。意见领袖在健康传播过程中,掌握健康知识和信息,尤其在新媒体时代,健康信息通过互动式交流,增加了大众的归属感和认同感,促进了健康知识的传播。

二、议程设置理论

(一)议程设置理论概述

1972 年麦克斯韦尔·麦库姆斯(Maxwell E. McCombs)和唐纳德·肖(Donald L. Shaw)提出了议程设置理论(agenda setting theory),该理论认为大众传播往往不能决定人们对某一事件或意见的具体看法,但可以通过提供信息和安排相关的议题来有效地引发人们对事实和意见的关注,以及影响人们谈论话题的先后顺序。大众传播可能无法影响人们怎么想,但却可以影响人们去想什么。

媒体的主要影响是议程设置,即它告诉人们的不是应该如何思考,而是应该思考什么。换句话说,就是媒体对某个事情的关注程度,将影响公众对其的重视程度。

(二)议程设置理论的内涵

议程设置理论的主要观点是媒体的内容也许不一定能够改变个体对某一事物的观点,但是它可以改变个体对某个问题重要性的看法。公众会关注大众传播媒介对某一社会问题和某一事件的报道,而且其关注程度随大众媒体的关注程度增长或减弱,因此能使某些问题成为社会舆论讨论的中心议题。即传播媒介作为"重要事件"给予报道的问题,也会被大众当作"大事"保留在公众的印象中。传播媒介越关注,公众的重视程度就越高。

随着传统媒体的衰落,互联网和手机终端的兴起,对议程设置理论提出了新的环境和挑战,议程设置理论也不断发展变化。

1. 客体议程设置(object agenda setting) 早期的议程设置研究关注议题、候选人等客体(object)的媒介议程对公众议程的影响,就是客体议程设置效果,即第一层议程设置效果。这一层级的效果就是使公众关注媒介所强调的议题或话题,即影响公众的关注点(what to think about)。

2. 属性议程设置(attribute agenda setting) 麦克斯韦尔·麦库姆斯(Maxwell E. McCombs)等提出存在第二层议程设置效果,即属性(attribute)议程设置。当媒体和公众谈论客体时,总会提到客体的一些属性,这些属性可以是客体的微观特征,比如年龄、教育程度,也可以是宏观特征,如政治意识形态,并且某些属性会得到强调,有些鲜少提及。某客体属性的媒介议程和公众议程之间的互动,构成了议程设置效果的第二层,其核心假设是媒体的属性议程影响这些属性在公众议程上的显著性。媒介不仅能够改变议程设置的第一层,即观众对议题的关注点,甚至还能告诉他们要如何去思考一件议题(How to think)。客体议程设置、属性议程设置效果都在广泛的背景下用测试因果关系的混合方法得以重复试验。

3. 网络议程设置(network agenda setting) 不论是传统的客体议程设置还是属性议程设置,都建立在"人类认知结构是线性的"这一假设基础之上,将公众对客体或属性的显著性认知以线性形态排列。越来越多的研究表明，人类在获取信息和形成认知的过程中，其认知结构并非线性的，而是接近于网络结构。麦克斯韦尔·麦库姆斯和唐纳德·肖借鉴了网络分析的理论框架，提出了第三层议程设置：网络议程设置理论（或称 NAS 理论）。其核心观点是：影响公众的不是单个的议题或者属性，而是一系列议题所组成的认知网络；新闻媒体不仅告诉公众"想什么"或者"怎么想"，同时还决定了公众如何将不同的信息碎片联系起来，从而构建出对社会现实的认知和判断。换句话说，新闻媒体不仅告诉公众"关注哪条新闻"（第一层议程设置效果），以及"如何看待它"（第二层议程设置效果），还告诉公众"如何将事件联系起来"。

（三）议程设置理论的应用

媒体可以通过新闻报道赋予各种"议题"不同程度的显著性，从而影响人们对周围世界事件重要性的判断。相较于传统媒体如报纸、广播、电视而言，新兴的网络媒体具有很强的互动性和实时性。比如 2009 年，当甲型 H1N1 流行性感冒病毒在全球蔓延时，网络媒体采用健康专题方式向大众迅速普及健康知识。新闻媒体可以在健康信息传播过程中，通过提供健康信息和安排相关的议题来有效地左右人们关注某些事实和意见以及他们议论的先后顺序，从而对公众接收健康信息进行正确的舆论引导。

三、说服理论

（一）说服理论概述

20 世纪 40 年代末到 50 年代，以传播学的四大先驱之一卡尔·霍夫兰（Carl I. Hovland）为首的一批社会心理学家，完成了大量态度改变历程及说服要素的相关研究，卡尔·霍夫兰是将实验心理学引入传播学研究领域的第一人。卡尔·霍夫兰及其耶鲁学派研究"传播与态度变迁研究"长达 20 年，对传播说服效果理论的建立具有重要贡献，是学者公认的最具有影响的研究项目之一。

卡尔·霍夫兰于 1953 年出版的《传播与说服》一书是围绕态度问题的耶鲁丛书中最重要的一部论著，在研究态度的形成和改变过程中，大量涉及说服艺术，即用什么样的传播方式能够最有效地形成和改变人们的某种态度。

说服（persuasion）是通过传达信息使他人的态度或行为发生改变。它是一种活动或过程，在此活动或过程中，传播者通过信息的传递，力图诱导有一定自由程度的他人和群体在信念上、态度上和行为上发生改变。它是给予受众一定的诉求，引导其态度和行为向说服者所要求和期望的方向变化的沟通过程。

（二）说服理论的内涵

卡尔·霍夫兰认为人的态度改变主要取决于信息传播来源、信息本身的说服力以及问题的排列技巧。

1. 信息传播来源 一个信息是否有说服力，能否令人们信服，首先取决于谁发布，即其来源于何处。来源的可信度会成为影响个人态度改变的诱因。信息的来源越可信，态度越可能改变。正确的信源可以增加信息的可信度。从信息传播来源方面可以区分出三种变量，即说服者的可信度、专业权威度和动机。实验结果表明，可信度高的传播者比可信度低的传播者更能说服人，更能使传播奏效；专业权威度高的传播者比专业权威度低的传播者更具有劝服的优势；当说服者的动机同他本人的利益相反时，他的说服力量才最大。

2. 信息本身的说服力 除了信息传播来源的特点能够影响信息的说服效果之外，信息本身的特点也能影响信息的说服力。信息立论的特点、信息传播的方式及信息立场与接受者立场的差距等均是影响说服力的重要因素。

（1）信息立论的特点：任何一个说服传播都要表明一个立场。传播的目的是企图把说服对象从他们原来所持的立场拉到这个信息所强调的立场上来。信息立论具有以下几个特点：①立论的易懂度；②立论的优劣；③立论的多寡。信息立论如果又清楚又简单，就比较容易学习和理解。

（2）信息的立场与消费者原有立场的差距：只有当传播者的信息与接收者的原有立场具有一定的差距时，才会出现所谓的说服。这种差距应达到足以引起被说服者的心理不平衡或紧张状态，才可能取得说服效果。但是，这个差距不可以太大，中等程度的差异对于说服最为合适。

（3）用正面说服，还是用正反两方面说服：在表达一个有争议的问题时，正面说服与正反两方面说服的适用性及效果均需重点考虑。依照卡尔·霍夫兰的观点，如果对方本来就赞同说服者的意见，只讲正面说服可以坚定其原有的态度；如果对方原先或者当时反对说服者的主张，把正反两方面的理由都说出来，比只讲一面理由更好；如果对方教育程度高，说出两方面的理由更为有效；如果对方教育程度低，说一面理由较好，若说出正反两方面的理由，反而可能导致犹豫不定。

3. 问题的排列技巧　问题的排列秩序在改变公众的态度时显得比较重要。卡尔·霍夫兰认为，首先提出宣传论点，可以引起公众注意，易形成有利的气氛；最后提出的论点有利于公众记忆；如果传播内容是受众赞同的或可能接受的，那么，首先提出比较有利；如果首先唤起消费者的需求，然后再提出问题则更易于被消费者接受。

（三）说服理论的应用

卡尔·霍夫兰的研究在传播学研究史上占有重要的地位，其发现有助于人们更深入地了解说服的过程。大众媒体使用各种方法，将深奥的医学理论转化为大众健康知识进行传播，帮助公众建立科学的卫生健康知识体系，以达到预防疾病、促进健康的目的。在这一过程中，专业机构和社会组织的作用极其重要，因为具有相对的权威性。比如在新型冠状病毒肺炎疫情期间，主流媒体的图文科普、专业领域的权威人士等有秩序地传播疫情信息，都对新型冠状病毒肺炎的防治产生了积极的影响。现代社会很多疾病的根源都是不健康的生活方式，因此，在健康信息传播过程中，可以通过提高说服者自身条件，加强健康信息本身的说服力，以及注意问题的排列技巧，以提升说服效果，使传达的健康信息易于被公众所接受，从而改变公众态度，消除影响健康的因素，改变不良行为。

四、危机传播理论

（一）危机传播理论概述

危机传播理论（crisis communication theory）是一个以传播学为核心，由心理学、社会学、新闻学等学科研究结合而成的边缘学科。早期研究多以危机的发生、发展和解决作为研究对象，探索危机中如何尽量避免扩散、减少损失以及追究责任等。随着研究不断深入，学者普遍认为，危机传播研究的责任不仅仅在于帮助提供危机应对计划、挽回声誉等，还应从引发危机的系统互动过程中，重塑组织形象，进行社会变革与关系调整。

广义的危机传播包括公共危机情境下社会中的一切传播活动，当然也包括公共危机本身。如果从信息传播的意义上来说，危机传播更强调的是负面影响以及影响的普遍性（包括负面性和重要性）。国内有学者将危机传播定义为："针对社会的危机现象和事件，用大众传媒和其他手段，对社会加以有效控制的信息传播活动。它的目的在于，按照社会传播和新闻传播规律，对危机处理过程进行干预和影响，使危机向好的方向转化"。

（二）危机传播理论的内涵

从危机传播研究的学术史来看，目前有两种主要的研究路径：一种是管理学取向，一种是修辞学取向。管理学取向着力于研究危机传播中的传者环节，即组织自身的自主性、专业性、决策能力等；修辞学取向则更多地聚焦于危机传播的信息环节，旨在运用各种话语和符号资源来化解危机，挽回形象。

1. 危机阶段理论　阶段论是研究者根据危机发展的特征，对危机进行的发展阶段上的划分。根据危机阶段理论产生和发展的时间脉络，主要包括 Fink 四阶段论、Mitroff 五阶段论（信号侦测、探测与预防、损害抑制、恢复、学习）、Gonzalez-Herreo 四阶段模式（议题管理、危机规划与预防、危机时的处理、危机后的恢复工作）、Augustine 六阶段论（预防危机发生、危机的准备与管理、界定危机、抑制危机、解决危机、从危机中获取经验）。其中，比较系统的是 1986 年史蒂文•芬克（Steven Fink）提出的"四阶段理论"。该理论突出的特点是提供了一个综合性的循环往复的危机全过程。

（1）危机潜伏期（prodromal crisis stage）：是危机酝酿到第一个预警信号的出现，即危机前阶段。这个阶段是危机处理最容易的时期，但是最不易为人所发现。

（2）危机突发期（acute crisis stage）：一旦前兆期结束，发生期就开始了，并且不可能回到原来的阶段上。这是四个阶段中时间最短、但是感觉最长的阶段，而且它对人们的心理造成最严重的冲击。

（3）危机蔓延期（chronic crisis stage）：通常是危机的"清理阶段"。这个阶段通常是危机四阶段中持续时间最长的一个阶段，甚至可能会朝着不确定的方向发展。但是如果危机管理得力，将会大大缩短这一时间。

（4）危机解决恢复期（crisis resolution stage）：组织从危机影响中完全解脱出来，但是仍要保持高度警惕，因为危机仍会去而复来。

2. 形象修复理论（image repair theory，IRT）　最初由美国的传播学者威廉•班尼特（William L. Benoit）提出，其核心观点是，当组织或者个人面临危机时，如何采用结构性的修辞信息控制危机带来的损失，以及提高形象。其首要目标是恢复和保护组织形象。

该理论认为对形象造成威胁的两个基本要素是受控者对某行为负责和公众认为该行为具有伤害性。威廉•班尼特将形象修复策略置于两个前提下：第一，组织被认为应对危机事件的发生承担责任；第二，社会大众对组织责任的看法比危机事件的真相本身更重要。冒犯的举动在事实上不一定是冒犯，完全由公众的认知和感觉来决定；组织的责任归属亦非通过事实来认定，只要公众认为组织与此行为有关联，即产生形式上的责任归属。换言之，公众的态度以及他们对组织责任的认定，是影响组织形象的关键因素。倘若组织忽略这两个前提，想当然地承担"事实上"的应有责任，很难实现形象的修复和改善。这也正是危机状态下形象管理的一个突出特点。

从上述两个前提出发，形象修复理论提出了如下五大形象修复策略。

（1）否认（denial）：包括直接否认和转移指责，即"我没做，不是我做的""别人做的，与我无关。"

（2）规避责任（evasion of responsibility）：包括申明被刺激或挑衅（provocation）、辩称缺乏对重要因素的了解或控制（defeasibility）、纯属意外或无心之过（accident）、本意良好（good intention）。

（3）减少敌意（reducing offensiveness of event）：包括提供证据以显示其好处、长处，最小化危机，进行区别化比较，即"比其他类似事件好多了"，表明"有更重要的价值需要考虑"，反击对手以降低指控者的可信度，补偿利益牺牲者。

（4）纠正行为（corrective action）：组织承诺会制定和实施解决方案，改善自身行动，避免此类事件再次发生。

（5）羞愧（mortification）：表示遗憾和歉意以获得公众的原谅，以期修复受到损坏的形象。

3. 情境危机传播理论（situational crisis communication theory，SCCT）　由美国学者库姆斯（Coombs）于 1995 年提出。该理论的基本思想是，危机是利益攸关者对组织危机责任的感知，这种感知就是组织所处的危机情境，危机情境会损害组织声誉。因此，组织必须根据自身所处的危机情境，使用不同的危机回应策略与利益攸关者进行沟通，承担与利益攸关者感知相符的危机责任，从而达到保护组织声誉的目的。情境危机传播理论由以下三个核心部分构成。

（1）危机情境：库姆斯认为，危机情境是危机所处的社会环境及社会环境限制下的语境。利益相关者通过对组织危机责任归因的程度来界定危机情境，组织的危机历史和已有声誉也会影响利益相关者对于危机情境的认知。1995 年,库姆斯提出,危机类型、证据真实性、危机伤害程度和组织过往表现四个部分构成组织的危机情境。

1)危机类型是确定危机情境的重要前提,利益相关者根据危机事件责任归因来判定危机类型。1995 年,库姆斯根据横向坐标的无意的和有意的两要素,纵向坐标的外因和内因两要素,划分出错误、意外、违规行为和恐怖主义四种危机类型。1999 年,库姆斯进一步细化了危机类型,划分出谣言、自然灾害、恶意、意外事故和不当行为五种危机类型。2002 年,库姆斯等学者依据危机发生原因和危机的严重程度等影响因素将危机类型总结为包括谣言、自然灾害等在内的 13 种危机类型,并且运用聚类分析的方式将其概括为受害者型危机(victim crisis)、意外型危机(accidental crisis)和可预防型危机(preventable crisis)三大类型。

2)证据真实性即所传播的危机具体情况的信息可靠与否,通常分为真实、虚假及模糊三种证据类型。其中,真实证据是指关于危机的真实详情;虚假证据指的是来自于竞争对手、不明真相的公众或者其他群体传播的谣言以及所谓的小道消息等;模糊证据一般产生于关于道德或伦理方面的危机时,由于不同主体秉持不同立场的价值观,所以证据真实性在此刻很难界定。任何类型的危机事件中都有可能存在真假证据,所以危机发生后,组织应在第一时间向利益相关者公布真实证据,传递真实信息,以防危机影响范围扩大。

3)危机伤害程度与利益相关者对组织的责任归因密切相关。一般来说,危机伤害程度越深,利益相关者对组织危机责任归因程度更高。尤其在组织内部原因引起的意外型或可预防型危机中,利益相关者认为组织在其中负有最大的责任。危机造成损害的严重程度不同,危机情境就不同,组织选取的危机应对策略也就不同。由于利益相关者通常通过媒体报道获取相关信息,知晓危机伤害程度,所以在危机传播中,媒体对危机损害程度的界定至关重要。

4)组织过往表现包括危机史和关系史两个因素。其中,危机史指的是组织先前有无发生过此类型危机;关系史是指组织对于利益相关者的良好或不良行为记录。危机史、关系史都是组织危机责任归因的强化因素,相同的危机类型或许会因为拥有不同程度的危机史和关系史而动态变化,从而在主观层面被演化为其他类型危机。

(2)危机应对策略:当组织面临危机时,为降低利益相关者对组织的危机责任归因程度,组织机构要采取公开声明等沟通策略。其中包含两方面内容,一方面是不考虑危机责任归属,单方面为降低危机伤害而传播的指导性及调节性信息;另一方面即与危机责任相匹配的危机应对策略。

1995 年,在威廉·班尼特等学者的形象修复策略基础上,库姆斯提出五大类危机应对策略:①不存在(nonexistence);②保持距离(distance);③受难策略(suffering);④逢迎(ingratiation);⑤忏悔道歉(mortification)。之后,库姆斯又提出了七种危机沟通策略:①否认(denial);②回击指控者(attack the accuser);③找正当理由(justification);④申辨(excuse);⑤逢迎(ingratiation);⑥诚恳道歉(full apology);⑦改善行为(corrective action)。

(3)危机情境与应对策略的匹配系统:SCCT 的核心观点是组织机构应当根据具体的危机情境选取相对来说效果最佳的危机应对策略(图 2-3)。

图 2-3 中横轴下方分别是谣言、自然灾害、恶意行为、意外事故、过失行为五种危机类型,横轴上方是与该危机类型相匹配的危机应对策略。从左到右,组织应承担的危机责任越来越大,与之相对的危机应对策略从回击指控者到道歉,呈现出对抗性越来越低,顺应性越来越强的趋势。一般情况下,组织选取的危机应对策略顺应性越强,意味着组织对危机要承担更大的责任。

综上所述,危机情境与策略的匹配情况在力量上是成反比的。从利益相关者对于危机事件责任归因方面来看,从受害者型危机到可预防型危机,组织应承担的危机责任由小到大;从否认型到重塑型应对策略,危机应对策略的态度由强硬转变为妥协,呈递减趋势。

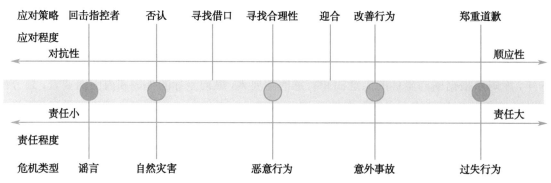

图 2-3 危机情境与应对策略的匹配系统

危机是不断动态变化的，组织机构在运用危机应对策略时，不能一贯套用，应当综合考虑各方面因素，根据现实情况做出相应调整。

（三）健康危机传播中的应用

随着人类经济发展和科技进步以及新媒体等的迅速崛起，无论是政府、企业、社会团体还是个人都将面临类型更多、传播更快、更复杂的风险和危机事件。如在突发性公共卫生事件中，公众在情感、认知和生理等各方面会出现各种情绪。危机传播在降低恐慌、降低风险、化解冲突、重塑形象等方面的作用就显得尤为重要。

风险社会语境下的公共健康危机传播，需要政府、媒体和公众之间的沟通和信息交流与互动。公众是健康传播的接收者，媒体是政府和公众之间的主要沟通渠道，政府是传播的主体。健康危机传播应该采用一切可行手段对大众最大限度地告知事件相关信息，如召开新闻发布会、建立辟谣平台等。危机信息传播渠道的畅通，可以有效地避免公众的猜疑，引导人们形成正确的认识，及时化解危机。如政府等官方机构通过主流媒体、微博等新媒体平台发声，及时控制谣言扩散，普及重大传染病防治相关健康知识，缓解公众恐惧情绪等。将危机传播理论应用于这些领域，一方面可以提高危机下组织自身的自主性、专业性以及决策能力，另一方面也可以从危机信息传播角度，通过运用各种有利于化解危机的媒介话语和符号资源来进行危机信息传播。

（曹锦丹　白美玲　胡德华）

思 考 题

1. 简述健康信息影响个体健康信念的机理。
2. 试运用双重加工理论分析公众的健康信息认知过程。
3. 简述威胁评估和应对评估要素及其在个体健康信息利用与评价中的作用。
4. 试述计划行为理论的内涵及其在健康信息采纳行为研究中的价值。
5. 试运用信息行为理论及模型分析不同健康情境中的个体健康信息行为。
6. 突发公共卫生事件下如何运用信息传播理论化解信息传播风险？

第三章

公众健康信息资源

公众健康信息资源是国家健康信息资源的重要组成部分，是重要的基础性资源，同时也是开展公众健康信息服务的基础。公众健康信息资源的采集、组织和管理有助于临床医疗与科研，提高健康医疗服务效率和质量；有利于提升公众健康信息素养，保障公众全面健康；有利于推进卫生事业发展，不断满足人们多层次、多样化的健康需求。

本章介绍公众健康信息资源的含义、功能、类型与特征，概述国内外主要健康信息资源。在此基础上，探讨公众健康信息采集的含义、采集原则和采集流程，简要介绍公众健康信息资源的采集技术，探讨公众健康信息的组织原则与流程，以及公众健康信息资源的组织方法与组织规范，为公众健康信息资源的有效利用奠定基础。同时，从居民健康档案信息资源、医疗机构临床信息资源、公共卫生监测信息资源及公众健康保险信息资源四个方面对公众健康信息资源管理进行简要概述。

第一节　公众健康信息资源概述

一、公众健康信息资源含义与功能

（一）公众健康信息资源的含义

公众健康信息资源（consumer health information resources，CHIR）是指公众（包括健康人群、亚健康群体和病人及其家属等）在医疗卫生社会活动中所积累，以与健康相关信息为核心的各类信息活动要素的集合。主要包括：①健康信息或数据、知识；②健康信息生产者（健康或医学研究者、医务人员、数据收集与处理人员）；③健康信息传播媒介（设备、设施）；④健康信息使用者。

（二）公众健康信息资源的功能

1. 助力临床医疗与科研　健康信息资源是临床医疗的依据。临床医疗的实质是科学决策的过程，临床医生、药剂师、护理人员要提高医疗水平，就必须跟踪、了解和掌握大量的医学信息，包括国内外医学领域发展动态、先进的医疗技术和手段以及医疗仪器设备的使用、药物利用的有效性、不良反应和相互作用等信息。健康信息资源也是医学科学研究的基础。从信息的观点考察医学科研全过程，医学研究主要包括获取医学信息、使用医学信息和传递医学信息三个阶段，是一个不断循环螺旋式向前发展的过程。

2. 提升公众健康信息素养　公众健康信息素养是公众个人在意识到有健康信息需求的同时，明确知道可以通过哪些途径进行搜索，并获取到相关的健康信息资源，以及通过自身的积累可以理解、评估并恰当使用健康信息的能力。科学的公众健康信息资源有助于提升公众对于健康信息的需求意识、搜索能力、获取能力、分析能力、评价能力和利用能力，从而实现公众健康信息资源的价值。

3. 保障公众全面健康 健康信息资源是全民健康的保障。世界卫生组织认为健康是一种身体、精神和社会上的完美状态,而不只是身体没有疾病的状态。随着公众保健意识的增强和健康观的转变,人们对医学信息的需求也日益迫切。康复医学、全科医学、家庭医学、社区医学、灾难医学等新兴学科的出现,反映了医学模式的变化对健康的影响。基于互联网的信息技术可以提高医疗会诊、医学意见的交换等工作的效率,并为科研合作中出现的医学热点问题提供交流平台和解决方案。医疗服务已不仅仅是医院内医生与病人之间双向信息的提供和信息的选择行为,也是全民对于健康信息的便捷获取与应用。

4. 推进卫生事业发展 健康信息资源是卫生事业管理的支柱。卫生事业管理的职能包括卫生事业的计划、组织、指挥、协调和控制。卫生管理职能的实现主要取决于四方面:人、财、物、信息。对公众健康信息的掌握,可以使计划周密、组织有序、指挥顺畅、合作默契、控制得当。公众健康信息在决策中起辅助作用,对公众健康信息的有效掌握,可以使管理者做出的决策更加科学。

二、公众健康信息资源类型与特征

(一)公众健康信息资源的类型

公众健康信息资源主要是与公众身心健康密切相关的各种健康信息,如求医问药类信息、健康保健类信息、就诊选择类信息等。从传统的信息资源视角,可以将公众健康信息资源分为以下几类。

1. 个人信息资源 个人信息资源是大量从事某工作领域的个人信息及有关各种事物的发展动态信息。如权威人物,包括行政领导和业务专家。他们的工作性质和工作内容导致他们往往成为各学科行业知识的重要生产者和管理者,从而成为重要的信息资源。选择个人信息资源必须要有目的性,依据需求确定主要目标。个人信息资源的获取方式主要是口头交流,包括个人直接交谈与通信、专题讲座、学术会议与讨论会等。

2. 实物信息资源 无论是自然物还是人工合成物质,或是事件发生的现场,均可视为实物信息资源。医疗卫生信息采集工作中常用的实物信息资源有病例体征、人体组织标本、细胞、血液样品、生物样品、用于科学研究的实验室、医疗设备等。实物信息资源给人们提供了充分认识事物的物质条件。

3. 文献信息资源 文献信息资源是指用一定的技术手段将信息内容存储在纸张、胶片、磁带、磁盘和光盘等信息载体上而形成的一类信息源。按照文献的信息载体形式,可以把文献划分为印刷型文献、缩微型文献、声像型文献和电子型文献。文献信息资源是实际中使用最多和最广泛的重要信息,其中印刷型信息资源数量极为庞大,包括各类图书、期刊、索引、学位论文、会议文献、专利文献等。医学研究所需要的信息主要来自文献信息资源,可通过文献信息部门(如图书馆、科技信息中心和档案馆等)获得。

4. 数据库信息资源 数据库是指按照一定方式和结构组织起来的大量相关数据的集合。数据是信息的数字化表现形式,这些数据包括文字、数值、声像或多媒体,利用计算机设备来对它们进行存储和管理。如存放区域卫生信息平台数据库内的各类信息资源。随着计算机和数据库管理技术的快速发展,数据库存储容量愈来愈大,检索能力愈来愈强。

5. 组织机构信息资源 组织机构信息资源主要指组织机构中的内部信息资源。内部组织机构信息资源产生组织内部信息,包括各部门在工作中形成的大量有用信息,供相关工作人员分析及用于决策。如存放于各级各类医疗卫生机构以及健康管理机构内的以卫生信息系统方式存在的病历信息、健康档案信息等。

此外,从不同的角度可以划分出不同的公众健康信息源的类型,还可以根据健康信息资源的载体差异、呈现形式的多样性等从不同角度进行分类。

按照信息的载体类型分为:文字信息、图片信息、影像信息、视频、交互式展示等。

按照信息的呈现内容分为：疾病、药物、症状、诊断检查、医院、医生、营养保健等信息。对于不同内容的健康信息，其描述项目存在很大差异，例如：对于一种疾病，公众关心其病因、症状、诊断、治疗、预防等方面的信息；对于一种药物，公众关心其疗效、服用方法、服用剂量、产生的不良反应等。

按照信息的存储方式分为：纸质存储、光盘存储、本地硬盘存储、网络服务器存储、数据库存储等。

按照信息的发布方式分为：书籍出版、宣传册发放、社区展板、光盘传递、网络发布、电视媒体播放等。

按照信息的传播媒介分为：传统媒体平台、信息网络平台和社会化媒体平台。

（二）公众健康信息资源的特征

公众健康信息资源与自然资源、物质资源等其他资源相比，既具备信息资源作为经济资源具有的生产要素，即人类需求性、稀缺性、配置使用方向的可选择性和渗透性的一般特征外，同时具有信息资源的基本特征，如依附性、可再生性、可存储性等。但与一般信息资源相比，公众健康信息资源具有更多特殊性质。狭义的公众健康信息资源具有专业与专用性、外部性两个特征。而广义的公众健康信息资源则具有明显的网络直接性、边际效益递增规律和外部经济性。公众健康信息资源的典型特征如下。

1. **多样性**　公众健康信息资源的多样性体现在资源来源多样、资源载体多样、组织方式多样和数据结构多样，因此数据共享更加困难。公众健康信息的来源广泛，包括公众健康信息传统媒体平台（如印刷类媒体，广播电视等传统媒体）和网络平台（如卫生保健组织机构官网、在线健康社区、社交媒体等）。就公众健康信息资源表现形式而言，公众健康信息有结构化、半结构化或非结构化等多种表现形式。

2. **科学性**　公众健康信息的科学性体现在健康信息的专业性、准确性和及时性。公众健康信息是由具备一定合格资质的专业主体生产（如特定的病人、医疗卫生机构、专业医务人员等）的，通过专业工具（如专业设备、专业软硬件设施等）进行开发利用并具有明确的使用价值。科学性是公众健康信息必备的特性，也是取得大众健康信息传播效果的根本保证。

3. **共享性**　人人都是公众健康信息资源的生产者、参与者、分享者，具备共享经济和分享经济的典型属性。

4. **时效性**　公众健康信息收集、分析、利用等一系列活动需要遵循时间序列的规范要求，在适宜的时间个性化使用和集成利用会得到最佳效果。

5. **动态性**　公众健康信息资源是一种持续增长的动态资源，并呈现不断丰富、快速增长的明显趋势。

6. **完整性**　公众健康信息资源在全生命周期汇集使用的时间跨度、不同机构人群使用的区域跨度，都要求其生产过程必须连贯，能够形成可被重复查阅使用的资源属性。

7. **易读性**　由于公众健康信息以大众为主要服务对象，因此需要用大众易于接受的通用文字和符号来描述和表达，尽量减少医学专业术语，提高易读性与易理解性。

8. **差异性**　公众健康信息资源在生产利用过程中，明显存在着人的个体差异。不同人群对于相同资源的使用目的、利用方法不同，同时公众健康信息资源应用也存在着区域差异、技术水平差异和机构使用水平差异。

9. **指导性**　与一般信息相比，公众健康信息具有更强的现实指导意义。公众健康信息可指导人们如何运用健康知识与技能、如何选择正确的健康生活方式，提高大众健康素养、促进身心健康。

10. **高价值性**　公众健康信息来源于个人及群体的健康相关数据，具有很高的价值。如挖掘和探析针对某一种疾病病因、诊疗、用药等方面的关联关系，对疾病预警、探查、诊断和治疗具有重要的意义。

11. 前沿性 公众健康信息资源已成为健康医疗服务不可或缺的内在组成，并推动健康医疗服务新兴技术和工具的不断创新，已经成为引领和指导其他健康医疗资源配置和创新开发的主体支配力量。

三、公众健康信息资源简介

随着通信技术和互联网的迅速普及和应用，公众健康信息资源蓬勃发展，不仅涉及的内容日益丰富，在服务方式上也日趋多元化。公众日益增长的健康信息需求驱动了公众健康信息资源库的建设与发展，促进了公众在寻医问药、健康管理、养生保健、心理调节等多方面的健康行为。

（一）政策性公众健康信息资源

政策性健康信息资源多指由国家、地区各级各类卫生机构及世界卫生组织等国际组织建设发布的在线健康相关信息资源，其主要特点为内容涉及面广，权威性高，对公众的健康服务活动具有指导作用。政策性公众健康信息资源主要包括卫生健康管理类信息资源和疾病预防控制类资源。卫生健康管理类信息资源主要由国家卫生健康管理机构及省市、州县等各级分支机构管理，侧重区域内全民基本健康服务、管理相关的综合性信息发布，并提供浏览查询服务。疾病预防控制类信息资源主要集中在该类机构的各级官方网站，涉及疾病防控、突发公共卫生事件应急、健康危害因素监测干预、居民健康教育和健康促进等方面，并提供浏览查询服务。

此外，各类卫生机构围绕重大公共卫生事件及主要健康问题，通过主题或专题网站形式，汇聚相关政策法规、动态、科普知识、科普资料、活动等信息。

1. 美国 HHS 公众健康信息特色专题 美国卫生与公众服务部（The U.S. Department of Health and Human Services，HHS）设有多个公众健康信息特色专题（表 3-1），各专题下根据需要进一步细分，并且设立了新型冠状病毒肺炎、老龄化、戒烟、食品安全等多个热点专题网站，聚焦相关专题，提供更丰富的信息资源。

表 3-1 美国 HHS 特色专题网站

专题名称	专题中译名	专题内容
COVID-19	新型冠状病毒肺炎	疫情资讯、防控指导、疫苗接种、旅行建议等
aging	老龄化	照护及长期照护服务资源、退休计划、健康养老指南、养老资源查询等
be tobacco-free	戒烟	控烟活动、戒烟工具、控烟研究及报告等
food safety	食品安全	食物保存方法、食品污染源查询、易感人群、保护食品安全措施、食品生产召回查询等
health care	健康保健	健康保险信息、健康保险计划制定、健康保险咨询等
hepatitis	肝炎	肝炎知识、肝炎政策及指南、病毒性肝炎防控措施、自我评测与防控等
Opioids	阿片类	阿片类药物介绍、戒断治疗咨询、康复资源及工具等
Zika	寨卡病毒	寨卡病毒相关信息、防控措施及知识、旅行建议等
HIV	人类免疫缺陷病毒	HIV 基础知识、相关政策及研究、HIV 主题活动、感染测试查询及服务
mental health	精神卫生	精神保健知识、心理咨询、定制化精神健康资源等
stop bullying	阻止霸凌	霸凌相关知识、网络暴力、预防措施、相关资源等
vaccines	疫苗	COVID-19 疫苗接种及相关信息、流感疫苗接种及相关信息
autism	自闭症	自闭症知识、自闭症监测诊断、自闭症相关研究及出版物等

2. 英国 NHS 公众健康信息特色专题 英国国家健康服务体系（National Health Service，NHS），承担保障英国全民公费医疗保健的责任。其官网中涉及多个健康信息资源特色专题，如事故、急救

和治疗,牙齿健康,食物与饮食等,英国 NHS 更加关注于不同人群的健康信息资源,如儿童健康、女性健康、食物与饮食、旅行健康等,公众可通过点击相关问题以进一步了解更多信息(图 3-1)。

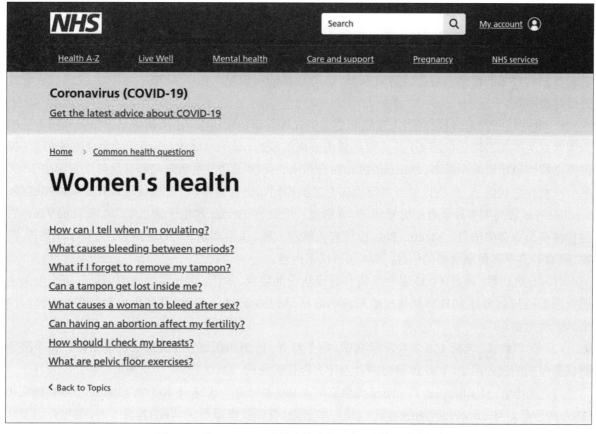

图 3-1　英国 NHS 公众健康信息专题(以女性健康为例)

3. 我国国家及各省市卫生健康委员会发布的特色专题库　我国国家卫生健康委员会及各省市卫生健康委员会官方网站均设立了"新型冠状病毒肺炎(简称新冠肺炎)疫情防控工作"专题,及时发布疫情通报、防控动态、防控知识等信息,还提供相应的查询服务。此外,各地卫生健康委员会分别设立了健康知识、老龄健康、职业健康、卫生监督等多项特色专题(表 3-2)。

表 3-2　我国公众健康信息专题

发布机构	专题名称	专题内容
北京市卫生健康委员会	健康知识	健康生活、疾病知识、急症急救、每周疫情
	爱国卫生	爱国卫生政策文件、爱国卫生主题活动
	老龄健康	老龄健康政策、老龄健康教育、老龄健康服务等
	健康视频	各类健康知识及健康主题活动视频
上海市卫生健康委员会	新冠肺炎疫情防控平台	疫情通报、防控动态及防控知识、疫苗接种等
	职业健康管理	职业健康政策、职业健康培训、职业健康咨询、职业健康体检预约等
广州市卫生健康委员会	新冠肺炎疫情防控平台	疫情通报、防控动态、防控知识、医者风采等
	健康广州行动	通知公告、健康政策等
	卫生监督	通知公告、工作动态等

(二）公益性公众健康信息资源

公益性公众健康信息资源的主要作用是提高公众健康素养，影响公众健康行为，主要涉及内容包括就医指导、医疗保健常识、医学科普知识等。公益性公众健康信息资源是大众获取健康信息的主要来源，向公众免费开放。

近年来，互联网上虽涌现出大量免费医药健康类网站，部分综合性媒体也推出健康专栏、频道或板块，但健康信息资源质量参差不齐，虚假健康信息比比皆是。相对而言，公益性医学科研机构、信息服务机构提供的信息内容更为客观权威，具有较高的可信度。以下为美国、英国及我国的代表性公益健康网站。

1. MedlinePlus 是面向病人家庭和朋友的在线健康信息资源，由美国国立卫生研究院下属的美国国家医学图书馆提供服务，其目标是提供值得信赖的、易于理解的、高质量的免费健康信息，提供英语和西班牙语两个版本。MedlinePlus 聚合了来自美国国立卫生研究院和其他可信来源的 1 000 多种疾病和症状信息，并将提供可靠健康信息的机构网站进行整合，以资源目录形式提供网站链接。MedlinePlus 还提供多种语言的健康信息，并通过社交媒体 Twitter 和电子杂志《*NIH Medline Plus*》的途径传播公众健康信息。MedlinePlus 提供有关健康主题、医学测试、人类遗传学、医学百科全书、药物、膳食补充剂和健康食谱的信息，具体包括以下内容。

（1）健康话题：涉及 1 000 多种疾病和健康状况的症状、原因、治疗和预防的信息。每个健康主题页面都链接到来自 NIH 和其他权威来源的信息，以及 PubMed 搜索，并使用一套严格的选择标准来筛选优质资源。

（2）医学测试：包括 150 多种医学测试，用于筛查、诊断和指导各种健康状况的治疗。每个医学测试都包括测试的用途、医疗保健提供者为什么会订购测试、测试的感觉以及结果可能意味着什么。

（3）遗传学：MedlinePlus Genetics 提供有关 1 300 多种遗传状况、1 400 种基因、染色体和线粒体 DNA 的信息。MedlinePlus Genetics 还包括一本名为《帮助我理解遗传学》的教育手册，简单介绍了从 DNA 基础到基因组研究和个性化医疗的人类遗传学主题。

（4）医学百科全书：包括一个庞大的医学图像和视频库，以及 4 000 多篇关于疾病、测试、症状、损伤和手术的文章。

（5）药物和补充剂：了解处方药、非处方药、膳食补充剂和草药。美国卫生系统药剂师协会（ASHP）的 AHFS® 消费者药物信息提供了近 1 500 种药物名称和通用处方药以及非处方药的广泛信息，包括每种药物的副作用、常用剂量、预防措施和储存方式等。天然药物综合数据库消费者版是一个基于证据的替代疗法信息集合，提供 100 部关于草药和补充剂的专著。

（6）健康食谱：MedlinePlus 提供的健康食谱包括各种水果和蔬菜、脱脂或低脂乳制品、各种蛋白质和健康油，每个食谱都包含一个完整的营养成分标签。

此外，MedlinePlus 提供 60 多种语言的公众健康信息，并且提供多种健康和医学主题的视频、教程、计算器和测验等工具（图 3-2）。

2. **英国 NHS Choices** NHS Choice 由英国国家健康服务体系（National Health Service，NHS）建立和运营，旨在为英国民众提供既科学权威又通俗易懂的健康医疗信息服务。NHS Choices 内容系统全面，例如对于特定疾病，除介绍常规概述、病因、诊断、治疗、并发症等基本知识外，还提供专业人员录制的疾病介绍短视频、真实病例展示、临床试验等信息，尽量让用户能够全面、客观、准确地了解疾病。该网站页面简洁，浏览查询方便，链接丰富，已成为英国民众寻医问药最常用的搜索引擎。

目前，NHS Choices 包括以下 6 大功能板块。

（1）疾病查询（Health A-Z）：包括 1 200 种疾病的诊断、治疗和预防等方面的信息。以急性胆囊炎为例，该网站主要提供如下健康信息：什么是急性胆囊炎、急性胆囊炎的症状、何时寻求医疗建议、

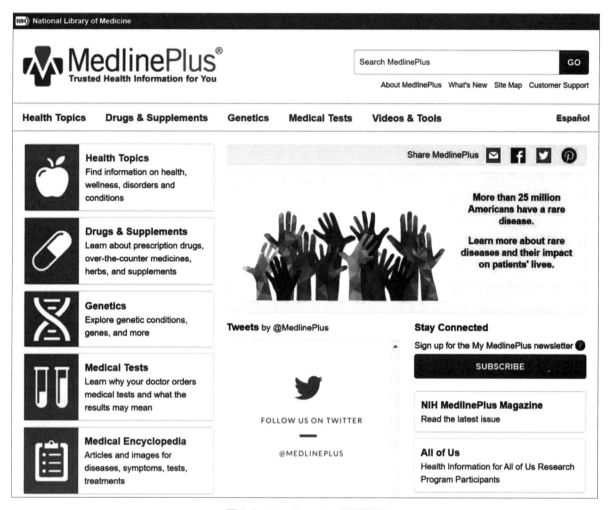

图 3-2　Medlineplus 网页界面

什么原因导致急性胆囊炎、急性胆囊炎的诊断、急性胆囊炎的治疗、可能的并发症、急性胆囊炎的预防等。

（2）美好生活（live well）：美好生活板块旨在帮助用户做出有关健康和幸福的最佳选择，主要包括心理健康、体重管理、锻炼、睡眠和疲倦、饮食、酒精摄入控制、戒烟、性健康等内容。

（3）精神健康（mental health）：精神健康板块提供有关心理健康的信息。如感觉、症状和行为，心理健康状况，生活情况和事件的建议，心理健康服务，儿童、青少年和年轻人的心理健康，谈话疗法、医学和精神病学，社会关怀、焦虑、抑郁等负面情绪的应对措施等。

（4）关怀和支持（care and support）：该板块为有护理和支持需求的人、护理人员以及计划未来护理需求的人提供健康信息。如由于疾病或残疾需要实际支持，可获得有偿照顾者、送餐上门、个人健康警报（例如，如果您摔倒了）等相关信息及技术帮助。

（5）怀孕（pregnancy）：该板块包含有关备孕、怀孕、分娩和产后护理的相关信息。

（6）NHS 服务（NHS services）：该板块依赖客户端的定位功能，为用户提供附近的健康信息资源，如附近的医院、药店、心理诊所等。

3. 美国梅奥医学中心公众健康图书馆的癌症病人信息服务　美国梅奥医学中心（Mayo Clinic）是全美最大的综合性医疗体系，秉承"病人需求第一"的服务宗旨。梅奥医学中心的亚利桑那州分中心于 2002 年成为美国癌症协会（American cancer society，ACS）指定癌症中心。为了迎合 ACS 提倡的为癌症病人提供有效资源以帮助其完成治疗的理念，亚利桑那州的梅奥医学分中心于 2003 年启动了"提升癌症病人生活质量"的项目,旨在为癌症病人及其家属建立一个"癌症资源服务区",通过这一服务向癌症病人提供治疗过程中所需的提升生活质量的资源和帮助,包括病人在治疗中需要的完整信息资源。为了开展这一项目,亚利桑那州的梅奥医学分中心与 ACS 开展合作,在美国癌症中心的支持下设立病人引导员,病人引导员由美国癌症中心提供工资福利并在梅奥医学中心任职,由两个机构共同管理。病人引导员的办公室设置在公众健康图书馆内,以便于公众健康图书馆员与病人引导员通过实时合作为病人提供服务。

美国梅奥医学中心公众健康图书馆提供的健康信息服务主要包括以下内容。

(1)病人教育资源建设:病人引导员帮助馆员了解美国癌症中心最新出版的宣传册和病人教育信息资源,并与馆员共同进行馆藏盘点以确保包含适合病人阅读的书籍资料。医学图书馆馆员收集了大量与癌症相关的医学教科书、消费者健康书籍,以及关于癌症、质量方案、姑息治疗和癌症病人应对身体形象改变及调节情绪、维持心理健康的书籍。

(2)设置病人图书馆陈列柜:病人引导员和馆员合作对病人图书馆陈列柜进行更新,宣传癌症知识,重点关注国家癌症宣传和纪念活动,例如前列腺癌和乳腺癌的宣传教育知识等。通过利用视觉模型、海报和书籍,病人图书馆陈列柜为病人提供特定癌症的相关信息,以吸引病人到图书馆获取更多的信息和帮助。

(3)编写病人教育书籍的书评:图书馆员担任梅奥医学中心综合癌症教育网络的成员和撰稿人,每季度为癌症相关书籍编写一次书评,供病人参考。

(4)开展病人化疗教育课程:图书馆提供教室场地,作为医学中心开展病人化疗教育的场所。

(5)提供癌症在线信息导航:图书馆馆员和病人引导员合作,在图书馆的电子阅览区设置电子信息导航平台,为癌症病人提供相关且可靠的健康信息网站链接,病人可以通过电脑对网站进行访问。

(6)为病人提供音频播放服务:病人健康教育图书馆为病人提供便携式的音频播放器,在其中预装了冥想和音乐,在病人候诊和等待治疗时又将图书馆馆员和病人引导员推荐给病人,减轻病人的紧张和压力。病人健康教育图书馆计划在播放器中下载病人教育资料和梅奥医学中心的历史介绍,并加入其他便携式设备,以拓展可提供给病人的信息种类,帮助病人和家属更好地了解他们的诊断和治疗计划、提出问题并最终获得更好的治疗结果。

4. 中国公众健康网   中国公众健康网是由中国科学技术协会组织创办的公益性健康科普网站,致力于为公众提供与健康相关的新闻快讯、生活保健、寻医问药等健康信息资源。它是国内首个面向中国公众的、服务于中国公众的、公益性的、非营利性的科普健康网站。该网站汇集了中华医学会、中国药学会、中华预防医学会、中华中医药学会、中国社区卫生协会、中国营养学会、中国心理卫生协会、中国体育科学学会的优秀健康科普资源。"中国公众健康网"由中国医学科学院医学信息研究所开发并维护(图 3-3)。

目前中国公众健康网涵盖八大专科知识库、多个科普常识库和科普新闻库。其中八大专科知识库包括:疾病信息知识库、药物信息知识库、症状信息库、检查库、医院信息数据库、医生信息数据库、医疗器械信息数据库、医疗法规数据库。专科知识库支持按人群(包括女性、儿童、老人、男性)进行分类查询,也可按照部位/系统查询疾病,也可根据科室进行查询,其中科室查询包括消化内科、骨科、眼科、妇科、产科、风湿科等 32 个科室。同时专科知识库与就诊指南实现了信息共享,用户无需注册登录即可按照地区查询医院,或通过输入关键词(包括疾病名、医院名和医生名)等方式直接搜寻获取相关信息。

科普常识库包括健康生活、常见病防治、科普专家、科普活动、科普视频、科普图书、科普知识问答及知识竞赛等专栏。内容涵盖健康饮食、适量运动、心理健康、合理用药、急救知识、健康新观念、母婴保健、直面传染病等。用户可通过点击专栏或输入关键词搜索的方式查询获取相关信息。

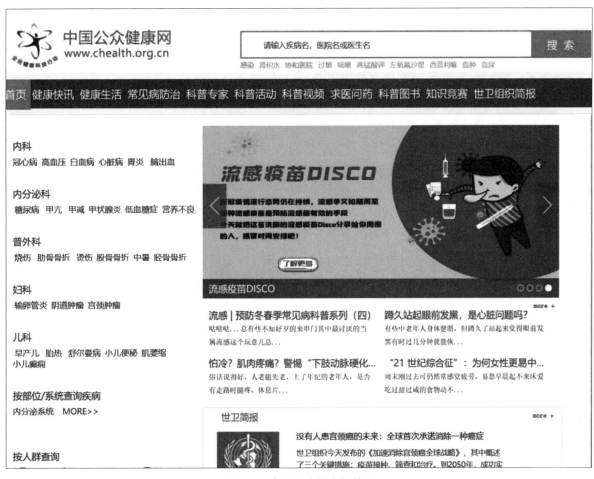

图 3-3 中国公众健康网首页

科普新闻库包括健康科普方面的最新资讯、健康话题、最新博文、专家声音、科普视频及合理用药、慢性传染病、疾病预防方面的科普图书书目信息等 300 多种内容。

第二节 公众健康信息资源采集

一、公众健康信息资源采集含义

公众健康信息资源采集（consumer health information resources collection）是根据公众的信息需求、机构的性质和任务，用科学的方法收集、检索和获取特定健康信息资源的过程。通过信息采集活动，分散蕴含在不同时空的有关信息被采掘和积聚在一起，经过科学的处理和组织序化，最终为公众所用。

公众健康信息资源采集是公众利用健康信息的前提和基础，公众健康信息资源采集的内容、数量、深度、类型以及采集的途径及方法，都会影响公众健康信息服务的质量，也直接影响公众健康信息的利用效果。特别是在公众健康领域，健康信息资源的采集是个人进行健康决策的信息保障，科学的健康决策源于对信息的充分获取。同时它也是国家制定公众健康政策的信息支撑，各类公众健康的综合评价、分析都必须以大量的事实数据为基础，信息采集则贯穿数据处理、整合、分析的整个过程。此外,公众健康信息资源采集是进行公众健康领域科研活动的重要支撑,科研项目的选题、立项、研究、创新、成果鉴定等活动都离不开信息采集。

二、公众健康信息资源采集原则

尽管由于个人及机构信息需求不同,在采集的信息类型、信息内容以及信息的来源会有所差异,但在公众健康信息资源采集中应遵循以下基本原则。

1. **完整性** 完整性是公众健康信息资源采集的基本要求。完整性表现为信息采集过程中事件、表单和表项完整。如每天的门诊服务人次是否记录、采集完整,即事件完整。门诊产生多少张处方、检查检验申请及相关报告等是否记录、产生完整,即表单完整。表单项目是否填写、采集完整,即是表项完整。在医院平台的病人完整信息表现为某病人在某次门诊、住院事件中实际产生的数据是否记录、采集完整。

2. **原始性** 公众健康信息资源采集时应保证相关数据无论经过多少次的映射转换、拆分合并操作还是必须采集保留原始原样记录。如临床诊断不能只采集 ICD 编码及其经映射转换后的标准分类名称,必须采集、保存医生录入的原始诊疗记录,包括问诊记录及病人主诉等;药品处方不能只采集药品编码,还要采集处方原始的药品名。医院归档的病历文书是最原始也是最可靠的文档,在采集过程中要原样保留,且不得随意涂改。同时健康信息内容不应经过篡改和误用,信息来源应明确可靠,即符合信息可溯源性的要求。

3. **唯一性** 是指公众健康信息资源采集过程中对同一条信息、同一种资源、同一项数据或指标不能有两个以上的取值或解释,即不能有二义性。如计算医院总收入,当定义为门急诊费用加住院总费用时,其他费用等就不能计算在内,在统计指标数据单元中只能有一个总收入。

4. **一致性** 是指在公众健康信息资源采集过程的不同阶段,信息存储及使用的数均执行或符合相同标准,包括语法和语义标准。即公众健康信息资源采集全流程保持信息内容和形式一致,过程中不得任意篡改丢失。

5. **逻辑性** 是指公众健康信息资源采集过程中描述同一对象时不能有逻辑矛盾,包括但不限于医学知识的矛盾,例如出生日期不能小于当前系统日期;项目金额不等于项目单价乘以项目数量;男性病人出现女性解剖名称或疾病症状体征,或女性出现男性疾病症状体征等。

6. **计划性** 公众健康信息资源采集过程中,首先必须明确健康信息的采集目的以及适用人群,其次须确保信息采集把握重点的同时能够全面地获取。再次要根据用户的健康信息需求制订信息采集计划,采集过程中要分步骤、及时全面地采集相关信息。例如在采购医疗设备时,需明确设备使用目的及适用人群,同时确定设备预计投入使用时间及日常维护周期,以及计划使用年限等。

7. **系统性** 公众健康信息系统性指健康信息之间相互联系、相互作用,共同组成具有特定功能的整体。因此,在采集公众健康信息资源过程中,需根据用户需求、健康信息特征、专业特点、学科任务等,采集适用、可靠、有效的健康信息,同时需保持健康信息之间的关联。

8. **针对性** 根据不同类型健康消费者及公众实际需要,有目的、有重点、分专业、分学科、按计划、按步骤地对健康信息进行收集、传输和处理,以最大限度满足公众的健康信息需求。不同用户面对健康信息时的理解方式、应用目的等均不相同,对于健康信息的深度及广度差异较大,因此在采集健康信息过程中需充分了解用户需求,帮助其针对性地获取健康信息。

9. **及时性** 互联网时代,健康信息及知识的生产和老化速度加快,同时健康消费者的信息需求千差万别。只有满足公众的健康信息需求,帮助其做出正确的健康决策,才能及时发挥健康信息资源的效用。例如,在新型冠状病毒肺炎疫情期间,公众均需及时提供并掌握确诊病例等情况,以做好防范措施并及时调整出行计划。

三、公众健康信息资源采集流程

公众健康信息资源采集流程因服务对象及活动主体的差异而有所不同。个人用户采用各种手段对已有健康信息资源搜集信息的行为，虽然也是采集行为，但更多是从个人需求角度出发获取相关健康信息。而公众健康信息资源采集过程往往更为系统繁杂、规模较大，如专病信息采集、流行病与慢性病信息采集、大型网络健康信息资源建设中的健康信息采集等，在实施过程前必须制订科学、详细的采集方案，明确分工及流程，以实现高质高效的公众健康信息资源采集。公众健康信息资源采集工作流程一般可分为：信息需求分析—采集方案设计—信息采集实施—采集信息组织整理四个步骤。

1. **信息需求分析**　包括用户群体健康信息需求调研，利用访谈、问卷、专家咨询等形式确定健康信息采集的范围、类型和目标。

2. **采集方案设计**　包括：①确定健康信息采集的目标、要求、范围和周期；②选择健康信息源和确定健康信息形式及健康信息采集方法；③采集进度安排和人员分工；④健康信息存储方式及存储方案；⑤采集预算和绩效考核办法。

3. **信息采集实施**　按照事先制订的健康信息采集方案进行实施，同时需注意根据实际情况对采集方案进行灵活调整，如有新的健康信息源需及时纳入，并根据健康信息形式及时调整采集方法。

4. **采集信息组织整理**　在信息组织整理过程中，需对信息内容及信息质量进行确认复核，确保信息的完整性、原始性及真实性，同时需对数字化信息进行数据清洗及标准化转化，确保数据格式的统一，对虚假信息、伪健康信息等进行筛选剔除，并选择合理的方法手段对采集的健康信息进行整序，初步形成有序的健康信息集合，同时在整理存储信息时需保证信息的关联性前后一致，避免产生歧义、缺失、重复等问题。

四、公众健康信息资源采集途径

公众健康信息资源采集是从众多的健康信息资源来源中获取有用信息的活动，这些获取信息的来源被称为信息源（information sources）。广义的信息资源来源内涵丰富，按信息加工程度的不同，可以分为零次信息源、一次信息源、二次信息源和三次信息源；按载体形态的不同，可分为实物信息源、网络信息源、口语信息源和文献信息源；按信息源的公开程度不同，可分为白色信息源、灰色信息源和黑色信息源；按其归属地不同，还可分为内部信息源和外部信息源。除此之外，还可根据语种、存在形式以及专业范围等标准对信息源进行相应的划分。

公众健康信息资源的来源不局限于计算机和网络，也包括通过其他媒体媒介为公众和病人提供的信息。公众健康信息的来源主要有三类：医疗卫生机构及社区，包括公立医院、疾病预防控制中心、专业学会等；公共文化部门，如公共图书馆等；其他来源，如个人生物医学数据等。下面将重点介绍公众健康信息资源采集的途径和方法。

（一）医疗卫生机构及社区的健康信息资源采集

1. **电子病历**　电子病历资源是产生于医疗活动的病人在医疗机构诊疗过程中所形成的病人就诊信息、医生诊疗信息、治疗流程信息等数字化医疗信息的总和，它不仅仅是公众自身身体健康状态的电子诊疗记录，同时又是医疗决策、科学研究、医疗教学等的主要依据。电子病历资源一般包括结构化数据和非结构化数据。结构化的电子病历信息资源，包括病人姓名、性别、确诊患病名称等；非结构化的电子病历信息资源，包括病人主诉、既往史、鉴别诊断、现病史等，主要由医务人员采用自然语言对其进行描述，其中蕴含了丰富的诊疗信息。

2010 年我国卫生部发布的《电子病历基本架构与数据标准（试行）》对电子病历进行了详细定义：

电子病历是由医疗机构以电子化方式创建、保存和使用的，重点针对门诊、住院病人（或保健对象）临床诊疗和指导干预信息的数据集成系统。电子病历是居民个人在医疗机构历次就诊过程中产生和被记录的完整、详细的临床信息资源。电子病历提供用户访问完整准确的数据、警示、提示和临床决策支持系统等功能。电子病历主要包含的健康信息资源如下：①安全、可靠、实时地访问病人健康记录；②就诊和长期的健康记录信息；③医疗服务过程中医生的主要信息；④病人或病人组制订诊疗计划；⑤调查、风险管理、资源计划和业绩管理的数据；⑥病案和医疗支付的病人健康相关信息；⑦公共卫生报告和流行病学活动信息；⑧临床试验和循证医学研究数据。

2. 居民健康档案　居民健康档案是指以个人为建档主体，对围绕居民身心健康发展变化过程中所形成的规范、科学的活动记录加以整合、最终归档保存记录有关居民健康信息的系统化文件，是以问题为中心的描述与个人及其家庭问题有关的所有的资料，包括生物、心理、社区、社会以及预防、治疗、保健、康复等多方面的内容。2009年5月我国卫生部印发的《健康档案基本架构与数据标准（试行）》将健康档案定义为居民健康管理（疾病防治、健康保护、健康促进等）过程的规范、科学记录，是以居民个人健康为核心，贯穿整个生命过程，涵盖各种健康相关因素、实现多渠道信息动态收集，满足居民自我保健和健康管理、健康决策需要的信息资源。

居民健康档案信息主要由个人健康档案、家庭健康档案和社区健康档案三部分组成。作为能够反映居民身体健康状况的重要信息记录，居民健康档案是实现公共卫生服务均等化的保障性工具。自2018年起，我国大力推进居民电子健康档案的发展应用，居民的电子健康档案开始向个人开放，公众可以通过特定app、网站、微信小程序等智能客户端，登录个人健康账号，查询自己的健康档案信息，方便大家对自身的健康管理。

随着5G、物联网、大数据、云计算等技术的发展，"互联网＋"时代背景下居民健康档案信息管理将逐步走向智能化、个性化、云管理。推动5G物联网技术与电子健康档案深度融合，可将医护人员、个人用户与医疗健康设备有机连接，进而实现医疗健康信息资源的自动采集、跟踪、共享。基于物联网技术的居民电子健康档案信息资源不仅可用于慢性病人群的跟踪治疗、亚健康人群的健康管理和老年群体的健康照护等健康服务，同时可以实现居民健康档案信息一体化交换，为远程监控和远程查房提供可能，提高健康服务机构服务质量和管理水平。结合云计算技术，对数据化的居民健康档案信息进行分析，可有效实现传染病等公共卫生突发事件的全流程管理，提高健康服务质量及突发公共卫生事件应对能力。

3. 社区健康信息服务　社区提供的公众健康信息服务内容主要包括：①健康养生常识：饮食、营养、保健、中医养生、生殖健康等；②特定疾病／症状的相关知识：糖尿病、高血压、心脏病、突发流行性疾病、艾滋病等；③用药信息：处方药、非处方药、药品服用方法及用量；④精神心理保健信息：抑郁、焦虑、失眠等的心理疏导；⑤特定的诊疗、手术方式以及医院和医生信息；⑥医疗政策、卫生法规、医保报销等信息；⑦计划生育咨询、指导、婚前保健信息等。

4. 健康义诊　健康义诊是指医务工作人员在社区免费为人们开展健康咨询、健康诊断。医务人员在社区义诊过程中，帮助社区居民解决健康问题，同时为居民科普健康知识，传播健康生活方式、疾病防治等知识，提升公众对健康科普知识的认识程度，引导公众走向健康、文明、进步的生活方式，增加居民对疾病知识的了解和认识，引导居民树立健康观念、培养健康行为、提高健康素养。

5. 健康宣教　健康宣教是指为维护与促进健康所进行的相关知识、理念的宣传和教育。针对特定疾病均可进行相对应的健康宣教，宣教内容主要包括疾病概念的解释、病因、症状的解析及治疗或日常护理方法的解读、注意事项的强调等。根据健康宣教对象的人群范围可分为个别指导、集体讲解和座谈会三种形式。

（1）个体指导：指针对单一病人或个人进行的健康教育，是最为有效的健康教育形式。个体指导的特点主要包括谈话自由、易于沟通、简单灵活。

（2）集体讲座：指将同类病人或具有相同健康需求的人组织在一起，由医护人员进行宣教的健康教育形式，其特点在于开放性强、互动性高且具有一定的延续性。

（3）座谈会：指针对某一疾病或人群，对疾病或人群健康相关的常见知识和共性特点进行宣教，如高血压的预防和控制、围产期注意事项等。

有效的健康宣教不仅可以帮助病人认知疾病，还能帮助病人预防疾病。健康宣教适用于疾病的预防、护理、治疗全过程。健康知识的有效传播，帮助人们从降低危险因素的角度改变自己的生活状态，减少疾病的发生率，同时也减少了入院次数，在一定程度上帮助缓解医疗资源的紧张和减轻经济负担的加重。

（二）公共文化部门的健康信息资源采集

1. 公共图书馆　公共图书馆健康信息资源主要指公共图书馆通过展览、讲座、在线课堂、健康信息服务专栏、网站中提供医学相关网站的链接等形式，为用户提供有关个人健康管理、医疗保障和福利、心理健康、公共卫生等方面的健康信息。公共图书馆面向社会大众开放，其职能主要在于健康知识的传播、健康信息的贮存等，包括医学与健康相关的科普材料，内容涉及公共场所的卫生要求、健康信息素养、养生、健康预防、急救和安全用药等。

除纸质书籍、报刊之外，公共图书馆收录众多健康信息电子资源，将其整序汇集后推荐给读者，以拓宽读者获取所需信息的途径。公共图书馆提供健康相关的医学数据库，对网络上各种分散的健康信息进行搜集、整理、著录，建立特色健康信息资源数据库，以供公众查询。

公共图书馆也可通过教育培训、阅读推荐、参考咨询等方式帮助公众获取健康信息。其中教育培训是指图书馆能够提供有关健康信息的讲座、展览、在线课堂等。阅读推荐服务能够帮助用户更快、更方便地获取优质的图书资料，主要类型有：新书推荐、馆员推荐等。参考咨询服务也是图书馆用户服务的一项核心工作，图书馆可以利用馆藏健康图书等资源和馆员自身健康知识为读者解释、检索和传递健康信息以及答疑解惑。

2. 医学图书馆　医学图书馆属于专业性图书馆，是搜集、整理、保存健康医学信息资源，并向用户提供健康医学信息服务的信息机构。按照其隶属关系划分，可分为医学院校图书馆、医院图书馆和医学科研机构图书馆三类。

（1）医学院校图书馆：主要包括综合性高校的医学院图书馆和独立建制的医科大学和医院图书馆。医学院校图书馆主要是为教学科研服务，服务对象为本校师生，提供的健康信息服务主要有生物医学文献借阅、健康信息资源共享、医学及健康定题服务、移动图书馆服务、学科馆员服务、辅助教学服务、文献资源服务等。

（2）医院图书馆：主要作为医院的附属部门而设置，与医学院校图书馆相比规模较小、提供的服务有限，通常与本医院所附属的医学院校图书馆共享数据库资源，并针对本院特长专科着重进行资源建设，形成本院图书馆的特色馆藏。医院图书馆主要为本院的临床医疗和科研教学服务，服务对象主要为本院职工，提供的健康信息服务多为基础性服务，例如文献借阅、文献传递等。

（3）医学科研机构图书馆：主要作为医学科研院所的文献中心，拥有更为丰富的专业医学信息资源，主要为本科研院所的健康医学科研人员提供健康信息服务，包括文献借阅、文献信息资源共享、移动图书馆服务等。

（三）其他来源的健康信息资源采集

1. 在线健康社区　在线健康社区（online health communities，OHCs）是在线社区的一种类型，用户就健康或治疗等相关问题在社区内进行知识共享、成员交流等活动。在线健康社区作为依托于互联网的一种新型健康服务，与其他健康服务相比，优势众多。病人可以利用移动设备随时随地进行医疗健康信息的互动和交流,不仅可以了解疾病防治、用药等健康信息,还能获得精神和心理安慰。

在线健康社区提供的公众健康信息服务总体可分为交互服务、诊疗服务、资讯服务、学习服务四类。其中,交互服务是在线健康社区的基础功能,主要围绕用户与平台、用户与用户之间的沟通交流,如通过有问必答、热点讨论、分享经验等产生的实时留言、评论、分享、收藏与发布等,从而在一定程度上解决用户共同关心的健康问题;诊疗服务是在线健康社区的主要功能,通过专家问诊、预约挂号等方式,为病人健康及就诊用药问题进行在线答疑解惑,为用户提供针对性的医疗服务;资讯服务是在线健康社区的辅助功能,主要以健康百科、健康头条、医疗热点等形式为用户提供专业的日常保健知识、基础用药信息、热点医疗新闻等,以丰富用户医疗健康的知识储备;学习服务则是在线健康社区的特色功能,具体包括知识问答、医学考试课程、用药公开课、求职热点等信息的共享,为特定用户的需求提供了良好的信息聚合。

2. 医学健康门户网站 医学健康门户网站对于向公众普及医疗健康知识,提升群众健康意识及健康素养,提高人民的日常健康水平具有重大意义。用户可根据自身症状在健康门户网站查询了解相关的疾病信息,并可使用疾病自测功能进一步确认是否患有疾病,增加疾病自检的准确率。如自诊患有该疾病,可在疾病知识中查看典型症状、发病原因、治疗方法、常见药品、护理及饮食保健等详细信息,并提前准备进行诊疗。病情较为急重的病人可以直接通过网站查询检索治疗该疾病的权威医院和专家医生。部分医学健康门户网站同时设有职业健康和大众健康等专栏内容,可以帮助用户更好地了解有关个人健康信息、养生保健、计划生育和慢性疾病的预防知识。

3. 健康直播 随着自媒体时代的到来,知识科普及获取医疗咨询服务的直播,不仅大幅提升了用户的直播观看体验,而且直接满足了用户随时随地获取优质健康知识和医疗资源的诉求。健康直播打通了医疗健康知识和服务相互孤立的困境。一方面,健康直播提供了包括视频、直播、图文、问答、动态等多形式内容,为用户提供权威、全面的医疗健康知识科普;另一方面,健康直播平台还聚合了多元化的医疗服务,为用户提供包括线上问诊、预约送药、预约挂号、心理咨询、保险等医疗健康相关功能,通过医疗服务链条和健康内容生态的整合,全方位满足用户的日常健康服务所需。健康直播将健康知识与健康服务有机结合,实现全场景触达,连接不同用户。在大幅提升用户健康服务体验的同时,让优质的医疗资源惠及广大普通公众。

4. 健康知识竞赛 健康知识竞赛是为了让大众更加积极地学习、掌握健康知识,可以帮助公众有效地理解健康知识及健康常识,增强公众对健康知识的理解及健康知识储备,激发公众学习健康知识并运用健康知识的热情。开展居民广泛参与的健康知识竞赛能激发公众学习健康知识的热情,加强公众健康素养教育,使其在丰富趣味的竞赛氛围中提升健康素养。

5. 健康手册 健康手册是根据国家基本公共卫生服务项目指导,针对公众发放的健康知识手册,包括健康管理、预防接种服务、疾病知识等信息。通过健康手册,公众可以了解党和政府提供的免费便民惠民健康服务项目,了解医学和健康的相关知识,学习紧急情况的早期预防和应对措施,更科学地为广大公众提供系统、规范的基本医疗知识及保健服务。

6. 健康专刊 健康专刊立足科学前沿,对健康新观念、新知识、新动向超前把握,弘扬科学精神,宣传科学观念,引导大众建立科学文明的生活方式,提升全民健康理念。健康专刊通过向读者提供可信、可用的具体信息,直接指导公众的具体健康行为,改善人们的健康生活方式和习惯。同时,健康专刊在提高全民健康素养中发挥着积极的舆论导向作用,为公众提供宏观的健康政策及健康产业咨询服务。

五、公众健康信息资源采集技术

目前,各种类型的公众健康信息资源不仅存在于组织机构和个人特有的存储空间中,而且大量存在于数字化的网络环境中。仅仅依靠人工搜索、采集、整理信息已不能满足实际需要，越来越需要利用现代信息技术完成公众健康信息资源的采集，因此，一些专门用于信息资源采集的软件工具及平台应运而生。

（一）自动采集技术

自动采集技术是在确定信息源及信息类型后，信息采集器自动、定期从信息源中获取用户所需的健康信息的一种技术。自动采集技术的优点主要包括：①可根据用户需求自行选择和调整信息源及健康信息类型；②具有信息采集自动化、本地化、集成化的特点。其中自动化指用户不必单独访问每个信息源获取信息；本地化指利用自动采集器可直接将所有信息采集到本地存储；集成化指利用一个或多个采集器可以一次性将不同类型的信息同时全部采集完成。

（二）统一信息采集平台

在集约化信息系统模型和框架的支持下，通过建设统一的信息采集平台，对各系统中的信息和数据进行采集，能够有效整合各系统和区域平台的信息资源，实现信息的优化整合，提升信息利用效率，更好地发挥信息及数据的价值。例如，我国国家卫生健康委员会联合解放军总医院等多家医疗机构于 2021 年建立并发布了《医疗机构感染监测基本数据集》，实现跨区域、跨医院的统一规范的医疗机构感染监测信息采集，为开展标准化、规范化的医疗感染信息化监测提供有力支持。中国疾病预防控制中心的公共卫生监测与信息服务中心开发了中国疾病预防控制信息系统、国家公共卫生科学共享平台等，创建传染病与公共卫生突发事件"个案、实时、在线"的网络直报模式，实现公共卫生信息采集的标准化和即时响应。随着医疗卫生信息化不断深入，各种医疗卫生健康信息标准陆续出台，在集约化信息系统模型和框架的支持下，不同医疗卫生健康领域的信息收集将更为系统、可靠和完整，其利用价值将大大提高。

（三）网络健康信息资源采集工具

目前，软件开发商推出了许多用于网络健康信息资源采集的工具。例如，国际互联网存档联盟（International Internet Preservation Consortium，IIPC）开发了基于 Web 存档的软件工具包，是使用范围最广的采集系统。美国医疗保险和医疗补助服务中心（the Centers for Medicare and Medicaid Services，CMS）通过构建医疗管理信息系统（Medical Management Information System，MMIS），设计标准化格式提交医疗补助受益人相关信息，实现了电子化医疗补助处理和信息检索。英国国家图书馆和其他公司联合研发的网络采集工具（the Web Curator Tool，WCT）用于本国的信息采集工作。

第三节　公众健康信息资源组织

一、公众健康信息资源组织原则

信息资源组织是对信息资源进行序化和优化的过程。健康信息资源组织则是结合用户的健康信息需求，依据一定的技术、方法和原则，对健康信息资源的属性特征进行分析、标引、描述、揭示的过程，目的在于将无序的、分散的健康信息资源有序化，便于公众查询检索、理解及应用。一般遵循以下原则。

1. **客观性原则**　公众健康信息组织是结合健康消费者的信息需求，依据一定的技术、方法和原则，对健康信息进行分类组织。因此，在对健康信息进行组织的过程中，须基于不同健康消费者群体的信息需求，结合信息本身的内容特点以及外在属性进行客观、科学、有效地组织，且不能随意根据组织者的感受和判断进行主观地选择和组织。

2．**目的性原则**　在进行公众健康信息组织工作之前首先需要明确健康信息的服务对象以及健康信息组织的目的。根据信息组织的相关概念，信息组织的目的在于将无序的、分散的信息有序化，为用户提供省时省力、高效便捷的信息服务，因此，在进行公众健康信息组织工作的过程中，要清楚地明确用户的健康信息需求，从而保障用户的信息组织需要，为用户提供更加满意的信息服务。

3．**系统性原则**　公众健康信息组织过程中需要注意健康信息的系统性与连贯性，不同信息存在一定的关联关系，具有相应的逻辑联系，因此在公众健康信息组织的过程中要注意信息的系统性，确保在健康信息组织工作完成后保存健康信息之间原有的内在逻辑和外在联系，保障健康信息的准确性与完备性，提升不同类型健康消费者对健康信息服务满意度。

4．**标准化原则**　标准化是公众健康信息组织工作的首要前提，因此信息组织方法的规范化、一致化、兼容性和通用性，是公众健康信息组织工作的关键。如果在公众健康信息组织工作的过程中，采用的是不同的组织方法或操作规范，那么公众健康信息组织的结果的质量必定是参差不齐，并且难以形成统一的沟通前提，从而不能为用户提供高效、高质量的健康信息服务，最终影响用户对健康信息组织工作的满意度。

5．**易用性原则**　公众健康信息组织的最终目的是服务于广大健康消费者乃至社会公众。因此，在公众健康信息组织过程中，需要基于不同类型用户的健康信息需求及健康信息素养，有针对性地对健康信息加以组织分类，同时应尽量选择易于理解的方式对健康信息进行加工说明，以确保所有公众均可以理解这些信息并加以利用。同时，在公众健康信息组织过程中，应充分考虑健康信息消费人群的信息查询、检索习惯，以简单便捷、易于直接使用的方式对健康信息进行组织加工。

二、公众健康信息资源组织流程

公众健康信息资源组织是根据不同公众及不同类型健康消费者需求进行健康信息资源的重组的过程，具体可分为四个环节，包括公众健康信息资源的选择、分析、描述与揭示、整序与存储。公众健康信息组织的四个环节是相互渗透、动态融合的一个连续整体。狭义上的公众健康信息资源组织仅是面向不同公众及健康消费者的健康信息资源的描述与揭示、整序与存储，而广义上的公众健康信息资源组织则包含公众健康信息资源的选择和分析过程。

1．**公众健康信息资源的选择**　是围绕特定的健康信息需求，采用一定的原则、标准和方法、技术从不同信息资源中查询、评价、选择和获取信息资源的过程。通常，与特定健康信息用户信息需求相关的健康信息分布广泛且内容丰富、形式多样，而通过最终筛选的仅是广泛存在的健康信息资源集合的部分内容，如科研工作者实验数据的记录获取、健康专栏的编写等。公众健康信息资源的选择主要通过购买、复制、交换、调查统计、科学交换和信息检索等方式。

2．**公众健康信息资源的分析**　是针对已选择的健康信息，根据不同健康消费者群体需求，明确信息内容所研究、论述、说明、介绍或表征出来的对象或问题的活动。这也是信息生产者欲传递给用户的主要内容和信息。公众健康信息资源分析是公众健康信息资源描述与揭示的前提和基础。

3．**公众健康信息资源的描述与揭示**　是公众健康信息资源组织过程中的重点。包括信息资源的描述和揭示两个部分。

（1）信息资源描述（description of information resources）：是指根据信息资源组织和检索的需要，按照一定的描述规范或规则，对信息资源的形式特征和内容特征进行分析、选择和记录的活动。通过信息资源描述可以充分揭示信息资源的各种特征，将具有检索意义的信息特征准确揭示出来，以便用户识别和检索、利用信息。

（2）信息资源揭示（disclosure of information resources）：在信息资源描述和揭示过程中，信息资源的内容揭示是通过信息标引来实现的。信息标引的作用主要是揭示信息的内容特征，并用特定符号或语词来表达分析出相关特征，目的是赋予信息检索标识，为信息检索提供从内容检索信息的途径。传统的文献信息标引根据其标识的不同可分为分类标引和主题标引。

分类标引是分析信息的主题内容，并用分类法中的分类标识（分类号或代码）表达分析出主题的过程。如主题为疾病症状的信息，用《中国图书馆分类法》标引的结果是 R441 症状诊断学。分类标引的目的是通过对信息赋予分类标识，将各类信息归入所属知识范畴，建立起分类资源体系，从而方便用户根据分类特征进行信息的存取使用。

主题标引是分析信息的主题内容，并用主题词表中规范的主题词表达分析出主题的过程。用主题词作为标识的信息按字顺进行排列，可以将具有同一主题的信息集中在一起，从主题角度提供检索信息的途径。主题标引中所使用的主题词是经过优选和规范后所形成的唯一和精确的词语。例如，关于"SARS-CoV-2 Infection"的信息内容和关于"COVID-19 Pandemic"的信息内容，其主题实际上是相同的，用标引工具《医学主题词表》（MeSH）的主题语言进行标引，可以赋予相同的主题标识（主题词）"COVID-19"。

随着计算机技术的发展和数字化信息的大量涌现，标引工作逐渐转向自动标引。自动标引是指在建立和维护信息检索系统的过程中，利用计算机系统模仿人的标引活动，从拟存储、检索的信息资源中抽取检索标识的过程。

4. 公众健康信息资源的整序与存储　是为实现健康信息资源的增值而对已选择加工的健康信息资源进行再加工的过程。

（1）公众健康信息资源的整序：可细分为序化和优化两个阶段。其中序化是将无序的信息组织成为有序信息的过程，既可以将本身没有内在联系的信息进行关联，也可以将本身具有内在联系的健康信息进行再关联，赋予其新的关联关系。优化则是在序化的基础上根据特定的目的、健康需求和优化原理对健康信息进行再序化，是健康信息序化过程的延续和升华。如健康体检组合项目、健康信息网站布局规划等。公众健康信息的序化和优化并无明显的界限，优化中包含序化，序化中蕴含优化。健康信息的重组使得健康信息从零散无序变成一个有序整体，实现了健康信息的增值，同时为健康信息的获取提供了方法和工具。

（2）公众健康信息资源的存储：是将经过描述和标引后的信息资源按照一定的格式和顺序存贮在特定载体中，形成信息资源的集合。不同类型、不同载体或不同内容的信息必须按一定的目的和规则进行存放才能保证信息的有效检索和提取。从空间布局上，可以采取集中存储或分布式存储；从存储内容上，可以按不同专题内容分别存储；从管理上，可以按信息载体分区存储；从使用效率上，可以将信息按用户的利用率作为信息存储的标准。信息整序和存储是前面几个环节形成的有序信息集合的空间组织。

三、公众健康信息资源组织方法

（一）分类组织法

分类组织法是依据一定的分类工具或分类规则将信息资源按类聚集起来的方法。其特点是可以将信息资源按照某种事先确定的分类体系分门别类地加以组织。根据组织的信息资源对象和公众信息需求的不同，分类组织法可分为学科分类法和主题分类法。

1. 学科分类法　是以学科为聚类依据来分类组织信息资源的方法。其工具是分类法，又称分类表，是一套规范的类目体系。它将各种知识领域的概念设置为类目，以数字、字母或词语等作为类目标识，将类目按知识分类原理建立系统排列的等级和关联体系，具有很好的层次性和系统性。依据分类法建立起来的检索系统，便于用户按学科知识的不同层级进行扩检和缩检，可以为用户提供按等级体系浏览的检索方式。依据分类法对信息进行分类组织，可以从知识角度揭示信息在内容上的区别和联系,提供从知识分类检索的途径。

国内有影响的分类法主要有:《中国图书馆分类法》(简称《中图法》)、《中国科学院图书馆图书分类法》(简称《科图法》)、《中国人民大学图书馆图书分类法》(简称《人大法》)。国外有影响的分类法主要有:《杜威十进分类法》(Dewey Decimal Classification,DDC)、《国际十进分类法》(Universal Decimal Classification,UDC)、《美国国会图书馆分类法》(Library of Congress Classification,LCC)、《冒号分类法》(Colon Classification,CC)。它们是文献管理机构对文献进行分类组织的主要工具。其中,《中图法》"R 医药卫生"下设 17 个二级类目:R1 预防医学、卫生学、R2 中国医学、R3 基础医学、R4 临床医学、R5 内科学、R6 外科学、R71 妇产科学、R72 儿科学、R73 肿瘤学、R74 神经病学与精神病学、R75 皮肤病学与性病学、R76 耳鼻咽喉科学、R77 眼科学、R78 口腔科学、R79 外国民族医学、R8 特种医学、R9 药学,是医药卫生文献进行分类组织的主要工具。而《杜威十进分类法》(DDC)是目前国外应用最广的分类法,目前已有多个网络版本在网络信息组织中得到运用。这些分类法以学科为基础建立分类体系,适用于学术性的信息组织,多用于图书馆的文献信息资源排架、文献数据库的分类导航、网络信息分类检索及检索结果的分类过滤等。此外,《国际疾病分类》(International Classification of Diseases,ICD)是疾病和有关健康问题的国际统计分类工具。

2. 主题分类法　是依事物为聚类依据来分类组织信息的方法。特点是将主题设置为类目,并辅以年代、地区等分类,形成主题树结构目录。这种分类方法能够将某一主题的信息集中在一起,并根据信息资源的分布和多数用户的需求,如点击率,设置并排列类目,类表结构简单易懂,具有重点和热点类目突出、更新及时等特点。主题树是数字环境信息组织常采用的方法,如门户网站的分类导航系统。表 3-3 为健康类网站分类导航系统类目设置示例,上行为按主题及需求设置的类目,下行为按不同疾病设置的类目。健康类网站致力于以互联网为平台,整合优质的健康资讯,传播全新的健康理念、分类思想及分类方法的运用,为健康类网站实现其目标起到了重要的作用。

表 3-3　健康类网站分类导航系统示例

健康网站名	分类导航类目
WHO Health Topics 世界卫生组织健康专题	Behavior interventions、Communicable diseases、Conditions、Disasters、Health and Wellbeing、Health interventions、Health Systems、Human Behavior、Injuries、Non-communicable diseases、Physical Environment、Physiological interventions、Populations and demographics、Socio-political determinants、Substances
中国疾病预防控制中心健康主题	传染病、免疫规划、突发公共卫生事件、慢性非传染疾病、烟草控制、营养与健康、环境与健康、职业卫生与中毒控制、放射卫生、妇幼保健
中国公众健康网健康生活专题	健康饮食、适量运动、心理健康、合理用药、急救知识、健康新观念、母婴保健、直面传染病、核辐射与健康、职业病常识与防治

3. 分众分类法　网络环境中信息量的剧增,使得上述分类法有时难以满足用户对动态信息的查找和获取需求。分众分类法(folksonomy)是通过网络社会化标签的标注将大众对相关知识的分类进行统计的分类方法。分众分类法反映了大多数用户对知识的表达,是用户协同的产物,且分类更为灵活、动态性更强、更新更快,可以满足用户与网络环境互动的需要。缺点为概念层次不清、表达模糊、精确性差、噪声多。

（二）主题组织法

主题组织法是直接以表达主题内容的语词作为检索标识,以字顺为主要检索途径,并通过参照系统等方法揭示词间关系的标引和检索信息资源的方法。目前常用的主题组织法有叙词法和关键词法两种。

1. 叙词法　使用叙词表中的叙词表达信息主题内容的方法为叙词法。叙词表又称主题词表，是表达概念及其等同、等级、相关关系的词汇集，是将文献、标引人员、用户的自然语言转化为规范语言的一种词汇控制工具。主题词表揭示了词汇之间的 3 种最主要的概念关系：等同关系、等级关系和相关关系。其特点是结构完备，词汇控制严格；可以按信息所论述的主题加以集中，用规范化的名词术语来表示信息所论述的事物，用参照系统等间接显示主题间的关系，直接提供多途径主题检索途径。

叙词法常用于文献组织中的主题标引。标引人员利用主题词表对文献内容进行人工标引，准确表达文献的主题内容；在信息检索中，主题词表可以帮助用户选词并提供主题词与限定词的组配，以此获得更高的专指性检索结果。依据主题词法建立起来的检索系统更适合于用户按主题进行检索，满足特性检索，且提供的概念关系可以帮助使用者扩大检索或缩小检索。但是由于叙词表不易被普通用户所掌握，而且叙词表的编制和管理难度较大，更新不及时，因此，影响其应用和推广。

目前使用最广泛的叙词表是美国国家医学图书馆（NLM）编制的《医学主题词表》（Medical Subject Headings，MeSH）。NLM 将它作为生物医学文献主题标引的依据，编制《医学索引》（Index Medicus）及开发生物医学文献数据库（MEDLINE）。MeSH 汇集了超过 2 万个医学主题词，并设立有各种参照和注释，副主题词 76 个。例如一篇题名为"Effect of Information Framing on Wearing Masks During the COVID-19 Pandemic：Interaction With Social Norms and Information Credibility"的论文，标引 MeSH 主题词为：COVID-19*/prevention & control；Health Promotion；Humans；Pandemics；Persuasive Communication；Social Norms*。此外，还有用于临床数据的标引、存储、检索和聚合的医学系统命名法 - 临床术语（Systematized Nomenclature of Medicine-Clinical Terms，SNOMED CT）。

2. 关键词法　是直接将信息资源中所用的、能描述其主题概念、具有实质意义的词抽出，不加规范化或稍做规范化处理，并按字顺进行排列，提供关键词检索途径的一种主题组织法。现在大部分搜索引擎和信息检索数据库的索引数据库都采用关键词进行数字信息组织。关键词法是一种为适应索引的自动化编制的需要而产生的主题组织法类型。

关键词法的特点和优势在于：①直接使用自然语言作为主题标识，容易掌握，使用方便；②依事物聚类，表达主题直观、专指，便于特性检索，可以保证有较高的查准率；③关键词具有较强的组配性，例如搜索引擎的布尔逻辑检索就是通过布尔逻辑算符把一些具有简单概念的关键词组配成为一个具有复杂概念的检索式，用以表达用户的检索需求；④采用关键词法，不存在词汇滞后问题；⑤随着信息技术的发展，关键词提取完全可以通过计算机技术实现自动标引，其信息组织的效率更高、成本更低。关键词法的缺点是查准率和查全率较低，这是因为关键词是未经规范化处理的自然语言，其同义词、近义词未加规范统一，这就会造成标引与检索之间的误差，造成文献的漏检。而且关键词法不能显示概念间的关系，无法满足族性检索的要求。

（三）关联组织法

关联组织法是指建立信息之间存在的联系（链接），并将信息及相互关系存储于数据库中的组织方法。这种方法使原本孤立的信息之间呈现出有机的联系，原本松散的信息在关联的作用下，可以上升为非常有价值的信息或知识。经典的"尿布与啤酒"案例就是将数据仓库中的购买者相关信息、购买时间及购买货物等多维数据关联起来，挖掘其中的关系，从而为营销提供科学的依据。

基于超文本（hypertext）技术的信息组织方法，即为典型的关联组织法。超文本的基本结构由结点（node）和链（link）组成。结点用于存储各种信息，链则用于表示各结点（知识单元、信息单元）之间的关联。通过建立信息中各结点间的超文本链接，构成语义的网络。用户可以从任一结点开始，根据信息间的联系，从不同角度浏览和查询信息。例如，当在网页中遇到不懂的名词或知识点时，通过链接可以将网页文本中的名词或知识点与知识库中的相关知识关联起来，从而实现为用户提供知识服务的功能。同理，数据仓库技术可以将分布于不同数据库中的信息有机地关联起来，通过一定的组织结构实现这种连接，形成多维度的联系，为数据的挖掘、知识的发现奠定基础。

（四）语义组织法

语义组织法是将信息及信息间的语义关系存储起来，构成具有语义关系的数据库的过程。语义组织是关联组织方法的深化，是互联网向下一代的语义网发展的组织模式变革，可以大大提升网络环境下的知识服务能力。语义网中的计算机能够利用自己的智能软件，在万维网上的海量资源中找到所需要的信息，从而将一个个现存的信息孤岛发展成一个巨大的数据库。本体和关联数据作为语义网的基础越来越受到关注和应用。

1. **本体**　本体（ontology）是对客观存在事物的一个系统的解释和说明。即通过对于概念、术语及其相互关系的规范化描述，勾画出某一领域的基本知识体系和描述语言。本体可以将对象知识的概念和相互间的关系进行较为精确地定义。以高血压本体为例，通过梳理相关概念及概念间的关系进行的规范化描述。如图3-4所示，在这样一系列概念的支持下进行知识搜索、知识积累、知识共享的效率将大大提高。

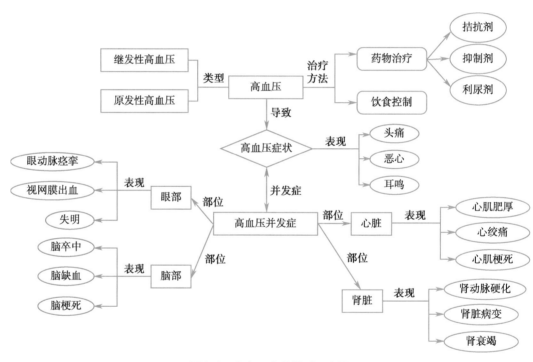

图 3-4　高血压本体模型示意图

本体的基本要素包括：类（class）、关系（relation）、属性（attribute）、函数（function）、公理（axiom）和实例（instance）。由于本体具有良好的概念层次结构，且蕴含了丰富的语义关系，既可以用来描述简单的事实，又可以用来描述信念、假设、预测等抽象的概念；既可以描述静态的实体，又可以描述与时间推移相关的概念，如事件、活动、过程等。因此本体的应用受到了广泛的关注。例如通过概念层次结构组织网站导航系统，网站主页中往往会列出在概念层次结构中最高层的术语，用户可以通过点击逐层浏览相关子目录；搜索引擎通过本体中的"概念"规范化，消除术语差别，提高网络搜索的精确度实现"概念"检索而不是"关键词"检索；向用户推荐适合的网络查询，如果一个查询失败或一个查询查到的结果太多，搜索引擎可以根据本体概念关系推荐相应的查询策略，从而更有效地满足用户的信息需求。

当前，在生物医学领域已出现了 GALEN、UMLS、SNOMED-CT、FMA、MED、NCI Thesaurus、Gene Ontology 等数百个本体。

2. **关联数据**　关联数据是一种由国际互联网协会（W3C）推荐的语义组织方式，用来连接和发布各类数据、信息和知识，使互联网上的服务器能够基于内容进行检索而不是简单的文字检索，从而更准确地分享和关联信息。关联数据为实现网络数据的互联和知识发现提供了重要的实现途径。

关联数据采用 RDF 数据模型（三元组：主体、谓词、客体），利用 URI（统一资源标识符）命名数据实体，来发布和部署实例数据和类数据，从而可以通过 HTTP 协议揭示并获取这些数据。它强调数据的相互关联、相互联系以及有益于人机理解的语境信息。

关联开放数据项目（linked open data project，LODP）是关联数据应用的典型案例之一，其主要宗旨是号召人们将现有数据发布成关联数据（linked data），并将不同来源的数据互联起来。在过去的几年中，越来越多的数据提供者和互联网应用开发者开始投入于此，已有超过 500 个数据集相互联系在一起。

在卫生领域中，美国 Sentara 医疗机构是目前利用关联数据并取得较好发展的实例。它通过使用 Callimachus 开发了"天气和健康"的 Web 与手机应用程序。这个应用程序聚合了来自美国国家医学图书馆（NLM）、国家海洋和大气局（NOAA）、美国环境保护署和 DBpedia 的相关数据（DBpedia 是一个社区，代表了从维基百科中提取出结构化信息和在网络上发布关联数据的成果）。Sentara 通过为病人提供有效的实时的相关信息，更好地应对慢性病。

（五）其他组织法

除上述信息组织方法外，信息检索系统的信息还涉及序化问题。常用方法有：字顺排序、代码排序、时间、空间特性排序、权值排序、概率大小排序等。

在实际操作过程中，由于事物的多向成族性，仅仅应用某一种或某一层次的信息组织方法难以满足需要，因此，往往将不同层次的、不同信息组织法综合起来加以运用。

四、公众健康信息资源组织规范

信息资源组织规范，即根据信息资源组织需要和信息资源特点，预先确定的作为信息资源组织操作依据的一系列规则和方法。

（一）元数据描述规范

1. **元数据的功能**　元数据（metadata）是指用来标识、描述和定位信息资源的数据。它提供关于信息或数据的一种结构化的数据，是对信息的结构化的描述。简单地说，元数据是在文本信息中标记出了信息的属性或概念，如责任者、题名信息、主题信息、分类信息、创建日期等，确保计算机能够"读懂"这些信息，使计算机能够快速、正确地搜索和处理数字信息。

从用户检索的意义上讲，元数据的功能体现在以下 4 个方面。

（1）识别：确认并对要进行组织的信息外部特征和内部特征进行描述，以便用户能够辨别出所需要的特定信息。

（2）定位：提供信息存在位置的信息，以供用户查检、访问时使用。如传统文献集合中文献排列的位置、数据库中数字信息存放的地址、网络环境中信息资源在网络中存放的地址等。

（3）检索：通过在描述数据中设置检索点，提供各种基本的检索途径或组织相应的检索工具，方便用户从各种信息系统中检索信息。

（4）选择：揭示信息的各种特征，供用户判断信息的使用价值，从而决定是否选择。

2. **元数据方案**　旨在提供统一的数字信息描述机制，并确保这些信息能够被计算机及网络自动辨析、分解、提取和分析归纳。目前已开发并付诸使用的元数据有多种，有描述传统印刷型文献的

MARC 格式，也有描述网络信息资源的元数据。下面重点介绍已成为美国国家标准的都柏林核心元数据和卫生领域中研究及应用的主要元数据。

都柏林核心元素集（Dublin core elements set，DC）是在 1995 年 3 月美国俄亥俄州都柏林召开的第一届元数据研讨会上被提出的，主要目的是建立一套描述网络环境中的数字化信息特征和内容的一种框架和编码体系，以解决种类繁多的数字信息描述不一致的问题。DC 定义了 15 个基本元素：题名（title）、创建者（creator）、主题及关键词（subject and keywords）、描述（description）、出版者（publisher）、其他责任者（contributor）、日期（date）、类型（type）、格式（format）、标识符（identifier）、来源（source）、语言（language）、关联（relation）、覆盖范围（coverage）、权限（rights）。由于 DC 具有简洁、易于理解、可扩展以及能与其他元数据格式进行桥接等优点，因此得到了包括医药卫生领域在内的各领域的广泛关注和应用，纷纷提出了适用于不同领域的元数据方案。已发布的这些元数据方案很大程度上参考或复用了 DC。

国际上，ISO 的健康信息学技术委员会研制了 ISO 13119 健康信息学 - 临床知识资源 - 元数据（health informatics-clinical knowledge resources-metadata）标准；Ohio LINK 医学元数据；美国 Oregon Health and Sciences University 制定了医学核心元数据（the medical core metadata，MCM）；法国 Rouen University Hospital（RUH）提出了针对法语语言的健康资源目录和索引（catalog and index of French-speaking medical sites，CISMeF）。中国中医科学院中医药信息研究所在 ISO/TC215 中提交的中医药信息国际标准提案"中医文献元数据标准"于 2012 年 5 月正式立项。这是我国中医药信息标准在 ISO 中首次立项。中医文献元数据保留了 DC 的元数据元素集，又根据中医药领域的特性扩展了特征元素，例如历代医家、医学流派等。

（二）资源描述框架

资源描述框架（resource description framework，RDF）是语义网信息描述与表示的基础，是由 W3C 在 1999 年提出的一种数据模型。RDF 基本模型是"资源 - 属性 - 值"三元组，也可以看作"主体 - 谓词 - 客体"。①资源（resource）即 RDF 所描述的任意对象，如一个网页、一个作者等。每一个资源都有一个统一的资源标识符 URI；②属性（properties）是资源的特定方面、特征、属性和关系；③值可以是一个字符串，也可以是另一个资源。

下面给出一个实例用于说明 RDF 模型。

有一个被 w3.org/People/EM/contact#me 识别的对象，他的名字是 Eric Miller，他的邮箱是 e.miller123（at）example。

在该语句中，3 个部分如下。

①资源：w3.org/People/EM/contact#me。

②属性：描述资源的属性，在本例中指"名字"和"邮箱"。

③属性值：在本例中即指"名字"和"邮箱"的值，分别是"Eric Miller"和"e.miller123（at）example"。

现在数字化信息资源越来越多，如果用来描述信息资源的元数据格式太复杂，势必会大大降低元数据的使用效率。资源描述框架为描述元数据提供了统一的标准格式，而且使用通用的可扩展性标识语言 XML（extensible markup language）进行表达，很容易在网络上实现数据交换，解决了互操作性和标准化等问题。而且 RDF 采用 XML 语法，可以很容易地实现资源的自动搜索，而不需要进行人工标引，并且可以达到很高的查全率和查准率。另外，RDF 描述可以很容易进行综合，发现表面看似无关但却相关联的信息。如在描述某一本图书（资源）时，属性作者的"值"指明是另一三元组的"资源"，我们就可以根据描述这个资源是"作者"的 URI 来获得作者的信息，如毕业院校等，从而知道这本书是某一院校的毕业生写的，于是在表面上看来没任何关系的两者间建立了联系，而这种联系往往是知识发现的前提。

目前 RDF 是现在应用最广泛的资源描述框架，关联数据项目就是这一技术的代表性应用。

（三）公众健康术语表

2003 年，美国国家医学图书馆与美国犹他大学生物医学信息学系、哈佛大学医学院等机构合作研究，设计研制公众健康术语表（consumer health vocabulary，CHV），可以补充统一医学语言系统（UMLS），帮助公众健康信息学应用程序、软件等将专业术语转换成一般消费者易于理解的健康词汇。为解决健康素养及可读性问题，公众健康术语表中的词汇均以便于公众使用的词汇展示（consumer friendly display，CFD）。同时，相关条目均配有通识性评分（familiarity score），以评估一般消费者及社会公众的易用程度（图 3-5）。由于公众健康术语表的主要服务对象是一般社会公众，所以其中的条目及术语可能存在词义模糊的词汇、俗语甚至是错误拼写的条目。公众健康信息词汇表持续保持不定期更新，同时拼写错误及歧义会根据一体化语言系统中的专家辞典以及超级叙词表（MRXW.ENG）内容修正，并在新版本上线时同步更新。

Unified Medical Language System (UMLS)　　　　UMLS Quick Start Guide | FAQs | Customer Support

Home > Health IT > UMLS > Vocabulary Documentation > CHV (Consumer Health Vocabulary) - Statistics

CHV (Consumer Health Vocabulary) - Statistics

Synopsis　Metadata　Statistics　Source Representation　Metathesaurus Representation

Semantic Type Distribution

Semantic Type ID	Semantic Type Name	Count	Percentage Distribution
T121	Pharmacologic Substance	8137	12.0
T109	Organic Chemical	7891	11.6
T047	Disease or Syndrome	6842	10.1
T033	Finding	4048	5.9
T061	Therapeutic or Preventive Procedure	3261	4.8
T116	Amino Acid, Peptide, or Protein	2335	3.4
T023	Body Part, Organ, or Organ Component	2038	3.0
T191	Neoplastic Process	1413	2.1
T074	Medical Device	1340	2.0
T184	Sign or Symptom	1309	1.9
T037	Injury or Poisoning	1262	1.9
T059	Laboratory Procedure	1225	1.8
T046	Pathologic Function	1085	1.6
T123	Biologically Active Substance	1045	1.5
T002	Plant	985	1.4

图 3-5　英文版公众健康术语表

公众健康术语表条目形式主要为〈条目名称〉：〈描述〉，〈类型〉。公众健康术语表采用分布式方法构建，主要由表达形式、概念基本含义以及概念与表达形式之间的关系三部分组成。

中国医学科学院医学信息研究所通过人工标注和审查的方式，提取在线健康论坛和病人教育专著中的中国公众健康词汇，并将其映射到医学术语，构建了中国公众健康术语表（Chinese consumer health terms，CHT），实现了 1 036 个中文公众健康词汇与 480 个医学术语的映射，可分为内分泌学、心脏病学、胃肠病学以及皮肤病学四个学科门类。公众可通过访问中国公众健康术语表官网免费获取 CSV 和 PDF 格式的中文术语表（图 3-6）。

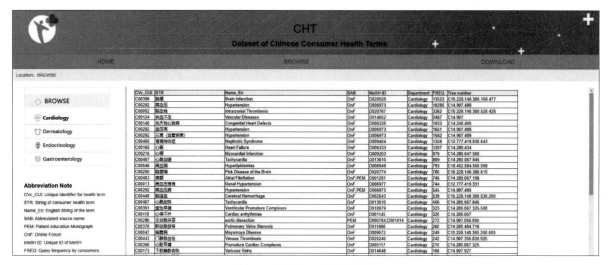

图 3-6   中国公众健康术语表

第四节   公众健康信息资源管理

一、居民健康档案信息资源管理

居民健康档案信息资源来源于众多医疗卫生服务机构,将这些分散在不同地点、以不同形式表示和存储的数据信息通过统一的标准汇集和交换,进而形成统一、完整、可共享的居民电子健康档案系统。居民健康档案信息资源管理基于健康档案的区域卫生信息平台,参照统一的建模方法和技术路线,把分散、异构的信息资源规范和整合为一个完整的逻辑主体。因此,在构建信息架构时必须充分考虑到区域中各种卫生及相关活动的业务要求。

居民健康档案信息资源管理的服务对象为辖区内常住居民,包括居住半年以上的户籍及非户籍居民。居民健康档案信息资源管理以 0~6 岁儿童、孕产妇、老年人、慢性病病人、严重精神障碍病人和肺结核病人等为重点人群。其内容包括个人基本信息、健康体检、重点人群健康管理记录和其他医疗卫生服务记录。

1. 个人基本情况包括姓名、性别等基础信息和既往史、家族史等基本信息。

2. 健康体检包括一般健康检查、生活方式、健康状况及其疾病用药情况、健康评价等。

3. 重点人群健康管理记录包括国家基本公共卫生服务项目要求的 0~6 岁儿童、孕产妇、老年人、慢性病、严重精神障碍和肺结核病人等各类重点人群的健康管理记录。

4. 其他医疗卫生服务记录包括上述记录之外的其他接诊、转诊、会诊记录等。

我国居民健康档案的信息管理,是以人为中心的健康信息管理模式,以居民一生中健康迁移状态为路径,分析居民不同健康状态下与各类服务机构的关联(图 3-7)。

居民健康档案的系统架构是以人的健康为中心,以生命阶段、健康和疾病问题、卫生服务活动为三个维度构建的一个逻辑架构,用于全面、有效、多视角地描述健康档案的组成结构以及复杂信息间的内在联系。其通过一定的时序性、层次性和逻辑性,将人一生中面临的健康和疾病问题、针对性的卫生服务活动以及所记录的相关信息有机地关联起来,并对所记录的海量信息进行科学分类和抽象描述,使之系统化、条理化和结构化。

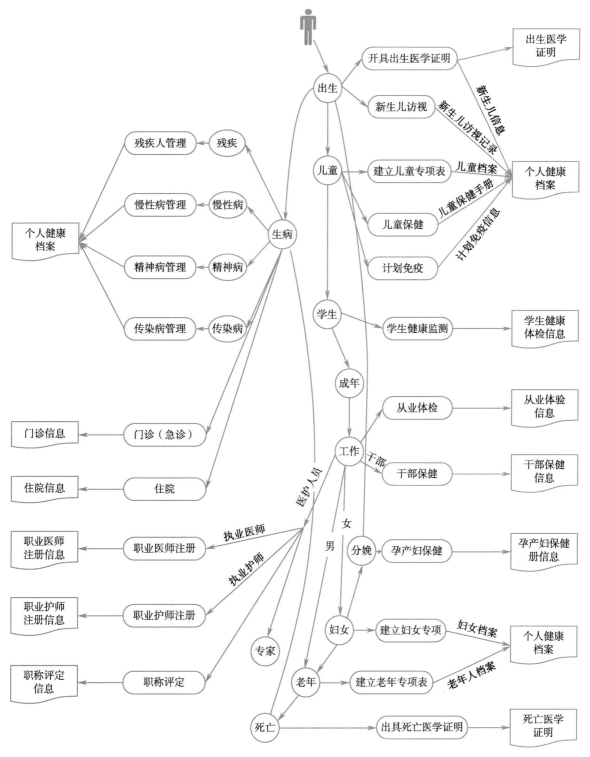

图 3-7　以人为中心的健康信息设计模型

二、医疗机构临床信息资源管理

近几年来，随着医疗信息化的深入发展，医院信息系统建设要求不能仅停留在将医疗流程电子化的层面，而是逐步趋于建设标准化、互联互通的共享集成平台。因此，医疗机构临床信息系统建设都是以电子病历系统、医院信息系统、实验室信息系统等为基础和核心展开。

（一）电子病历系统

电子病历（electronic medical record，EMR）是医疗机构的医务人员对门诊及住院病人（或保健对象）临床诊疗和指导干预所使用的信息、系统生成的文字、符号图表、图形、数据以及影像等数字化的医疗服务工作记录，是居民个人在医疗机构历次就诊过程中产生并被记录的完整、详细的临床信息资源。电子病历系统中涉及的个人健康信息主要有病人的基本信息、就诊履历、检验报告、门（急）诊病历等。其中病人就诊履历信息包括就诊记录，如就诊医疗机构、科室、诊断、就诊日期等；检验报告包括病人信息、检查类别、检查时间、检查结果等；住院病历包括病案首页、出院小结，涵盖病人的个人信息、检验、检查、手术等多方面的医疗服务数据。

电子病历系统的主要功能及特点如下。

1. **建立结构化的电子病历**　依据《病历书写基本规范》对病历进行结构化处理，对入院病历、病程记录、检验检查申请和知情文件进行标准化和系统化。

2. **开发基于 XML 的文本编辑器**　建立结构化病历生成技术，实现了病人信息采集的统一性。

3. **建立独特的病人信息采集编辑技术**　通过关键词录入、知识库辅助录入、规范化的模板调用及信息整合和共享等编辑技术，有效提高了信息采集的效率。同时，通过屏蔽外部文件复制、修改痕迹保留、限制文件修改和删除等技术，规范信息采集方式。

4. **建立实时动态质量控制方法**　主要包括建立质量控制指标体系、评分数学模型、预警和监控控制功能。通过实施实时动态质量控制，避免了采集信息的延滞，这对提高住院病人的医疗质量具有重要的作用。

5. **确保电子病历系统的安全性**　通过管理、文件和系统三个层面的系统安全技术来保证电子病历系统的安全性。采用加密存储格式存储文件，且病历文件不能在其他编辑器打开；保存修改记录，保证病历信息的完整性；建立工作日志，记录所有对病历文件的操作。

6. **建立智能在线辅助知识库**　用于临床诊断与治疗、检查结果分析、合理用药及疗效判断等辅助决策。

7. **建立特殊打印技术**　可打印各种格式的文件。

8. **建立系统维护技术**　主要包括数据库维护和模板维护。

（二）医院管理信息系统

医院管理信息系统（hospital management information system，HMIS）以支持医院的行政管理与事务处理业务为目标，减轻行政管理人员的劳动强度，辅助医院管理，辅助高层领导决策，提高医院的工作效率，从而使医院能够以较少的投入获得更好的社会效益与经济效益。HMIS 主要包括行政管理的工作事务以及与行政管理和医疗活动关联都较多的工作事务。其管理对象主要是医院的人、财、物，以及与管理活动有关的知识。

医院管理信息系统主要包含医院人力资源管理信息系统、医院财务管理信息系统、医院物资管理信息系统、药品管理信息系统、门诊管理信息系统、住院管理信息系统等多个子系统。此外，部分医院还包括行政办公信息系统、科室管理信息系统等辅助子系统。门诊管理信息系统与住院管理信息系统是病人管理的核心系统，财务管理信息系统中的收费子系统、药品管理子系统中的药房管理子系统与这两个系统在工作流程上是交叉衔接的关系。

1. **医院人力资源管理信息系统**　包括人员信息管理、考勤管理、工资待遇管理、岗位管理、编制管理、培训管理等多个子系统。

2. **医院财务管理信息系统**　包括病人收费子系统、会计账务子系统、工资管理子系统和财务分析子系统，其中病人收费子系统还包括门诊病人收费子系统和住院病人收费子系统。

3. **医院物资管理信息系统**　包括库存管理系统、耗材及设备采购信息系统、固定资产管理系统等多个子系统。

4. 药品管理信息系统　主要负责药品采购、入库、领用发放、库存盘存等工作,还负责新药的建档、药品的医学属性和绝大部分管理属性的控制。药品价格管理权和医保属性管理权通常也被授权给药品管理信息系统。

5. 门诊管理信息系统　包括挂号管理、排队叫号、收费管理、门诊药房管理、输液管理和体检管理等多个子系统。

6. 住院管理信息系统　包括住院病人的入、出、转管理,收费管理,医嘱管理,住院药房管理等多个子系统。

各系统之间相互联系、相互协同,将医院的各个业务部门紧密地联系起来。医院管理信息系统以事务管理为核心,以岗位职能为框架,以人、财、物为要素,以软件系统为平台,以制订规范为保障,综合应用计算机技术处理医疗活动中产生的各种信息,从而使医院的业务流程更加科学规范,提高医院管理效率和医疗水平。

（三）医学影像管理系统

医学影像管理系统(picture archiving and communication system,PACS)即图像存储与传输系统,是应用于医院中管理医疗设备如 CT、MR 等产生的医学图像的信息系统。医学影像管理系统所管理的对象是医疗过程中产生的影像信息。由于影像信息的数据量大,其采集和表现形式与文字完全不同。

医学影像管理系统由下列 4 个部分组成。

1. 影像采集部分　医学影像来自放射、磁共振、超声、内镜等检查设备。现今的检查设备多数都具有数字化接口,而且格式符合 DICOM 标准,系统可以直接从设备中获取原始的图像信息。对于不具备数字化接口的设备,可以采用外接数字化设备对视频信号或者胶片进行数字化转换处理。

2. 影像存储管理部分　为了实现海量存储与访问速度、性能的统一,影像的存储一般采用多级结构,通过硬盘、CDROM 库、磁带库等设备综合而成。

3. 影像传输部分　实现从存储服务器到医生工作站的影像数据传输。为了提高传输速度,一般可以采用预取、推送等技术来实现。

4. 影像的显示　显示功能可以包含多种图像处理手段,对原始影像数据进一步处理、变换,以获取对检查部位和病灶的最清晰、直观的效果。

（四）实验室信息系统

实验室信息系统(laboratory information system,LIS)是以临床实验室科学管理理论和方法为基础,借助现代通信技术、网络技术、计算机技术、数字化和智能化技术等现代化手段,对实验室各种信息进行综合管理,提高了实验室综合效能的人机系统,也是实验室日常工作、科学管理、学科建设、学科发展等方面所产生及所需求的信息通过计算机收集、处理、存储、输送和应用的系统。

实验室信息系统的计算机化已成为现代化医院必不可少的基础设施。通过计算机网络将实验室的各种分析仪器连接起来,实现了对检验医学信息的收集、存储、传递、分析、发布、利用等系统化管理。LIS 是对实验室标本处理、实验数据(采集、处理、传输、发布)、人力资源、仪器试剂购置与使用等所有事务进行综合管理的网络系统。LIS 是涉及现代管理学、临床医学、检验医学、信息学、机械电子学以及通信技术等多学科交叉的综合学科,是医学信息学的分支学科。

实验室信息系统功能主要包括以下 5 点。

1. 临床检验申请信息管理　包括检验医嘱申请、删除、变更、查询等,以及检验申请的确认、转抄、统计等。

2. 实验室标本接收信息管理　包括住院标本、门诊标本及其他标本的接收和分发信息管理,以及不合格标本相关信息的处理统计。

3. 血库信息管理   主要功能包括出入库管理,配血管理,效期管理,信息查询,血液接收、流转、回收及废弃销毁信息处理等。

4. 质量控制信息管理   包括检验仪器设定维护、细菌质控、仪器比对校准、报表生成等。

5. 系统安全及应急信息管理   包括用户权限设置、防病毒安全控制、备份措施、灾难恢复等功能。

三、公共卫生监测信息资源管理

公共卫生监测信息资源管理依托于公共卫生信息系统,它是公共卫生信息管理走向现代化及网络化的重要标志,同时也是最终实现卫生信息资源共享的必由之路与前提条件。公共卫生监测信息资源管理一般包括公共卫生信息平台、业务应用系统和基础数据库等,公共卫生信息系统具有纵横交叉、互联运行的特点,纵向可分为国家、省、市、区等不同行政级别的多级信息系统,横向又可根据公共卫生业务特性划分为若干业务信息系统。

（一）疾病预防与控制管理信息系统

我国疾病预防与控制信息系统是最早建设的疾病预防与控制信息管理的国家级平台,传染病监测信息系统是中国疾病预防控制信息系统的子系统之一,自 2004 年 1 月 1 日起,全国启动了法定传染病监测信息的网络直报系统,从此促进了其他子系统的启用。

我国疾病预防与控制信息系统通过现代通信手段,在国家、省、市、县疾病预防与控制机构信息联网的基础上,实现与当地医疗机构联网,并将信息网络向乡(镇)和城镇社区延伸,构建纵横贯通的信息报告网络,打造统一、高效、快速、准确的公共卫生信息报告系统,尤其可满足国家、省(自治区、直辖市)、市(地区)、县(区)四级疾病预防与控制机构对传染病等疫情信息进行实时动态监测和预警的需求,实行疾病监测信息的一体化管理和共享。

我国疾病预防与控制信息系统目前已经构建了相对成熟的基本信息系统、传染病报告信息系统、突发公共卫生事件管理信息系统、传染病自动预警信息系统、艾滋病综合防治信息系统、鼠疫防治管理信息系统、重点慢性病监测系统等十几个子系统,随着疾病预防与控制管理需求的不断提升,将逐步扩展相关的监测和管理系统,每个子系统的建设关键是明确组织结构、业务范围与信息流程。

疾病预防与控制信息系统主要功能如下。

1. 免疫预防信息管理功能   包括计划免疫预防接种卡、证的建立和管理,疫苗管理及疫苗质量监测、冷链系统温度监测、接种率监测等。

2. 学校卫生信息管理功能   包括学校卫生监测(如学生预防保健监测和学生学习生活环境的卫生监测)、学生常见病防治与管理、学校卫生档案的建立与管理等。

3. 职业卫生管理和职业病预防控制功能   包括职业卫生基本信息管理(如企业信息、作业场所监测、企业人员健康查询)、职业危害因素监测、职业健康档案管理以及职业卫生评价等。

4. 食品卫生信息管理功能   包括食品、食品用产品以及保健食品相关卫生基本信息查询管理(如生产经营单位、生产日期、从业人员信息等),食品卫生监测监督,食品卫生法规标准政策等信息查询维护等。

5. 急性及慢性传染病预防控制信息管理功能   包括急性、慢性传染病疫情的登记和报告,疫情资料管理与应用,疫情预测预报等。

6. 慢性非传染性疾病的预防与控制信息管理功能   包括慢性非传染性疾病的相关信息采集(如患病信息、死亡信息等),慢性非传染性疾病信息分析及应用(如慢性病患病率、死亡率分布等)。

7. 环境卫生信息管理功能   包括环境卫生基础信息采集、分析和应用(如水文地质材料,环境水体,空气监测,水源性疾病资料等),环境卫生危害因素监测(如医院污水处理卫生监测、垃圾粪便无害化处理卫生监测等),环境健康影响因素调查及防治效果评价(如饮水卫生状况评价、生活废弃物处理情况等）。

8. **放射卫生信息管理功能**　包括放射卫生监测（如大气沉降物、环境地表辐射量等），放射性同位素监测，民用设施放射防护监测等。

9. **实验室信息管理功能**　包括实验室检验信息管理（如疾控样品、现场采集样品信息管理，突发公共事件现场样本信息管理等）、政府抽检产品信息管理等。

（二）突发公共卫生事件管理信息系统

2003 年 5 月国务院颁布《突发公共卫生事件应急条例》，规定县级以上地方人民政府应当建立和完善突发公共卫生事件监测与预警系统。我国突发公共卫生事件管理信息系统是以多类突发公共卫生事件报告为基础的国家法定的突发公共卫生事件报告管理信息系统。系统覆盖各级卫生行政部门，包括疾病预防与控制中心、卫生监督中心、各级各类医疗卫生机构。网络延伸到城市社区和农村卫生室，按照《国家突发公共卫生事件相关信息报告管理工作规范（试行）》的要求实现对突发公共卫生事件的网上报告、确认、上报、审批、预警等功能。

突发公共卫生事件管理信息系统主要功能如下。

1. **监测预警功能**　对敏感数据进行实时监测，出现异常时实现自动预警报告。

2. **事件报告功能**　事件发生后各级管理部门在第一时间获取相关信息，以便快速反应决策。

3. **接报处理功能**　各接报单位在第一时间根据权限进行响应处理，并及时向上级及相关部门进行报告和通知。

4. **事件评估功能**　对突发公共卫生事件及应急工作进行阶段评估，包括初步评估、进展评估和总结评估等。

5. **信息查询功能**　为相关人员提供事件信息和基础信息以及涉及人员信息的查询检索。

6. **事态跟踪功能**　为应急人员及管理人员提供及时报告事件进展活动的快捷渠道，便于掌握事态，实现及时处理。

7. **任务布置功能**　完成管理人员和应急处理人员之间应急任务和决策的传递，为应急处理工作提供实时信息交流，实现多部门协同任务处理。

8. **数据分析功能**　对突发公共卫生事件全流程的信息记录保存，以及对历史数据的分析。

9. **数据维护功能**　对既往突发公共卫生事件信息进行自动保存汇集，以及系统日常运行数据的记录保藏。

四、公众健康保险信息资源管理

（一）健康保险信息资源管理的概念与内容

健康保险信息资源管理（health insurance information resource management）是指将与健康保险工作相关的信息活动的各种要素（包括信息、技术、人员、机构等）进行合理地计划、组织和控制，为实现对健康保险信息资源的充分开发和有效利用而进行的综合管理。健康保险信息管理由医疗保险机构、被保险人、医疗服务提供者组成，三者之间及与政府的相互作用、相互联系构成了社会医疗保险系统运作的主体。

健康保险可以从广义和狭义两个角度来理解。广义的健康保险包括社会医疗保险、商业健康保险和其他形式的补充医疗保险等，我国的健康保险是以政府主办的社会医疗保险为主，以商业健康保险和其他形式的补充医疗保险为辅。狭义的健康保险主要指商业健康保险，本文所指为广义上的健康保险，即以社会医疗保险为主的健康保险。从世界的发展变化来看，健康保险历经了疾病保险、医疗保险和健康管理三个阶段。从我国的发展历程来看，健康保险则是由低水平、城乡分割、三元并立的碎片化格局逐步向保障水平不断提高、制度逐渐趋向一体化的全民医保的格局发展。

（二）健康保险信息管理系统的基本结构及功能

健康保险信息管理系统（health insurance management information system，HIMIS）是以提高健康保险信息管理及科学决策为目的，由人、计算机及数据信息等要素组成，以健康保险信息的采集、存储、传输、加工、分析为功能的集成化系统。健康保险管理信息系统通过对整个医疗保险运作中的信息进行采集、传输和处理等操作，进而为管理者提供决策支持，为管理机构提供高效的工作手段，为定点医疗机构和参保人提供便捷的信息服务。

健康保险信息管理系统由档案管理、财务管理、账户管理、综合报表、系统维护和政策参数管理等模块组成。其核心功能主要包括数据处理和辅助管理与决策等。数据处理功能指对医疗保险管理过程中的原始数据进行收集、存储、加工、传输、区域共享，以便查询和应用。辅助管理与决策功能的实现，需充分利用加工处理后的信息进行分析、决策和预测，以有力支持管理与决策，这也是健康保险信息管理系统的主要功能。

健康保险信息管理系统主要功能如下。

1. 医疗保险业务管理功能主要包括资源数据管理、数据统计分析、综合报表和医疗保险预警预测等。

2. 医保信息公众发布功能主要包括对医院和药店的管理、参保单位管理、职工个人档案管理、单位和个人缴费管理、个人账户管理、药品诊疗项目管理及保险费用的支付等。

3. 支持参保职工到定点医院发生就医行为的医保业务处理要求。

4. 支持定点医院、药店与医保结算中心进行实时、非实时信息传输及结算要求。

5. 支持医保结算中心对医保信息的统计分析，为政策的制定与调整提供决策支持。

6. 支持对计算机网络维护与应用维护。

医疗保险信息管理系统只是社会大系统中的一个子系统，它与其他社会系统有着广泛的联系，其中，与医疗卫生系统和社会保障系统的联系最为密切。

在医疗保险信息管理系统与医疗卫生系统的关系方面，医疗保险提供方偿付费用，成为供方收入来源，同时又制约了供方，让供方分担风险，因此双方的关系是密切的。这种联系主要通过保险方的健康保险信息管理系统和供方的医院信息系统对接技术予以实现和应用。健康保险信息管理系统和医院信息系统对接，涉及的主要技术有数据的传输、交换、转换和查询，直接关系到双方能否就病人费用进行准确结算，以及能否有效地制约各方，确保医疗保险信息系统正常运行。

在医疗保险信息管理系统与社会保障系统的关系方面，社会保障系统指与社会保障功能有关的各个方面所形成的一个社会系统。社会保险包括失业保险、养老保险、医疗保险、工伤保险和生育保险五个部分。其中，医疗保险占有举足轻重的地位，是社会保障系统中最主要的部分。

（曹　煜　冯　佳　胡德华）

思 考 题

1. 简述公众健康信息资源的概念。

2. 公众健康信息资源的功能有哪些？

3. 简介公众健康信息采集流程。

4. 公众健康信息组织原则有哪些？

5. 简述公众健康信息组织流程。

6. 公众健康信息资源管理主要涉及哪些方面？

第四章

公众健康信息质量评价

在《"健康中国 2030"规划纲要》的指导下，健康中国建设全面推进，公众健康水平不断提高，健康意识也在逐步增强。与此同时，随着"互联网＋医疗健康"的深入发展，健康信息渠道日益多元，通过网络获取健康信息已成为公众日常的健康信息行为。然而，由于供给主体多元、审核机制不全等问题的存在，健康信息质量参差不齐，给公众健康信息获取与利用带来一定障碍。因此，健康信息质量评价是保障公众高质量使用健康信息的重要前提。

本章关注公众健康信息评价问题，首先引入公众健康信息质量，介绍健康信息质量的含义、存在的问题及其原因和评价现状。然后从理论、指标和方法等方面详细介绍公众健康信息质量评价体系。最后探讨在线健康社区、公众健康网站和公众健康移动端等健康信息质量评价。

第一节　公众健康信息质量

互联网凭借其海量信息和易获得性逐渐成为人们医疗保健和健康管理的辅助手段，"互联网＋医疗健康"新业态正在逐渐改变传统医疗健康服务方式。一方面越来越多的医疗健康信息通过互联网得以传递，该类信息不再为医学专业人员所垄断；另一方面公众在获取健康信息之后希望更加主动地参与医疗健康决策。因此，医疗健康问题成为公众通过互联网寻求的重点。医疗健康信息是互联网搜索最多的信息类型，调查数据显示，79% 的成年人在互联网上获取健康信息，健康搜索影响 60% 的互联网用户的治疗决策。

在我国，截至 2021 年 12 月，互联网医疗公众规模为 2.98 亿人，占全部网民的 28.9%；至 2021 年，移动医疗公众规模达到 6.87 亿人，移动医疗市场规模突破 600 亿元。其中"在线医疗保健信息查询"占据着 18.4% 的最高使用率。可见，人们对健康的关注度和主动获取健康信息的意识显著增强。互联网将线上平台与线下的医药资源相结合，拉近医患距离，为公众提供便捷的健康信息获取渠道。"互联网＋"在医疗领域的应用逐步扩大，中国互联网医疗行业迎来新的发展机遇。

与公众互联网健康信息使用量形成巨大反差的是，公众信任互联网健康信息的比例较低，针对电视、医生、互联网等七大渠道的可信度调查显示，只有 2.1% 的人信任网络健康信息，可信度排在倒数第二。当前网络医疗健康信息传播的问题主要有三方面：一是网络信息发布的虚拟、隐蔽和随意性可能导致错误、不可靠的医疗信息肆意扩散；二是经过临床验证的与未经验证的信息混在一起，权威发布和小道消息混合在一起，高质量的健康信息和低质量的健康信息难以区分；三是相对于互联网其他类型信息而言，低质量的医疗健康信息可能对公众造成更为严重的损害。由此可见，简单快捷获取高质量、可信的医疗健康信息是当前公众的迫切期望，应对健康信息质量的挑战是当前亟待解决的现实问题。

一、公众健康信息质量的含义

（一）信息质量含义

关于信息质量的定义，王众托院士等在《关于信息系统概念基础的一点思考》一文中提出了一种较为深刻的对数据与信息的理解，并且给出了信息的三元结构。他认为，客观世界中物体的存在和事件的发生必须通过一定的方式和途径作用于其他事物才能得到反映。于是，事物的属性、状态和过程可以作用于其他事物，因而为其他事物所"感知"的性质称为该事物所拥有的"信息"。这里，"感知"应广义理解为一个事物受另一事物的作用和影响。作为主体的人，其对事物运动状态及其变化方式的感知和表述是以一定的符号为中介的。认识主体是通过表示事物的符号，来间接地获得对事物本身的认识以及显在或潜在的效用。在这一认识论定义中，事物信息包含了如下的三元结构"信息内容—表示信息的符号—信息接收者对信息的解释与效用"。我们将表示信息的符号简称为"信息符号"。

信息符号与信息是形式与内容的关系。一方面，信息只有通过信息符号的形式才能得以表现，人们也是通过信息符号这一媒介来表达、获取、传播和交流信息。另一方面，任何信息符号都是为了表达一定的信息而存在的，没有任何信息的信息符号是毫无意义的，也是不存在的。从信息的三元结构出发，可以认为，信息质量＝信息内容的质量＋信息符号的质量＋信息接收者对信息的解释与效用的质量。由于信息的无限性，事物的信息总是无限的，我们从信息系统中所获得的信息也总是一个信息集合。因而，将上面信息内容的质量分为信息的内容质量和信息的集合质量两个部分。这样，信息质量＝信息的内容质量＋信息的集合质量＋信息的表达质量＋信息的效用质量。

（二）公众健康信息质量含义

公众健康信息泛指与公众身心健康、疾病、营养、养生等相关的健康和医学信息。公众健康信息从结构和内容上都具有一定特点。

1. 公众健康信息结构特点

（1）面向对象的特点：公众健康信息资源的公众更加多样，其受众不仅仅包括病人本人，同时也包括病人家属以及那些珍视自身健康者、医疗学习者等。同时他们的年龄、性别以及知识水平都不尽相同，因此公众健康信息的公众需求会更加复杂多样。

（2）组织传播方式的特点：相比于正式出版物、期刊文献等传统文献，公众网络健康信息不需要经过严格的审核，其作者也不需要具备一流的医学专业知识和学术水平，其信息也不需要经过编辑人员的精心编辑，同时公众网络健康信息通过网络工具收集发掘，或者通过开放式编写，其来源复杂，资源多样，且没有统一标准。这就使得网络健康信息资源的传播处于动态变化之中，并且及时更新，相对于传统医学文献来说几乎没有时空上的限制。

（3）信息节点中心的特点：相对于传统医疗健康文献，公众健康信息大多是以疾病和临床行为为信息节点进行组织，它通过不断超链接发展，形成了以人类健康为信息中心的信息组织方式，更加人性化。

2. 公众健康信息内容特点

（1）海量增长：公众健康信息会涉及一切有利满足公众健康要求的内容，而医学知识是人类学科中最复杂和庞大的，因此数量巨大。每年医学方面的研究产生大量知识，临床行为也生成大量临床数据，公众健康信息增长非常迅速。同时，互联网是一个开放的数据传播平台，任何机构、任何个人都可以将自己拥有的信息上网与他人共享。近年来，随着新媒体和社交网络的兴起，公众健康信息在网络上呈现出海量增长的趋势，并且公众健康信息的表达形式也更为多样，可以是社交网络上分享的图片、微博的一段文字，甚至微信上表达的医疗语音。

（2）原创匮乏：尽管公众健康信息在网络上呈现海量增长的趋势，但也伴随着信息内容重复、单调，质量参差不齐等问题。由于缺乏对医疗健康机构、组织、个人的必要监管，不同机构、组织之间缺少协同合作，导致公众健康信息缺少相应质量标准，现有的公众健康信息大量雷同，且质量参差不齐。公众在互联网上对健康信息进行频繁转发、共享，导致重复信息激增，原创健康信息十分匮乏。

公众健康信息资源通常被称为"消费者健康信息"，其受众包括病人及其家属或者其他需要健康信息的非医学专业人员。从认识论中信息的三元结构出发可以认为，信息质量=信息内容的质量+信息符号的质量+信息接收者对信息的解释与效用的质量。因此公众健康信息质量不仅应该包括信息内容的完整性、准确性、新颖性，同时还包括公众对于健康信息的需求满足度和健康信息在结构上的完整程度。因此，健康信息的质量通常被定义为所提供的用来满足公众需求的且比较容易获得的、通俗易懂的、有实际效果的以及可信度较高的信息的程度，它涉及参与的病人及其家属等众多利益相关者。

业界学者认为公众健康信息资源最理想化的模式是看信息与结果的关系，即浏览了一项信息或接受了信息服务的病人对比其治疗效果，通过对比结果来判断健康信息资源是否处于最理想的模式下。实际上，这一理想化的观点也说明了对公众健康信息质量评价的困难。根据美国医疗系统管理之父多纳伯迪昂（Donabedian）在其著作《质量评估与监测的探讨》（*Explorations in Quality Assessment and Monitoring*）中对医疗质量概念的三维内涵的解读可知，医疗质量主要包含"结构—过程—结果"三个维度。其中结构不仅包括生产要素，还包括为健康信息融资和提供健康服务的正式和非正式的组织方式，所以发布机构的权威性、参考资料、编辑审核、作者和声明等都应该作为健康信息的结构，也是公众健康信息质量的一部分。在这些研究的基础上，公众健康信息质量是描述公众健康信息内容和信息结构的集合。

二、公众健康信息质量问题及成因

公众健康信息质量是描述公众健康信息内容和信息结构的集合，因此公众健康信息质量问题也必然来源于信息内容和信息结构。通过上文中对公众健康信息质量特点的系统分析，可以从结构和内容两个角度深入挖掘公众健康信息质量目前存在的问题。

（一）公众健康信息质量存在的问题

1. 公众健康信息结构问题 公众健康信息主要具备公众组成复杂、组织传播方式动态多样且更加人性化等特点，因此针对这些结构特点，也可以发掘出公众健康信息面临的结构问题。

（1）信息受众定位不明确，信息更新缓慢：不同于传统文献的出版，公众健康信息大多没有明确受众，网络上存在不同层次的健康信息受众，不同受众对健康信息的理解能力显然不同，直接影响了健康信息的发布。没有明确的受众，有可能导致信息分散、内容杂乱。相对而言一些商业性网站的健康信息更新率更高。据我国互联网络信息中心统计，收费网站信息更新频率高于免费网站，但是每日更新的网站不足三分之一。而在一些医疗机构网站中健康信息常年不变，缺乏时效性。由于人力和财力所限，信息更新慢，维护有限，时效性差，有效信息少、过时信息多。

（2）信息分散无序：网络健康信息发布便利，任何单位和个人都可以不受限制地向网上发布健康信息，一方面造成数据量的不断增加，另一方面导致信息资源散乱和无序更加严重。而且由于各个网站都不具备整合所有网络健康信息的能力和条件，客观上造成众多网站缺乏权威性、综合性"门户导航"。各个机构间难以进行信息资源的共享和互补，形成信息资源的重复建设，造成公众检索、寻找、发现、筛选、过滤有用的网络健康信息的时间长、效率低。同时很多公众医疗健康信息在超链接的时代下产生，众多网站为了商业利益和网站评价指标，人为添加太多无关链接，这些链接信息往往与公众需求无关，多是虚假广告或者谣言，这导致公众对很多医疗信息断章取义。

（3）信息来源不明：很多公众网络健康信息都是对其他网站信息的转载、收录或稍加编辑、归类后进行发布，有些甚至不注明转载来源，有些在信息转载发布时并不关心质量问题。公众健康信息的作者常常匿名，即使作者已经表明身份，而作者的具体信息或者新闻文章来源、电子邮件等有时仍然不明，参考资料和审核机构更是无处可见，这一点在开放式资源中表现尤为突出。这就使得网上存在大量相同信息，而原创健康信息仍十分缺乏。从信息来源来看，网络健康信息内容重复、单调，质量参差不齐。公众健康信息资源分布广泛，在互联网上可以随意发布、传播、评价、剪贴，导致网络上医疗健康信息来源复杂。

因此，注明信息的来源，保证信息的可追溯性，是公众放心使用这些健康信息的前提。但目前不管是健康新闻还是健康知识都很少注明出处或标注出处不规范，使公众无法了解信息的真伪以及是否安全可靠，影响健康信息的科学性和准确性。主要表现在：①不标明出处，不少网站中一些医疗保健信息不注明出处。②未标明信息发布的日期，转发信息也要标明原始网站的时间戳，这是因为随着科技的深入发展，有些过时的健康信息描述有可能会变得不正确、不适用。③标注不规范，有的在来源处写上"本站论坛"或"网友"等模棱两可的出处，或者仅仅注明来自其他媒体（尤其是转发来自其他网站的信息）。实际上，很多知识性的健康信息应该出自权威性的医学文献。④标注错误，链接标注错误或打不开原链接，没有及时复核。⑤标注质量低下，有的标注仅仅是为了免责说明，而非对信息内容质量把关。在网络共享环境下，由于网络传播的匿名性、交互性、开放性和信息可复制性，信息生产、制作、发布、传播、使用中缺乏统一、有效的组织和管理，缺少必要的类似传统编辑审核出版式的质量控制和筛选机制，导致标注质量低下。

2. 公众健康信息内容问题

（1）信息庞杂：公众健康信息不仅信息量大，而且种类繁杂，在时间和空间上都分布广泛，无论是医学文献、个人健康信息还是各类医疗数据都具有以上特点。因此，信息庞杂是信息利用的首要障碍。如以"糖尿病"为关键词在搜索引擎上检索找到约 1.3 亿条结果（用时 0.10 秒），如此巨大的信息量往往使公众失去对信息的判断，基本只能依赖于检索工具和检索方法，而公众由于缺乏对检索工具和方法的认识，在面对如此庞杂的信息时，也只能望"洋"兴叹。

（2）信息污染：尽管我国《互联网医疗卫生信息服务管理办法》和《中华人民共和国广告法》都对医疗卫生及健康相关产品的广告信息作出明确规定，但是互联网络传播的开放性扩大了信息发布的范围和内容，健康广告成本低，且缺乏有效的约束和控制，使得医疗保健品等广告在网络中泛滥，存在异化或者违法现象。虽然有些专业医疗机构网站有严格的信息发布行政审批程序，可以保证信息来源的可靠性，其专业人才队伍可以对劣质信息进行甄别、筛选、控制，在一定程度上保证了真实性、科学性。但是和专业医疗机构网站相比，大多数非专业健康信息网站缺乏严谨的质量审批制度，而且由于各类机构网站之间缺乏统一的质量控制标准，各自设立不同的信息采集、处理和发布标准，信息质量控制水平也不一致，这严重影响了各机构对健康信息资源的相互衔接、共享。在技术应用方面标准不统一，兼容性差，使得各个网站的建设形式多样、格式不一，各机构的健康信息资源无法相互连接、有效集成。具体表现在以下几点。

1）信息失实，如有害数据、虚假广告、谣言、诽谤等污垢信息。科学的健康信息传播应本着严谨、求实、追求客观规律的理念。网络健康信息要有全面、正确、合理的内容描述，而不仅仅凭个别现象、观点、实验数据得出一个新的健康结论误导公众。一些网站发布的片面的健康信息常常只简单介绍生活常识，虽然容易被人们接受，但是这类信息往往只从一个侧面或某一方面来看问题，使人们不能对该健康信息有正确全面的认识。

2）信息可读性低，信息中包含多余重复无用的赘余信息，成为人们认知领域的障碍。信息抄转、引用、复述和重复开发，造成社会资源巨大浪费。信息的可读性是指对专业性较强的健康信息进行通俗化解读，采取公众可理解、通俗化的语言讲解相关健康知识，使公众能清晰、明白地了解相关健康信息。网络医疗健康知识的广泛性、专业性、复杂性特点，决定了公众对健康类信息理解具有综合性的特点。广泛性主要表现为任何人都可以发布健康信息、任何地方都能找到类似信息，但并不全是所需的真实信息；专业性表现为医学专业知识对于普通公众来说可读性差，容易造成信息不对称；复杂性表现为不同网络健康信息传播主体、目的不同，造成展示方法不同，健康信息的复杂性加大，在一定程度上增加了公众对健康信息的理解难度。

3）信息观点真伪难辨，目前网络健康信息很少或者没有提供与健康信息相关、能够帮助公众确认信息资源是否真实有效的背景资料（如实验数据、论证方法、临床诊断等）。由于大部分公众缺乏相关的健康专业知识，面对同一主题的不同观点真伪难辨，很难取舍，无所适从。

（3）分布的非均衡性：不同地区和机构因为经济水平、科研水平、信息的收集和使用习惯等种种因素导致不同信息源在质和量上均有差异。主要表现在以下几个方面。

1）信息化水平的非均衡性，由于机构自身的信息化水平不同，推出的网络信息服务也大相径庭，公众接受的信息质量也就千差万别。

2）卫生发展水平的非均衡性，卫生发展水平决定了医疗信息质量。例如不同地区卫生发展水平对当地卫生情况给出的报告水平参差不齐，公众对有价值信息的使用必然受制于此。

3）健康信息资源分布不均，从国内外环境来说，网络上部分高水平的医疗信息都采用外语语种写作，即使翻译过来，如中文版的《默克诊疗手册》，也不尽适合中国公众的使用习惯和人种特点。

（二）公众健康信息质量问题产生的原因

1. 搜索引擎的搜索机制不完善　尽管在信息时代，搜索引擎为公众搜索健康信息提供了指导帮助，但其检索结果并没有按照健康信息资源的质量进行排名，因此搜索引擎也只是健康信息检索和利用的辅助工具，其存在的信息过载、质量评估、公众负担等问题还没有完全解决。

2. 公众健康信息的异质性和动态性　网络健康信息资源、界面设计、网站链接的异质性和动态性都在一定程度上影响公众获取优质健康信息，公众难以过滤掉低质量、低权威以及不可靠的信息。

3. 公众健康信息素养有待提高　我国公众健康信息素养仍处于较低水平，根据国家卫生健康委员会发布的数据显示，2019 年中国居民健康素养水平仅为 19.17%，截至 2020 年我国居民健康素养水平达到 23.15%，尽管比 2019 年提升了 3.98 个百分点，但仍有约四分之三的居民未达到标准健康素养水平，因此公众的健康信息获取和理解能力有待提高。

三、公众健康信息质量评价现状及意义

针对公众健康信息质量存在的问题，国外学者开展了一系列有关健康信息质量的研究，也研制开发了一些权威性的评价工具。而现阶段我国的公众健康信息质量评价研究大多停留在对国外的评价工具、评价体系的总结和评述，以及借鉴一些国外已有的指标体系和工具进行实证评价研究等。

（一）健康信息质量评价体系构建

开展网络健康信息质量评价，首先需要设置科学合理的评价指标体系，通过对国内外不同的健康评价指标进行归纳总结，可以将健康信息评价指标分为两大类：基于网站内容和基于网站设计的评价指标。

1. 基于网站内容的质量评价指标　网站内容的质量评价指标主要包括相关性、及时性、可信度和易读性 4 个方面。其中相关性是指网站内容与主题的相关程度；及时性是用来衡量网站内容是否最近发布或更新；可信度指网站内容的可靠程度；易读性指网站内容是否易于阅读和理解。

2. 基于网站设计的质量评价指标　网站的设计质量由易用性、可访问性、美观性、导航性、交互性和隐私保护 6 个一级指标进行评价。其中易用性指网站是否易于学习使用；可访问性指用户进入

网站的途径是否多样、是否支持多语言访问以及访问速度是否令人满意；美观性指网站的整体风格是否令人愉悦；导航性指网站的导航菜单是否符合逻辑，以及用户是否能够轻松地前进和返回；交互性指网站是否支持交流互动；隐私保护指网站对用户及其操作数据的收集及保护。

尽管目前国内外对于公众健康信息质量评价均开展了相关研究，但是总体来说，仍然存在缺乏对用户实际应用的探讨、评价指标体系过于宽泛复杂、可操作性差等问题。

（二）公众健康信息质量评价意义

1. 提高公众健康信息资源质量 采用科学合理的评价体系评估判断健康信息满足公众需求及达到既定目标的程度，可以有效区分健康信息的优劣程度，改善不同类型健康信息质量参差不齐、重复性高等问题，同时可为打破信息壁垒，破除"信息孤岛"提供支撑，更好地满足公众健康信息需求。

2. 提高公众健康信息服务质量 公众健康信息质量评价工作可有效提高公众健康信息质量，从而提高公众健康信息采集、组织、规划、资源配置以及储存等各项活动的效率，从而达到"事半功倍"的效果。

3. 改善信息贫困问题，提高社会健康信息福利 开展公众健康信息质量评价可帮助公众更加有效地获取、正确理解与应用健康信息，从而为解决不同人群面临的"数字鸿沟"及"信息贫困"问题提供解决方案。健康信息质量评价工作可以帮助公众更好地享受健康信息产品及服务带来的收益，同时为政府及有关部门开展公众健康信息服务及相关基础设施建设提供指引，从而确保公民能够平等地获取、利用相关的健康信息资源及服务，保障公民的健康权利和信息权利，提高公众健康素养，改善健康相关行为，切实提高公众健康水平。

4. 促进公众健康信息服务发展 有效的公众健康信息质量评估可以进一步揭示健康信息的使用价值，从而更好地发挥健康信息的教育、引导、协调及决策功能，提高公众健康信息服务效率。公众健康信息质量评价工作为满足不同消费者群体的健康信息需求提供指引，同时可以正确引导社会舆论，及时防止健康相关谣言的扩散，为公众健康信息服务提供有效保障。

第二节　公众健康信息质量评价体系

一、公众健康信息质量评价理论

（一）公众健康信息质量评价的含义

公众健康信息质量评价指采用统一、严格的评价体系或者有效的评价工具来科学地分析、评价公众所接触的健康、医疗方面的信息质量的过程。评价公众健康信息的目的是科学正确地引导公众及时获取、辨别、选择和利用真实有效的健康信息，为疾病诊断、健康水平及健康素养提升以及降低医疗风险提供支撑和保障。对健康信息质量进行评价，一方面能够正确地引导公众辨别信息真伪、选择有用的健康信息作参考，另一方面也可提高健康信息质量，增强医疗保健、疾病干预与辅助治疗的效果。

（二）公众健康信息质量评价的相关理论

1. 认知理论 是个体对外界信息经过编码、存储、提取和输出的加工过程，在头脑中形成不同的认识，是一种理性的思维过程。随着大数据时代的到来，信息资源的形式和内容得到了极大的丰富，不断触发公众的认知活动，影响公众的认知能力。公众依托各种信息平台获取信息，享受各种信息服务，其中包含了信息的组织结构、目标指向和交互方式，体现为用户在信息检索过程中对信息组织形式的反应，对信息内容的满足程度以及与系统的交互体验。用户在使用系统的过程中，会潜意识地开展理性思维认知过程，在与系统交互中不断地对信息进行加工处理，来完成信息的理解、判断和推理，由此形成对信息质量的判断。例如，公众在获取健康信息时会对信息渠道中的交互信息进行认知分析，同时也会对获取健康信息的客观性、准确性等进行理性分析，根据分析结果产生信息质量的评价结果。

2. **信息传播模式** 美国学者哈罗德•拉斯韦尔（Harold Lasswell）从传播学角度对人类社会的信息传播活动进行了研究，阐明了传播过程模式理论，用 5 个要素对复杂的人类传播过程进行描述，即"5w"，分别是信源（who），即信息的传播者，是信息传播活动发生的首要因素，是启动信息传播过程的原动力；信息（say what），即传播的内容，反映出信息的性质，是信息传播的第一要素；信道（in which channel），即信息传播所必须经过的中介或借助的物质载体，互联网时代，信息平台成为信息传播的重要信道之一；信息接收者（to what），即信宿，是传播的目的地；效果（with what effects），即传播者发出的信息经媒介传至信息用户，从而引起信息用户对所接收信息的感知。哈罗德•拉斯韦尔的信息传播理论为网络健康信息质量评价提供了新的思路，即可以从信源、信息内容、信息平台、信息用户角度进行公众健康信息质量评价。

香农 - 韦弗传播模式也是一种重要的传播模式，1949 年美国两位学者克劳德•香农（Claud Shannon）和韦弗（W. Weaver）在《传播的数学理论》中首次描述了电子通信过程。随着科技的不断发展，该模式为信息传播过程提供了启发。香农 - 韦弗传播模式直观描述了信息的传播过程，信源处产生信息后经编码操作进入信道，信道传输中会受到干扰，影响信息质量，最后经译码后传递给信宿。公众健康信息的传播过程同样遵循这一信息传播模式（图 4-1）。

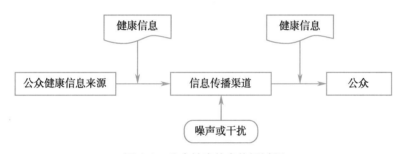

图 4-1 公众健康信息传播过程

3. **系统论** 任何研究对象均可被视为一个包含多个部分和要素，且处于动态变化状态的系统。将公众健康信息质量评价活动看作一个整体，也可以视为一个复杂的系统。

系统是由两个以上的要素（或部分）组成的整体，系统要素之间存在一定的关联，每个要素在系统中发挥着特定的功能和作用，从而形成了一定的结构和秩序。系统通常具有以下三个显著特征：一是集合性，即系统是两个以上要素的集合；二是整体性，即各个要素通过相互联系作用共同构成一个整体；三是层次性，即系统内各要素之间具有一定的层次，在发挥功能或作用时各要素的重要性不同。

系统论的理论基础可以概括为以下五点。

（1）系统内部各要素之间相互联系及相互作用，这是系统的核心。因此，在开展公众健康信息质量评价工作时，要把公众健康信息视为一个整体，在此基础上，分析影响健康信息质量的不同因素之间的关系及作用方式，研判各要素之间的制约关系和关联强度，发掘公众健康信息的特征。

（2）任何系统都由相互区别的要素（环节）所构成。在公众健康信息质量评价研究中，公众健康信息的采集、组织、管理、传播、应用等各个环节均会对公众健康信息质量产生影响，同时各个环节对于信息质量的影响途径和作用效果均有所不同，因此在评价过程中应分别进行研究，并针对各个环节提出针对性的评价结果和对策建议。

（3）任何系统均具有一定的结构层次，任何系统均可分解出一系列的子系统，每个子系统也具有其特定的层次和要素（部分）。因此，在开展公众健康信息质量评价工作过程中，应从不同层次出发进行深入调查分析，以得出科学合理的评价结果。

（4）任何系统均处在特定的环境之中，受到环境的制约。系统对于环境的适应性是系统生存的关键。系统的外部环境和内部环境均会对系统产生影响，在分析各环节和要素对于信息质量的影响的同时，应充分考虑环境因素对于信息质量的制约和限制。

（5）任何系统都有一定的目的，系统的目的决定着系统的基本功能。将公众健康信息质量评价视为一个整体时，应首先确定评价工作的目的和服务对象，从而使评价工作产生的效益最大化。

系统的全部活动可分为输入、转换、输出三个环节，任何系统的功能和任务都是把一定的输入转换成一定的输出。输入是指环境对系统的作用，如开展在线健康社区信息质量评价工作时，在线健康社区作为外部环境向评价工作这一系统输入信息。转换是指系统内部对接受的物质、信息等进行加工处理或改造，使其转换成另一种形态的物质或信息。例如开展在线健康社区信息质量评价工作时，在线健康社区中的一系列问答信息则会被分解为信息来源、信息内容、信息表达等环节进行逐一评价，再转换为各个评价指标的评价结果。输出是指系统将转换后的物质、信息输送出去，对环境产生作用。任何系统的根本目的在于输出，即对环境产生作用和做出一定的贡献。例如，在线健康社区信息质量评价的结果即提出相应的对策建议，使在线健康社区提供的信息更易于理解使用，并产生更好的效果，包括但不限于改善公众健康行为、提升健康素养等。

4. 行为决策理论　公众健康行为不仅为医学和公共卫生领域所关注，也是社会学以及行为决策科学研究的重要内容。从行为决策的角度来看，健康行为与其他行为类似，是人在面临确定或不确定情境下的复杂的决策过程。而公众健康信息质量评价作为健康活动的一部分，则是不同人群在不同环境下判断健康信息的价值并做出健康行为决策的过程。人们往往在互动情境中做出健康行为决策，且在行为决策的同时面临着风险。与此同时，个体的健康行为决策并非绝对理性，相反往往是非理性的。行为及决策情境、人际关系、文化差异和风险偏好以及其他社会及环境因素等均会对行为决策产生影响。由于健康信念理论难以很好地解释和预测非理性情况，且多适用于个体健康行为决策分析，而非社区或群体倾向的健康行为分析。因此，在对公众健康信息评价过程中，需结合健康信念理论与行为决策理论，对人们如何进行判断和选择进行全方位地分析评价，以帮助理解和改善健康决策及健康行为。

行为决策理论的研究范式分为三个步骤：首先提出行为特征相关假设，然后通过科学的方法对假设进行验证，最后得出结论。许多实证方法均适用于验证假设，包括但不限于观察法、调查法和实验法等。

从行为决策理论的研究范式来看，任何决策的产生都离不开三方面的要素：决策的情境因素、个体/群体的信念特征和个体/群体的偏好结构。

公众健康信息质量评价作为一种健康信息行为，是公众在社会政治、经济及文化环境等共同影响下，综合权衡自身需求和期望、外在限制条件以及环境而做出的一种健康行为决策。这种行为决策能够直接反映公众对于健康信息的需求，并且能够体现在既定环境作用下人们做出行为决策的主观能动性和决策逻辑。公众健康信息质量评价作为公众健康信息行为决策的重要部分，也为国家制定医疗卫生服务政策提供依据和现实基础。因此，公众健康信息质量评价研究在公众健康信息服务乃至医疗卫生服务需求研究中具有无可替代的重要地位。

5. 网络信息质量评价理论　随着网络信息的海量增长，信息质量参差不齐。信息质量评价是信息质量管理中的关键内容，对于信息质量的控制有着十分重要的意义。信息质量评价最初是从信息本身出发进行研究的，随着对信息质量的研究，学者发现信息质量不仅存在一些规范性属性，还存在着满足信息接收者需求的属性。信息质量本质特征为"适合于使用"，主要是基于信息接收者角度进行测量，衡量信息是否给信息接收者带来好处，从而摆脱了信息对错的限制。由此可见，对于信息质量的研究已经经历了从最初的数据、产品为主要对象的评价到从用户视角的评价，再到数据和用户视角相结合的信息质量评价发展。

当前，网络信息资源评价和网络信息质量评价存在部分内容重合，但是两者并不是同一种概念，更不是一种等同关系。其主要原因是用户在理解信息资源对象时的角度和立场存在明显差异。两者具有本质的差别，信息资源评价主要目的是对某一主体中的信息资源功能状况、效益情况、资源作用、质量高低等进行衡量，评价内容应当是信息资源的组织水平、加工水平、数量、状态、信息成本以及信息本身。而信息质量评价是以用户为出发点和以满足用户对信息的需求和期望为导向的信息评价，这种评价带有明显的主观价值取向，能够对信息资源的优劣进行测评。

网络信息质量评价的研究已细分多个范畴和主题领域，网络信息服务质量和网络信息资源质量的研究开展的时间较早，提出了许多重要的理论和模型。

网络信息服务质量可定义为用户在接受信息服务过程中的感受和对信息服务结果的效用的综合认识，以及与其对服务的期望相比较的结果。学者从不同角度构建了网络信息服务质量评价指标体系。如 A.Parasuraman 等在服务质量评价量表的基础上提出了 e-SERVQUAL 量表，其核心指标由效率、可靠性、完成性和隐私性组成，用来评价网络信息服务质量。

网络信息资源是指网络信息活动中所有要素的总和，包括信息内容、网站页面、与网络相关的信息技术和信息人才等资源。当前，网络信息资源评价指标体系兼顾定性指标和定量指标，从信息内容本身的内部特征和网站、网页的外部特征两个方面入手。但是对于评价指标的选取，学界并没有达成完全一致意见，大多数研究包括全面性、可信度、权威性、准确性、时效性、可用性（界面、导航、链接）等，以及目标用户、多媒体设计、交互性、费用、安全性等指标。

（三）公众健康信息质量评价指标构建的原则

公众健康信息质量评价依赖于一套评价指标的有效建立，若要顺利开展健康信息质量评价，需预先建立一套完整、科学的评价指标体系。建立科学、合理的评价原则是保证公众健康信息质量评价效果的重要前提，对于评价指标体系的构建十分重要。

1. 目标导向性原则　建立公众健康信息质量评价指标体系的过程中需要认真考虑每一个指标的目标导向，并深刻认识整体的指标体系中的目标导向性作用。对公众健康信息质量进行评价，目的是分析有价值的评价信息，进而观察目前健康信息存在的质量问题，提出相应的解决对策，以实现更为优质的公众健康信息供给。

2. 科学性原则　公众健康信息质量评价应该建立在科学合理的分析基础上，每个具体的评价指标都需要具有明确的含义，这也是保证所构建的评价体系准确、全面、合理的依据。在构建公众健康信息评价指标体系时，需根据健康信息供给的现状，阅读相关文献，参考前人研究，寻找理论支撑，构建健康信息质量体系框架，选定计算健康信息质量的方法，对数据进行合理的处理和分析，尽量减少主观臆断，从而保证评价体系的科学性，并为公众健康信息质量的提升提供理论依据。

3. 系统性原则　公众健康信息质量的评价指标体系包含能够有效反映公众健康信息特征的一类指标，确保每个评价指标都可以真实准确地反映公众健康信息质量的实际情况是保证公众健康信息质量评价体系的客观性的前提。评价体系不是一个简单的集合，而是一个整体，一个系统。因此，不能将体系的每个指标进行单独分析，应该按照分析、比较、综合、判断的思维方式进行指标构建，从而保证评价体系的系统性原则。

4. 可操作性原则　第一，操作的简单性。在计算指标权重值、收集问卷数据的方法上都需要尽量简单、可行。第二,平衡客观与主观评价指标占比。在选择信息质量评价指标时,应该合理选择主观和客观评价指标,最大限度地选择已有的客观评价指标,尽量少用新的主观评价指标。第三,指标的可靠性。在指标的选取过程中,应当着重考虑指标的可靠性,即当公众健康信息内容发生变化时,所选择的指标可以灵活显现变化的预兆和相关的特征。

二、公众健康信息质量评价流程

公众健康信息质量评价按照流程可分为:评价准备、评价实施和评价结束三部分。

1. 评价准备　主要包括:①确定评价内容,即根据公众健康信息的服务对象和服务需求确定公众健康信息质量评价的界限。②明确评价目标。公众健康信息质量评价工作的目标不同,考虑的因素也有所不同。如果信息质量评价工作的目标是为了对公众健康信息进行有效组织,则需要注重对公众健康信息来源、健康信息采集和组织工作质量等进行评价。如果信息质量评价工作的目标是实现公众健康信息的有效传播利用和提供高质量的公众健康信息服务,则还需考虑公众健康信息的传播渠道及服务形式,并进一步分析和考虑相关因素。③公众健康信息的搜集与分析。根据评价内容和评价目标,采用适当的方法对健康信息和数据进行搜集,在此基础上,分析影响信息质量的主要因素,以及各因素之间的关联。同时为了保证评价数据来源真实可靠,可在构建评价指标体系时预先设定若干个容易核实和考证的关键指标,通过对关键指标进行抽样调查来确定评价数据的准确程度。

2. 评价实施　①确定评价指标体系。评价指标是衡量评价对象的具体尺度,公众健康信息质量评价应根据评价目标和对象建立科学客观、准确合理、完整统一的尺度,即评价指标体系。②选择合适的评价方法。不同的评价内容和评价指标所适用的评价方法也有所不同,因此在评价实施过程中需选择客观合理、行之有效、认可度高的评价方法,并注意不同评价方法的适用范围和约束条件。③单项评价与综合评价。单项评价即针对某一方面进行详细的评价,以突出系统的特征。综合评价则是在单项评价的基础上,利用各种评价模型和相关信息,充分考虑资源与效益的关系,从系统的观点出发综合分析,设计科学合理的评价方案。④统筹协调。在公众健康信息质量评价过程中,需充分考虑评价目的和健康信息的特点,综合协调国家政策、社会环境、经济条件以及技术基础等方面的因素,以得到科学合理的评价结果。

3. 评价结束　①评价结果分析。在得到单项评价和综合评价结果的基础上,应从多个角度(如国家政策—社会公众—个人等)总结得出一些有针对性的对策建议,起到参考启示的作用。②评价过程总结。对评价结果及评价实施过程进行总结,保存记录。

三、公众健康信息质量评价指标

总体而言,公众健康信息质量评价指标按照其来源分为两大类:一类是综合的、研究者自定义的质量评价指标;另一类是已存在的、经检验的质量评价指标。其中,学者构建健康信息质量评价体系的指标又可分为基于健康信息内容和基于健康信息网站设计的评价指标。下面介绍常用的健康信息内容质量评价指标、健康信息网站设计质量评价指标和健康信息质量评价工具。

（一）健康信息内容质量评价指标

健康信息内容质量由相关性、及时性、可信度和易读性4个一级指标进行评价。

1. 相关性　是指健康信息内容与研究主题的相关程度,包括疾病描述、诊断、治疗及全面性等二级指标。

2. 及时性　用来衡量健康信息内容是否最近发布或更新。

3. 可信度　是指健康信息内容的权威性和可靠程度,包括信息公开、网站属性、第三方认证、网络声誉和内容展示等18个二级指标。其中,信息公开是指网站是否对其目标、内容提供者姓名及资质、所有人、赞助商等公开显示,以及是否对利益关系、广告政策及目标人群等进行声明。网站属性是指针对网站自身的信息来源、所获得的外部支持及编辑政策等内容的标注和说明。第三方认证是指网站是否经过某些国际公认的资格认证,如罗宾·卡麦尔(Robin N. Kamal)等人在对"拇指腕掌关节炎"相关网站进行筛选时,要求网站必须经过 HONcode 认证。

4. 易读性 是指健康信息内容是否易于阅读和理解,由一种或多种特定量表结合测量。

健康信息内容质量的具体评价指标如表 4-1 所示。

表 4-1 健康信息内容质量评价指标

分类	一级指标	二级指标		测量内容
内容质量	相关性	治疗方法及过程		治疗的风险
		治疗的好处		症状及不治疗的后果
		决策支持		生活质量
		疾病诊断		医院及药物信息
		全面性(特定疾病相关)		
	及时性	发布日期		最近一次更新日期
		更新频率		下一次更新日期
	可信度	一信息公开		一归因性
		网站目标		信息来源
		作者姓名及资质证明		外部支持
		编辑政策		网站所有人 / 机构
		一网站知名度		财务公开和利益冲突
		搜索结果中网页排名		专家推荐
		联系方式		所获荣誉
		目标人群声明		网站资格认证
		一第三方认证		一内容展示
		HON 认证		态度客观 \ 中立
		拼写错误		
	易读性	以特定量表测量		FRES、FKGL 和 SMOG

上述相关性、及时性和可信度三个维度的指标一般由健康信息质量评价体系进行综合测量,易读性则由专门的工具进行测量。对于易读性,最常用的三种评价工具是 FRES(Flesch reading ease score)、FKGL(Flesch-Kincaid grade level)和 SMOG(simple measure of Gobbledygook)。其中,FRES 由鲁道夫·弗莱士(Rudolf Flesch)提出,通过公式计算对文本的可理解水平进行测量。FKGL 是比特·金凯德(J. Peter Kincaid)等人 1975 年提出的,主要测量字符长度和句子长度,与 FRES 算法类似,但对各指标赋予了不同的权重。SMOG 由艾米·海德曼(Amy S. Hedman)于 2008 年提出,通过测量理解一段文本所需要的时间来对易读性进行评价。

(二)健康信息网站设计质量评价指标

随着《"健康中国 2030"规划纲要》的发布,基于互联网的健康服务蓬勃发展,互联网以其方便、快捷的优势成为公众获取健康信息的重要渠道,众多健康信息网站已成为公众健康信息供给的重要渠道。根据认识论中信息的三元结构,信息质量由信息内容的质量、信息符号的质量和信息接收者对信息的解释与效用的质量构成。而健康信息网站作为健康信息符号的载体,其设计质量将直接影响健康信息的总体质量。

健康信息网站的设计质量由易用性、可访问性、美观性、导航性、交互性和隐私保护六个一级指标进行评价。

1. **易用性** 是指网站对于公众来说是否易于学习和使用,主要从是否有站内搜索引擎和多媒体功能、字体和屏幕是否可以调节、是否有内置词典和自助服务以及是否链接到相关网站等方面进行测量。

2. **可访问性** 也称易获得性,是指用户进入网站是否方便、途径是否多样、是否支持多语言访问以及访问速度是否令人满意等。

3. **美观性** 是指网站的整体风格是否令人愉悦,主要从标题描述、图文排版、有无广告以及风格是否统一等方面进行测量。

4. **导航性** 是指网站是否具有清晰、有逻辑的导航菜单,以及用户在站内是否能够轻松地前进和返回。

5. **交互性** 是指网站与用户、用户与用户可以进行交流和互动,主要包括发帖、回帖,点赞、评论、分享、用户反馈、专家解答等。

6. **隐私保护** 是指网站对用户及其操作数据的收集及保护,主要从网站是否对其进行声明和用户是否可以匿名使用网站两个方面测量。健康信息网站设计质量的具体评价指标如表4-2所示。

表4-2 健康信息网站设计质量评价指标

分类	一级指标	二级指标	测量内容
网站设计	易用性	多媒体功能	站内搜索引擎
		链接到相关网站	图文展示容易辨认
		工具栏及自助服务	字体大小可调节
		内置在线词典	屏幕大小可调节
	可访问性	多种语言支持	访问速度
		可检索性	链接有效性
		费用	多种搜索引擎支持
	美观性	标题/副标题/描述	图片的使用
		风格统一	没有广告
		图文排版	极简的风格
	导航性	有逻辑的导航菜单	前进或返回很容易
	交互性	信息交流(如论坛)	用户反馈
		联系站长	专家在线帮助
		分享至社交网站	用户调查
	隐私保护	隐私保护政策	匿名使用

(三)公众健康信息质量评价工具

公众健康信息质量评价工具可按照适用范围分为两类:通用质量评价工具和医学领域专用质量评价工具。前者不区分领域,适用于所有主题的健康网站质量评价,而后者针对某一特定医学领域有其特定的评价标准。此外,还有学者使用 Alexa 和 Google PageRank 等网页排名查询工具、CARS列表等网络信息资源质量评估框架作为健康信息质量评价的辅助工具。

1. **通用质量评价工具** 通用的质量评价工具不区分医学领域,因此其评价标准更全面,大多涉及内容和设计两个方面。认可度较高、使用率较频繁的通用质量评价工具包括 DISCERN、HONcode、LIDA、Michigan Checklist 和 JAMA(表4-3)。其中,HONcode、LIDA 和 Michigan Checklist 是专家健康信息网站常用的标准,而其他质量评价工具的结果由用户主导。在这些常用工具中,HONcode 和 DISCERN 的使用频率最高。

表4-3　5种常见的通用健康信息质量评价工具比较

工具名称	评价内容	题量	评分方式	特点	开发者(年份)
DISCERN	健康信息的可靠性、治疗相关的信息	16	5级 Likert 量表	评价网络健康信息的工具	英国牛津大学医学研究所(1999)
HONcode	权威性、补充性、保密性、归源性、合理性、透明性、赞助公开和广告政策	8	定性评价	适用于医学和健康网站的行为准则	健康在线基金会(1999)
LIDA	网站的可访问性、易用性、可靠性等	41	4级 Likert 量表		Minervation 咨询公司(2007)
Michigan Checklist	权威性、时效性、准确性、可访问性等	43	Yes/No	评价健康网站的内容和应用	密歇根大学(1999)
JAMA	权威性、来源、更新时间、信息频率等			纸质和网络健康信息的评价工具	Silberg(1997)

（1）DISCERN:是由英国国家健康服务体系(National Health Service,NHS)资助,英国牛津大学医学研究所公众健康和初级卫生保健部于1999年研发的疾病治疗选择信息评估系统,用来帮助用户评估网络健康信息的可靠性,是首个由用户评价网络健康信息的工具。如表4-4所示,DISCERN 共由16个5级李克特(Likert)量表组成的问卷,涉及健康信息的可靠性、与治疗方案有关的信息质量以及对健康信息的总体评价。作为一项专门评价疾病治疗方案选择的工具,DISCERN 主要强调信息的可靠性,注重健康信息的内部特征,并且关注的层面更加具体,要求网站描述所有治疗的作用机制、疗效和风险,清楚地说明可能有的其他治疗选择,不治疗会发生什么,治疗选择对生活质量的影响等。

表4-4　DISCERN 的评价指标

一级指标	二级指标
可靠性	目的是否明确
	是否达到目的
	是否切题
	信息来源是否清楚表明
	是否表明信息产生时间
	是否均衡、公正
	是否提供了其他信息的来源
	是否提到了不确定领域
治疗选项	是否描述了每一治疗的作用机制
	是否描述了每一治疗的疗效
	是否描述了每一治疗的风险
	是否描述了如果不治会怎样
	治疗选择对生活质量的影响
	是否清楚地说明治疗的选择不止一个
	是否列出了需要考虑和与人讨论的问题
总体评分	总平均得分

（2）HONcode:是由健康在线基金会(HON)于1999年发布的适用于医学和健康网站的行为准则。其服务对象主要包括两大类,即普通大众和网站发布者(包括认证过程中网站的所有者)。对于

网站发布者，该准则是为了让网站开发者在发布信息的时候，遵循一个基本的道德标准；对于普通用户，该准则旨在确保读者能够获知网站信息的来源和目的。HONcode 旨在解决网络上健康护理信息的可靠性和可信度问题，主要包括权威性、补充性、保密性、归因性、合理性、网站联系人员、赞助商、广告及编辑政策的诚信性 8 项准则，如表 4-5 所示。作为较为权威的第三方认证标准，目前已有 102 个国家 7 300 多个认证合格的网站使用该健康网站行为准则，HONcode 也是目前在线医学健康信息领域内发展历史较长、实际商业使用较为广泛的一套准则。

表 4-5　HONcode 的八大准则

准则	准则内容
1. 权威性	本网站提供的所有医学健康信息和建议均来自受过专门医学健康训练的合格人员。如果有不属于上述来源的内容，本网站将清楚地予以注明
2. 补充性	本网站提供的医学健康信息旨在推动和促进病人 / 网站访问者及其医生之间的关系，而非取代这些关系
3. 保密性	本网站对病人 / 网站访问者的相关资料（包括个人身份）严格保密。网站负责人保证严格遵守有关法律规定。这些规定指的是本网站及其镜像网站所在地，国家和州 / 省制定的保护医学健康个人隐私的法律规定
4. 归因性	对于网站上提供的医学健康信息，本网站会尽可能指明其资料来源，可能的话，通过超链接指向其材料来源。临床网页的最后修改日期将清楚地注明（比如，在该网页末端注明）
5. 合理性	本网站将采用上述第 4 项规定的方法，恰如其分地、中肯平衡地介绍某一特殊疗法、商品或服务的益处和功用
6. 网站联系人	本网站的设计者将尽可能采用清楚明了的方式提供医学健康信息，并提供联系地址，供网站访问者进一步索取资料或获得更多支持。本网站管理员的电子邮箱地址也会清楚地列在网站中
7. 赞助商	本网站将公开其所有支持者，包括所有对本网站提供了资金、服务或材料的营利和非营利组织的名称
8. 广告及编辑政策的诚信性	如果广告费是网站的一项资金来源，本网站将在网页中清楚注明，并简要介绍网站广告政策。广告和其他促销信息在网站上的表达方式会明显有别于本网站的医学健康信息

（3）LIDA：由英国卫生保健领域 Minervation 咨询公司于 2007 年开发，在线测量网络健康信息内容和设计的评价工具，也是行业内较为认可的评价标准。LIDA 由 41 个问题构成，每个问题由 4 级量表评价（0-3，0 = Never，1 = Sometimes，2 = Mostly，3 = Always）。问题 1~6 评价的是"可访问性"（accessibility），包括评价网站是否满足万维网联盟（World Wide Web Consortium）的标准；问题 7~24 评价的是"易用性"（usability），包括信息表达的清晰度、网站设计的一致性、是否设有有效的浏览和检索功能、是否有互动媒介（interactive media）等问题；问题 25~41 评价的是可靠性（reliability），包括网站的更新频率、利益突出、内容编辑的方法以及内容的准确性。

（4）Michigan Checklist：密歇根大学公众健康网站评价工具（University of Michigan consumer health web site evaluation checklist），由密歇根大学于 1999 年开发，主要评价健康网站内容和应用，共 11 项指标，包括权威性、时效性、信息内容、资源范围和筛选标准、受众、价值、准确性、广告、导航、速度和可访问性，设有 43 个问题，问题回答方式均为 Yes/No，每个问题根据不同权重赋值（1~3 分）。

（5）JAMA：是由 JAMA 的西尔伯格（Silberg）于 1997 年开发的、用于评价纸质和网络健康信息的评价工具，主要由作者、属性、信息披露、及时性等核心准则组成。

2. 医学领域专用质量评价工具　特定医疗主题使用的质量评价工具，其评价指标大多集中在内容方面。如 ADWCC（adapted depression website content checklist）是专门用来测量网络上关于抑郁症信息的评价工具，包括症状、预判与治疗等 10 个指标。又如 ELF、MIDAS 和 CIRF 是对药物信息进行测量的三种评价工具。

3. 辅助性质量评价工具　除专用于评价健康信息质量的成熟指标体系外，还有学者使用其他工具用于辅助健康信息质量的评价。如 Alexa 和 Google PageRank，二者是网页排名查询工具，可查询网页排名以衡量其易获得性和受欢迎程度，用于辅助评价健康信息来源的质量。又如 CARS 列表是主要用于评价网络信息资源质量的评估框架，其目的是区分高质量信息和低质量信息。CARS 列表主要包括四个维度，即可信度（credibility）、准确性（accuracy）、合理性（reasonableness）和相关支持（support）。每个维度下面均包含具备这些特征的衡量指标及缺乏这些特征的衡量指标，如表 4-6 所示。

表 4-6　CARS 列表

特征	分类	衡量指标
可信度	具备特征	作者的身份标识
		质量监控
		元信息（摘要、评价）
	缺乏特征	匿名性
		缺乏质量监控
		否定性信息
		错误的语法和错别字
		感情真挚伴随着夸张或绝对
		声称独特、机密的信息或主张期望被广泛讨论的戏剧化的影响
准确性	具备特征	时效性
		全面性
		受众和目的
	缺乏特征	文中未注明日期
		含糊不清或非全面的概括
		老日期，信息知识变化迅速
		片面的观点或不承认反对的观点
合理性	具备特征	公平性
		客观性
		适度性
		一致性
		世界观
	缺乏特征	无节制的语言或语气
		过分的申明
		故意夸大的重要性程度
		利益冲突
相关支持	具备特征	源文档或参考书目
		佐证
		外部一致性
	缺乏特征	没有确切来源的数字和统计
		需要却缺少源文档来源
		在其他资源中找不到相同的信息或知识

四、公众健康信息质量评价方法

公众健康信息质量评价常用的方法包括：德尔菲法、模糊综合评判法、层次分析法、线性回归分析法，部分学者在构建指标体系及计算评价结果时也会使用问卷调查法和主成分分析法。以下对每种质量评价方法进行具体介绍。

（一）德尔菲法

德尔菲法（Delphi method）是采用背对背的通信方式征询专家小组成员的预测意见，经过几轮征询，使专家小组的预测意见趋于集中，最后做出符合市场未来发展趋势的预测结论。德尔菲法依据系统的程序，采用匿名发表意见的方式，即团队成员之间不得互相讨论，不发生横向联系，只能与调查人员进行联系，反复填写问卷，集结问卷填写人的共识及搜集各方意见，经过几次反复征询和反馈，专家组成员的意见逐步趋于集中，最后获得具有很高准确率的集体判断结果。

德尔菲法在公众健康信息质量评价指标体系建立中的基本操作过程包括以下部分：经专家们审核所需要研究的问题后，将问题加以整理并统计，然后把不同的意见以匿名的方式反馈给各位专家，以同样的方式再次征集专家们的意见，直到得出较为统一的意见为止（图4-2）。

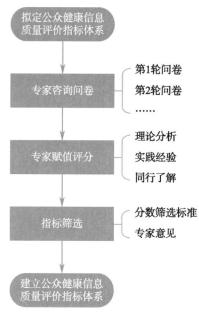

图4-2　德尔菲法的操作流程

（二）模糊综合评判法

模糊综合评价法（fuzzy comprehensive evaluation method）的理论基础是模糊数学。该方法以模糊逻辑中的隶属度特性将定性的问题转变为定量的问题，总的来说就是采用模糊的概念去综合评价影响因素过多的对象。它非常适用于非线性、模糊且不易用具体量来描述的问题，其输出结果简单明了，具有很强的系统性。在进行评价操作的过程中，主要是基于模糊数学理论中的精确值模糊化以及以隶属度为主的判断方法。

将该方法应用到信息质量的评价过程，即是评价以信息质量的指标对应的模糊参数，首先需要经过构建指标集、评语集、权重集和评价矩阵来进行单个指标的评价，然后按照从低到高的顺序将各层的评价结果按输出、输入的方式连接，分别计算每一层的结果，直到最终得到总的模糊评估结果。此研究方法利用模糊数学的优势，区别于传统的精确模型，重点考虑到不同信息资源的质量的模糊性，同时模糊与实际的真实相结合，能够根据实际应用得到客观、有效的精确结果。

（三）层次分析法

层次分析法（analytic hierarchy process，AHP）是指将一个复杂的多目标决策问题作为一个系统，将目标分解为多个目标或准则，进而分解为多指标（或准则、约束）的若干层次，通过定性定量相结合的方法算出层次单排序和总排序，最终得出决策方案的系统方法。

具体实现过程为：首先把问题的决策依据不同程度的目标、准则划分多个层次，再根据所得判断矩阵，基于其特征向量计算每层元素相对前一层元素的有限权重值，然后采用加权法得出备选方案相对总的决策目标的权重值，所得到的最大的权重值即为最优方案。层次分析法对具备不同层级指标的系统且每一层的目标值不以定量方式表达的问题较为适用，其核心步骤为构造每一层目标的判断矩阵，计算相应的最大特征根。经过归一化后的某层特征向量 W 即是该层评价指标对前一层指标的相对权值。层次分析法在公众健康信息质量评价指标权重计算中的流程如图4-3所示。

（四）线性回归分析法

线性回归分析法（linear regression analysis）基于数量巨大的样本数据得出因变量与自变量间的表达式，再分析、检验所确定的表达式的可信度，依据可信度找出对整体影响比较显著和比较不显著的特定变量，并根据表达式以一定数量的变量值来预估、控制某一特定变量的值，最终给出此类预测、控制方法的准确度。如选取的变量较少，容易丢失信息；选取的变量较多，直接用各项指标作为回归的变量，回归模型可能会发生多重的共线性情况。因此，首先采用主成分分析法将评价指标加以综合，使综合后的指标个数减少，再以主成分分析法得到的综合指标构造线性回归模型，以消除由于较多的变量和变量之间的相互影响而产生的多重共线性，提高模型评价的精度。

（五）问卷调查法

问卷调查法（questionnaire survey）所获的用户数据结果通常作为模糊综合评判法等的分析基础。问卷调查的基本程序为：在公众健康信息质量评价指标的假设模型基础上，根据各具体评价指标基本内涵，结合其可操作性定义，设计形成调查问卷初稿。经过研究团队讨论，并征询本领域相关专家意见与建议，修改形成预调查问卷。根据小范围预调查数据分析结果，对部分问项删减合并，并修改和完善部分问项表述，形成正式调查问卷。问卷一般由两部分构成，第一部分为样本基本情况，包括性别、年龄以及学历结构等基本信息；第二部分为调查主体部分，针对假设的质量评价指标，逐一询问受访者对于评价指标的认可程度，问题回答方式采用五级 Likert 量表，例如1～5 依次表示"非常不重要"至"非常重要"。

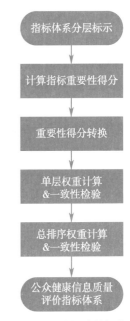

图 4-3　层次分析法的操作流程

（六）主成分分析法

主成分分析法（principle component analysis，PCA）是考察多个变量之间的相关性的一种多元变量统计方法，研究如何通过少数几个主成分来揭示多个变量间的内部结构，它能够较好地保证指标评价结果的客观性，被广泛用于指标合成。

不同评价指标的重要性各不相同，需要对健康信息质量评价模型中各指标的重要性做出计算，因此，可使用主成分分析法对得到的样本数据进行分析并确定各指标对应的权重。在公众健康信息质量评价体系的构建中，主成分分析法的作用还包括确定指标的公共因子、归并与整合变量，对所获的调查数据进行统计分析，检验并修正所提出的公众健康信息质量评价假设模型，构建形成最终的质量评价体系。

主成分分析法的核心思想是在数据集中的不同变量之间可能存在一定相关性，为此，可以通过正交变换将原数据集转化成一组不相关的变量，在保留绝大部分信息量的条件下，选取合适的变量也就是主成分，实现原数据集的降维。因此，在公众健康信息质量评价得分的计算中，主成分分析法还可用于数据降维，从而计算得出最终的质量评价得分。

第三节　公众健康信息质量评价应用

目前，公众获取健康信息的主要来源是网络健康信息。它可以定义为通过网络传播的方式为公众普及健康、疾病及医疗保健等有关的信息。在互联网和移动技术快速发展的推动下，网络健康信息资源日趋丰富。根据中国互联网络信息中心统计报告，我国公众对网络健康信息的需求不断提高，大约 42% 的网络用户关注医疗健康方面的信息；近 27% 的非网络用户愿意为了方便获取医疗健康等信息而上网。网络健康信息的激增打破传统健康信息的壁垒，消除信息不对称等情况，但与此同时，真假难辨的网络健康信息也为用户的信息获取与使用带来诸多困扰，人们对网络健康信息日益增长的需求与目前网络健康信息质量之间的矛盾日益凸显。

网络健康信息质量常被定义为所提供的用来满足用户需求的且比较容易获得的、通俗易懂的、有实际效果的以及可信度较高的信息的程度。健康信息的正确与否切实关系到公众的生命健康。从信息服务满意度的角度来看，质量是评判网络健康信息有效性、价值最大化的重要依据。为了正确引导公众识别、选择正确有效的网络健康信息，为管理网络健康信息传播提供理论支撑，网络健康信息质量评价显得尤为重要，采用严格有效的评价体系或工具来科学系统地分析网络健康信息质量能够有效督促各平台提高健康信息质量，改善信息服务。

从信息来源角度分析，网络健康信息可以分为三类（表 4-7）：在线健康社区、公众健康网站及公众移动端（app、公众号等）等三类健康信息。针对不同渠道的网络健康信息，信息质量评价指标、方法等有所差异，本节将上述构建的公众健康信息评价理论、指标、方法等应用于不同来源的公众健康信息质量评价。

表 4-7   网络健康信息分类表

网络健康信息类型	信息特点
在线健康社区	开放与共享、交互性、多样性、噪声大
公众健康网站	专业性、权威性、丰富性
公众移动端（app、公众号等）	内容简短、载体多样、实用性、隐私安全问题

一、在线健康社区信息质量评价

在线健康社区（OHCs）是指用户基于社交网络技术向专业人士进行医疗问诊、健康咨询等活动的在线社区，其为公众提供了一个针对健康医疗相关问题进行信息交流、经验分享、问答咨询及社会支持的开放式网络平台。对于公众来说，在线健康社区提供了强大的交流平台，充分满足了普通用户、轻症病人及慢性病病人的日常养生保健、自我健康管理、日常疾病控制等需求。此外，在线健康社区也在一定程度上缓解了医疗资源紧张，配置不均衡的问题。近年来，国内在线健康社区发展迅速，已成为人们寻求健康知识和服务的重要平台。

对于信息质量的概念界定，国内外学者展开了深入研究。早期学者对信息质量的研究主要围绕数据的精度、准确度展开，覆盖面较窄。后来其他学者提出，信息质量是一个全面的概念，并指出信息质量还需从用户的角度考虑，可用于衡量信息是否满足用户的信息需求，即信息质量可以表示信息的可用性。针对在线健康社区的用户交互属性，相关研究对于信息质量的界定不仅要考虑到信息本身的质量，而且需要将用户的体验与感知纳入考虑。因此在线健康社区的健康信息质量评价可以从客观信息质量和主观信息质量两个维度展开。其中客观信息质量围绕信息产品、平台、社区展开，主观信息质量则从用户角度出发考察信息可用性等因素。

（一）在线健康社区健康信息质量评价指标

信息质量维度的划分是信息质量评价的重要步骤，国内外已有部分学者针对在线健康社区网络健康信息质量进行研究。早期相关学者主要从信息特性的角度划分信息质量维度，普遍用准确性、完整性、一致性和及时性来评价信息质量。随着研究深入，信息质量维度的划分也逐渐细化，信息新颖性、信息时效性、信息来源质量等均可代表信息质量。随着研究框架的成熟，近期研究主要从信息评价的角度进行划分,大部分学者认为网络信息质量包括信息内容质量、信息表达质量、信息效用质量和信息平台质量等。考虑到健康信息咨询用户对平台情感支持的诉求,在具体应用时可以将信息情感支持作为信息质量评价指标之一。综合来看,在线健康社区的信息质量指标可包含信息来源质量、信息内容质量、信息表达质量、信息效用质量、信息平台质量和信息情感支持六大块(表4-8)。

表4-8　在线健康社区信息质量评价指标

一级指标	二级指标
信息来源质量	可追溯性
	权威性
信息内容质量	信息完整性
	信息准确性
	信息全面性
信息表达质量	信息可读性
	信息可理解性
	信息一致性
信息效用质量	信息实用性
	信息可信性
	信息可行性
信息平台质量	页面设计合理性
	页面设计关联性
	平台隐私保护
信息情感支持	

1. **信息来源质量**　具体用来衡量信息的可追溯性和权威性,医疗健康信息的来源质量是用户在选择接受或者阅读信息时最早关注的因素之一,只有保证信息提供方的真实性,信息来源的透明性,用户才会有继续使用的意愿。

2. **信息内容质量**　用来衡量信息的完整性、全面性及准确性等,信息内容质量是衡量信息质量的关键指标,无论是问诊建议、健康咨询还是病例交流,只有保障信息内容质量才能确保用户的生命健康安全,发挥在线健康社区的实际价值。

3. **信息表达质量**　用来评价信息的可读性、可理解性及一致性,在线社区用户间的交流会产生很多非正式文本,这些文本可能存在诸多歧义以及不完整信息。此外,医疗问诊咨询过程可能会存在一些生僻难懂的专业术语,对于普通用户而言,信息表达质量的高低也会在一定程度上影响他们使用在线健康社区的意愿。

4. **信息效用质量**　用来衡量信息的实用性、可信性及可行性,健康信息提供者提供的医疗健康问答信息,包括但不限于病理知识、诊疗结果判断、疾病预防等,都必须与用户的健康信息需求相匹配。

5. **信息平台质量**　主要包括在线健康社区页面设计的合理性、美观性,社区隐私保护等,可以用来衡量用户使用满意度等。

6. **信息情感支持**　用来衡量平台给予用户的共情与关心程度,在健康社区交流过程中用户往往带有对自己健康状态的疑惑或对病情的恐慌,这个过程中用户会渴望得到信息供给方的鼓励、安慰与尊重,情感支持可以有效缓解用户的不安,提高用户的信息服务使用体验。

（二）在线健康社区信息质量评价方法

在线健康社区的信息质量评价方法主要有:德尔菲法(Delphi method)、层次分析法(AHP)、模糊综合评价法和线性回归分析法等,每种方法均具有各自的优缺点,因此需根据评价内容选取合适的方法开展工作。

1. 德尔菲法 德尔菲法具有集思广益,考虑问题更为全面,可最大限度综合不同专家意见,使评价结果更为合理的优点,但同时存在着评价过程复杂,且依赖于参与专家的经验,评价结果主观性较强等缺点。因此,在开展在线健康社区信息质量评价过程中,应充分考虑咨询专家的研究背景以及对在线健康社区的了解程度,适当结合其他方法以提高评价结果的客观性及准确性。

2. 模糊层次分析法 层次分析法的分析结果以明确数值的形式呈现,客观真实,具有灵活实用、易于理解、系统性高等优点,是健康信息质量评价研究中最常用的评价方法。但构建判断矩阵过程较为复杂,检验过程较为困难。而在线健康社区信息内容多样,且常以口语化文字的形式出现,对于指标分层及指标重要性判断具有较大影响,易导致数据收集不够客观合理,使最终评价结果不可信。而模糊综合评价法可将研究对象中难以量化、模糊的影响因素作为一个集合,将复杂的多因素问题、多层次问题转化成较为简单的分类问题,更易于掌握。因此,在线健康社区信息质量评价过程中,常将层次分析法与德尔菲、模糊综合评价法等方法结合使用,在减少主观因素影响的同时,使数据收集整理的过程更加灵活,提高评价结果的准确性、真实性。

3. 线性回归分析法 线性回归分析方法适用于大量样本数据的分析。利用数据统计原理,对大量统计数据进行数学处理,并确定因变量与某些自变量的相关关系,建立一个相关性较好的回归方程并加以外推,用于预测今后的因变量的变化。相较于前面提及的方法,线性回归能够适应健康信息的爆炸性增长,且其结果具有很好的可解释性,有利于决策分析,帮助信息提供方针对具体指标变量提高信息质量。

(三)在线健康社区信息质量评价应用场景

在线健康社区信息质量评价的应用可以大致分为两方面。首先是单纯针对在线健康信息质量,此类研究主要聚焦于信息质量问题和信息质量的影响因素,通过解决现有问题,探索信息服务质量优化的路径,提高在线健康社区的信息服务能力。而随着研究的深入,在线健康社区信息质量评价开始应用于用户决策、用户共享行为、用户采纳意愿方面的研究,将信息质量评价作为自变量或中介作用深入探究用户行为。综合来看,在线健康社区信息质量评价旨在帮助用户更好地选择健康方案,通过社区交流更好地进行自我健康管理;帮助相关社区平台管理者和设计者有针对性地完善网站建设,更好地为用户提供信息服务。

二、公众健康网站信息质量评价

公众健康网站主要有两种,一是专业网站,专业网站是作为医疗卫生领域组织机构发布和传播专业医疗信息的平台,它们面向网络传播专业的医疗健康信息,如中国疾病预防控制中心网站等。这类网络资源有权威的信息来源,专业程度高,因而普通用户接受程度取决于自身理解水平,但此类专业医疗健康网站与普通用户的互动性比较差。二是综合服务网站,这类网站包括信息服务者的自建网站,如各医院的官方网站。综合服务网站可提供信息查询、网上咨询、预约挂号、远程会诊等服务,向普通消费者提供所需的医疗健康信息。但此类医院和商业性综合服务网站提供的服务往往比较繁杂,用户体验不够好。

(一)公众健康网站信息质量评价指标

各类健康信息评价指标大体一致,但在实际操作过程中,需要结合信息来源的特性,有针对性地选择评价指标。公众健康网站信息来源相较在线健康社区更具权威性,信息主要由权威机构如医院、研究所等提供,所以对于该类健康信息的评价指标选择可能更多要关注信息本身特性如准确性、时效性、可信度等。随着在线健康网站服务的多元化发展,用户的需求不再只是健康信息搜索,更多的像医患沟通交流服务模块、远程挂号会诊模块等相继上线。对在线健康网站质量研究的边界也应相应拓宽,将网站服务质量如响应速度、情感支持等纳入网站信息质量评价指标中。

1.网站信息准确性　其中网站信息的准确性是指网站上提供的信息的准确度,其与专业信息的一致性程度。在线健康医疗网站信息的准确性主要表现在健康信息的正确性和内容的详细程度。准确的健康信息能有效地帮助用户进行个人健康管理,当用户在网站上获得准确信息时,他们会对网站产生信任,从而养成继续使用网站服务的习惯。

2.网站信息时效性　是指网站提供最新信息的能力,在线健康网站信息的时效性主要表现为平台上提供的健康信息是否及时更新。健康信息的时效性会影响用户的使用满意度,如果网站提供的信息迟迟不更新,此类信息也会丧失价值。

3.网站信息可信度　可信度主要体现在信息的真实性上,只有提供真实有效健康知识,才会让用户对网站产生信赖感。虽然公众健康网站的信息来源比较固定,在一定程度上可以减少虚假信息,但也无法完全保证网站所有内容的真实有效,因此仍需要系列工具对信息的真实性进行评判。

4.网站响应性　响应性是评价网站功能的一个重要指标,反映了网站服务提供人员对用户咨询做出初步响应的意愿和速度。在线健康网站的高效响应可以一定程度缓解用户的焦虑,当用户通过在线健康网站进行健康咨询而没能得到在线医生的快速解答时,用户会对网站的信息服务感到失望。

5.情感支持　网站情感支持程度能够体现健康网站对用户实际需求的重视,为用户优化信息界面、提供个性化问候、在问诊咨询过程中使用简单易懂的语言等都能表现出网站服务方对用户的关心和尊重,能够最大程度减少用户的恐惧心理,提高用户的满意度和忠诚度,也是健康网站信息质量的重要评价指标之一。

（二）公众健康网站信息质量评价应用场景

公众健康网站信息质量评价多采用已有的评价工具,如 HONcode、DISCERN、LIDA 等。如今我国人口基数大,医疗健康资源紧缺,普通用户更多会选择权威健康网站的信息,如果人们能够放心有效地使用网站健康信息,在一定程度上能缓解医疗资源的压力,对公众来说可以更好地进行疾病预防、自我诊断。但由于普通民众的知识水平限制和健康信息专业壁垒问题的存在,人们对于健康信息缺乏一定的鉴别能力。对网络健康信息质量进行评估,提高网络健康信息服务水平。因此公众健康网站信息质量评价常应用于规范网站设计,鼓励相关平台为用户创造更优质的健康信息资源。

三、公众健康移动端信息质量评价

在技术飞速发展的背景下,中国已正式进入 Web3.0 时代。随着移动互联网的到来而兴起的智能终端的普及让人们可以随时随地发布自己的信息,同时也可以随时随地获取自己所需要的信息。在此背景下移动医疗开始飞速发展,移动医疗是指通过移动通信技术、借助手机等移动终端来提供医疗信息和服务,通过远程医疗监控和咨询达到提高医疗服务效率、降低医疗成本的目的。移动端的健康信息开始爆炸增长。越来越多的具有相关专业知识的人员通过博客、微博、微信等自媒体进行个性化的表达和知识的传播。从博客到微博、微信,内容越来越简短,载体越来越多样,互动性也越来越强。此外,许多公司将业务重点从 PC 端转向移动端产品开发(app 等),移动端产品提供的信息往往更加碎片化,具有移动便携的特点,app 能够提供流程清晰、简单并需要快速、及时处理的任务,如医院挂号等。app 信息质量取决于运营者的知识水平,信息质量更加参差不齐,规范较少且互动缺乏平等,容易造成对权威的盲从。因此,公众健康移动端的信息质量评价显得尤为重要。

（一）公众健康移动端信息质量指标

移动端的信息质量指标大致和本章一、二节中提到的指标一致,但考虑到移动端比传统信息载体更加个性化和娱乐化,在进行信息质量评价时,除了信息特征指标外,还应将平台设计特征和信息发布特征、传播特征一并纳入考虑,如信息个性化推荐、信息界面设计、信息可获取性等。

1. 信息个性化推荐　个性化推荐系统是互联网与人工智能发展的产物,它建立在海量数据挖掘基础上,可以为用户提供信息服务和决策支持,信息个性化推荐可以帮助用户以更快的速度获取所需信息。普通公众对健康信息的认识往往比较浅显,在检索过程中可能无法准确输入专业名词,如果健康移动端能通过用户的简单描述推荐相关信息,充分满足用户的信息需求,用户使用满意度会大幅提升,最大化公众健康移动端的价值。

2. 信息界面设计　开发 app、微信公众号、小程序等移动端应用程序的目的是为用户提供便利的健康服务。因此在界面设计时,应首先考虑用户的使用喜好,需要适应公众用户的使用习惯,功能要一目了然,方便查找。尤其是健康类移动端的设计要充分考虑受众群体,与其他社交或娱乐软件不同,健康移动端更多的用户为中老年人,相关公司要充分考虑特殊人群的需求,为使用者带来舒适感和安全感,多维度提高用户体验。

3. 信息可获取性　用来衡量用户找到所需信息的难易程度。移动端用户的使用时间的最大特点就是碎片化,信息可获取性会极大地影响用户体验。此外,除了提供健康科普信息,健康类 app、公众号等会为用户提供线上挂号等服务,这些服务对时间的要求较高,只有提高信息的可获取性才能吸引更多的用户使用这些应用。

（二）公众健康移动端信息质量评价工具

移动端的信息质量评价大多通过评价量表,目前学术界使用较多的评价工具为手机 app 评定量表(Mobile App Rating Scale,MARS)以及系统可用性量表(System Usability Scale,SUS)。

1. MARS 量表　主要包括四个客观质量的评价内容和一个主观质量的评价内容。分别为参与度(娱乐、兴趣、定制、互动和目标群体)、功能(性能、易用性、导航、手势设计)、美观(布局、图形、视觉诉求)、信息质量(app 描述的准确性、目标、信息的质量和数量、视觉信息、可信度、证据库)、主观质量(app 推荐、使用频率、付费意愿、整体评级)。量表共 23 个条目,采用 5 级评分法。每个维度的得分为该领域细分项目的平均值。app 质量分值计算时不纳入主观质量分数,主观质量项目可以作为单项评分,也可以作为主观质量的平均评分。

2. 系统可用性量表　SUS 量表是 1986 年由 Brooke 提出的,目前已广泛应用于软件的可用性评估上。SUS 共设置了 10 个题目,采用五级评分法。量表包括可用性指标中的可使用性和易学性。研究发现量表在小样本上也具有良好表现,用户在完成预先设定的操作任务后,依据系统可用性量表对 app 进行评价,以帮助开发者发现设计存在的问题,有利于改善系统可用性和提高用户接受度。

（三）公众健康移动端信息质量评价应用场景

针对公众健康移动端的信息质量评价还没有统一的评价方法和工具,通过对不同应用的信息质量评价,结合专家评估等方式,可以探索出一套普遍适用的移动端的信息质量评价工具,从而优化公众健康移动端的信息质量评价体系和流程,为信息质量评价自动化建设奠定基础。此外,对公众健康移动端的信息质量进行评价可以更好地进行健康信息治理。通过对移动端中传播的健康信息质量指标进行分析,根据指标的重要程度对不同责任方(政府管制、平台审核)相应地提出健康信息治理策略,为信息治理提高理论依据和实践基础。

（邓胜利）

思 考 题

1. 公众健康信息质量存在的问题有哪些?
2. 国内外健康信息质量评价的常用工具有哪些?
3. 公众健康信息质量评价的理论基础有哪些?
4. 健康信息内容质量评价指标有哪些?
5. 公众健康信息质量的评价方法有哪些?
6. 简述在线健康社区信息质量评价与公众健康网站评价的异同。

第五章

公众健康信息标准

标准化是信息化建设中的基础性系统工程，卫生健康信息标准是全民健康信息标准化建设的重要基础，是国家信息标准化体系建设中的重要一环。新兴信息技术在公众健康领域的广泛应用，对公众健康信息标准开发与应用管理工作提出新要求，加强公众健康信息标准研究，有助于实现健康医疗领域内部以及相关领域健康医疗信息互联互通。公众健康信息标准体系建设是卫生健康行业科学发展的重要基础，对于深化医药卫生体制改革、推动实施健康中国战略具有重要意义。

本章首先简要介绍标准和标准化的含义，概述我国公众健康信息标准的类型和体系以及国内外公众健康信息标准化组织及主要标准。国际公众健康信息标准包括基础类标准、信息传输与交换类标准规范、信息安全与隐私标准、健康指标类数据标准和大数据与数字健康技术标准；国内现行的公众健康信息相关标准规范包括综合性分类表和术语表（如《中国图书馆分类法》《中医临床诊疗术语》等）、居民健康档案、妇幼健康、老年人健康管理、慢性病监测、学生体质健康标准、医疗机构感染监测、学校传染病症状监测等。最后探讨公众健康信息标准管理机制和应用现状。

第一节 公众健康信息标准概述

一、公众健康信息标准与标准化

（一）公众健康信息标准概念

1. 标准（standard） 标准是在经济、技术、科学及管理等社会实践中，对重复性事物和概念通过协商制定、达成一致的规范，以获得最佳秩序和社会效益。国家标准 GB/T 20000.1—2014《标准化工作指南 第 1 部分：标准化和相关活动的通用术语》将标准定义为：通过标准化活动，按照规定的程序经协商一致制定，为各种活动或其结果提供规则、指南或特性，供共同使用和重复使用的文件。国际标准化组织（International Organization for Standardization，ISO）对标准的定义为：以协商一致方式建立并经公认机构批准，可为公众使用的技术规范或者其他技术文件。这些文件基于科学、技术和经验的综合结果，旨在既有背景下实现最佳秩序并促进最大利益。

2. 信息标准 信息标准指在信息产生、传输、管理、交换和加工时对相关规则、概念、名词、术语、传输格式、表达格式和代码等制定的共同遵守的准则和依据。

3. 公众健康信息标准 面向公众服务的健康医疗数据在信息采集、传输、交换和利用等过程中，所遵循的统一规则、概念、名词、术语、代码和技术，包括信息表达标准、信息交换标准和信息处理与流程标准。

（二）公众健康信息标准化

1. 标准化（standardization） 标准化是为了建立最佳秩序、促进共同效益而开展的制定并应用标准的活动。国家标准 GB/T 20000.1—2014《标准化工作指南　第 1 部分：标准化和相关活动的通用术语》规定，标准化是为了在既定范围内获得最佳秩序，促进共同效益，对现实问题或潜在问题确立共同使用和重复使用的条款以及编制、发布和应用文件的活动。标准化工作的任务是制定标准、组织实施标准以及对标准的制定和实施进行监督。

2. 公众健康信息标准化 信息标准化在公众健康领域的具体应用，包括健康医疗信息表达标准化、健康医疗信息交换与传输标准化和健康医疗信息技术标准化。健康医疗信息标准化的目的是在安全和保护隐私的前提下，实现健康医疗信息的互联互通、共享互认、重复利用、互动协作、支持管理和临床辅助决策等目标，提升医疗工作效率、降低医疗成本、改善医疗质量、减少医疗问题以及开展国际交流与合作。

（三）公众健康信息标准类型

不同学科、行业会形成不同的分类模式，根据适用范围可将标准分为国际标准、地区标准、国家标准、地方标准、部门标准和企业标准。《中华人民共和国标准化法》规定，标准包括国家标准、行业标准、地方标准、团体标准和企业标准（表 5-1）。国家标准分为强制性标准、推荐性标准，行业标准、地方标准是推荐性标准。

表 5-1　标准类型

类型	简介
国家标准	对保障人身健康和生命财产安全、国家安全、生态环境安全以及满足经济社会管理基本需要的技术要求，应当制定强制性国家标准
行业标准	对没有推荐性国家标准，需要在全国某个行业范围内统一的技术要求，可以制定行业标准
地方标准	为满足地方自然条件、风俗习惯等特殊技术要求，可以制定地方标准
团体标准	由团体按照其确立的标准制定程序自主制定发布，由社会自愿采用的标准
企业标准	企业根据生产、销售的需要自行制定的标准，只限定在企业内部统一使用

（四）公众健康信息标准体系

标准体系是一定范围内的标准按其内在联系形成的科学有机整体，由标准体系框架和标准体系表组成，主要有层次结构和线性结构两种形式。标准体系作为标准的系统集成，具备集合性、目标性、整体性、可分解性、相关性和环境适应性等特征。

《关于加强全民健康信息标准化体系建设的意见》指出，全民健康信息标准化体系是服务公共卫生、人口健康、医疗服务、医疗保障、药品供应保障和综合管理等业务领域，涵盖基础设施、数据、技术、安全隐私和管理等内容，由国家标准、行业标准、团体标准、企业标准组成的有机整体，是卫生健康行业科学发展的重要基础，对于深化医药卫生体制改革、推动实施健康中国战略具有重要意义。通过借鉴国家标准体系框架和国内外相关行业标准体系，国家卫生健康委统计信息中心构建了多维度、多视角的全民健康信息标准体系框架，该框架主要由业务领域、标准类别和标准内容 3 个维度构成。其中，业务领域依据"4631"工程，从人口健康专业领域对标准进行分类；标准类别依据标准的适用范围及其性质进行划分；标准内容部分以 2009 版"卫生信息标准体系框架"为基础，结合卫生健康具体业务需求，按照信息标准内容划分为基础类标准、数据类标准、技术类标准、管理类标准和安全类标准 5 种类型。

公众健康信息标准是全民健康信息标准化体系中面向公众服务的部分,其标准体系可参照全民健康信息标准体系框架(图 5-1)。

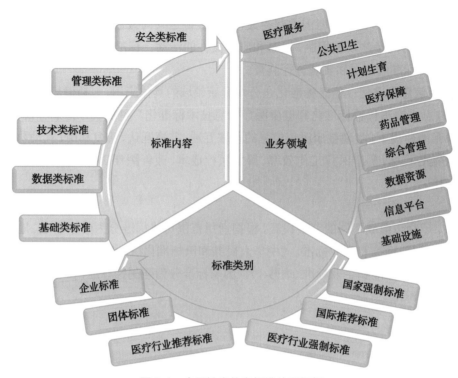

图 5-1　全民健康信息标准体系框架

二、公众健康信息标准化现状

(一)主要标准化组织及其标准化工作

1. **国际标准化组织(ISO)**　是研制和发布国际标准的独立、非政府国际组织。ISO 成员有正式成员、通讯成员和用户成员 3 种类型,正式成员和通讯成员都可以在本国或地区出售和采用 ISO 国际标准,用户成员只能关注和跟进 ISO 工作。截至 2021 年 10 月,ISO 先后发布 1 300 余项医药卫生行业标准,包括卫生信息、药品器械等领域。ISO 的组织机构主要分为 3 层,最上层包括政策委员会、常务委员会及专门咨询组;中间层为会员大会、理事会和秘书处;底层包括技术管理理事会(ISO/TMB)及其下设的各技术委员会(TC)。ISO 的日常工作主要由理事会和秘书处负责,具体标准研发由各 TC 进行。ISO/TC 215 是专门制定健康信息领域标准的技术委员会。该委员会开展关于健康、健康信息和通信技术领域的标准化工作,实现不同系统之间相互兼容和互操作,确保数据可用于统计,减少重复建设,推动健康信息的数字化、网络化及全球共享。ISO/TC 249 是国际标准化组织 / 中医药技术委员会,该委员会的主要职责有申报新项目提案、审核和申报 ISO 注册专家、提供技术支持服务、参与 ISO 投票等。

2. **世界卫生组织(WHO)**　是国际上最大的政府间卫生组织,主要职能包括:促进流行病和地方病的防治;提供和改进公共卫生、疾病医疗和有关事项的教学与训练;推动制定生物制品的国际标准等。世界卫生组织已发布国际疾病分类代码(ICD)、国际药典(IP)、国际卫生条例(IHR)、国际功能、残疾和健康分类(ICF)等国际标准。在公众健康领域,世界卫生组织近年来先后发布《2013—2020 年非传染性疾病全球行动计划》《数字健康平台指南》《2020—2025 年数字卫生保健全球战略》《加强合作促进健康:人人享有健康生活与福祉全球行动计划》《电子卫生保健战略工具包》等战略或指南,指导全球会员国共同发展相关基础设施和提高服务能力,实现联合国在卫生领域的可持续发展目标。

3. **国际电信联盟**(International Telecommunication Union,ITU)　是联合国的一个重要专门机构,主管信息通信技术事务,负责分配和管理全球无线电频谱与卫星轨道资源,制定全球电信标准,向发展中国家提供电信援助,促进全球电信发展。ITU 鼓励采用信息通信技术来改善边远地区、服务欠缺地区以及弱势人口地区的医疗卫生信息系统。加强相关各方之间在所有技术领域的协调,从而实现电子卫生应用和电子卫生协议使用的标准化。国际电联电信发展部(ITU-D)第 2 研究组致力于电子卫生信息和通信技术研究;国际电联电信标准化部(ITU-T)第 16 研究组在电子卫生应用的多媒体框架方面开展了相关研究,产出以 ITU-T H.810 系列标准为代表的多项国际标准;ITU-T 第 20 研究组主要围绕电子卫生智慧服务开展研究。

4. **HL7**(Health Level 7)　成立于 1987 年,1994 年正式成为美国国家标准学会(The American National Standards Institute,ANSI)授权的标准开发组织。该组织致力于为电子健康信息交换、整合和共享提供完整的标准体系,制定用于医疗机构电子数据交换的标准或协议,支持临床实践和管理,并提供卫生服务评估。HL7 中国委员会目前已经制定适合我国使用的病案首页等多个 CDA 模板,开展了一系列标准宣贯工作,搭建插件库,实现 HL7 标准在中国的逐步落地。

5. **电气与电子工程师协会**(Institute of Electrical and Electronics Engineers,IEEE)　是美国国家标准学会(ANSI)和 ISO 的成员。IEEE 在医疗卫生技术方面约有 70 项标准,影响力最大的是 IEEE 11073 系列标准。IEEE 和 HL7 已经在移动医疗设备等关键标准领域展开广泛合作。

6. **医疗健康信息集成规范**(Integrating the Healthcare Enterprise,IHE)　由北美放射学会以及美国卫生信息和管理系统协会发起,目的是提出一个集成卫生健康领域信息化技术的互操作框架,通过采用医疗卫生信息标准,促进卫生健康信息在系统间、机构间的无缝传递。IHE 不制定新标准,而是针对医疗健康领域的特定需求,通过制定 IHE 技术框架或规范(technical framework,TF),推动标准的联合协同应用。IHE 集成规范由一组发生在行为者或角色(actors)之间的事务或交易(transaction)构成,每个事务都有一个唯一的名称和编码,在行为者之间传递指定信息。针对不同的专业领域,IHE 成立了若干技术委员会,制定相应的技术规范。

7. **欧洲标准化委员会**(The European Committee for Standardization,CEN)　是在 1961 年成立的非营利性区域标准化机构,其宗旨是促进成员国之间在标准化活动中密切合作,积极推行国际标准,制定欧洲标准,并推行以欧洲标准为基础的合格认证制度。1990 年成立的健康信息学技术委员会(CEN/TC 251)主要负责健康信息和相关信息技术的标准化,以实现不同健康信息系统之间的相互兼容、互联互通以及模块化。CEN/TC 251 下设多个工作组,负责健康医疗信息模型和病史;健康医疗术语、语义学和知识库;健康医疗通信、消息表达;医学图像和多媒体;医学设备通信;健康医疗隐私、质量安全措施和保密设施;智能卡等连接设备等领域的标准化工作。为了满足特定的需求,CEN 健康信息学技术委员会制定了一系列标准。患者数据卡技术委员会 CEN/TC 224 WG12(患者数据卡)负责组织、协调并跟踪健康信息标准的发展,在欧洲范围内开展工作,包括健康信息模型、医疗卫生通信和医疗卫生信息表达、医学图像和多媒体、医用设备通信等。

8. **医疗信息技术标准委员会**(Healthcare Information Technology Standards Panel,HITSP)　由美国国家卫生信息技术协调办公室(ONC)于 2005 年创立,是美国国家标准协会下属组织之一。HITSP 主要有 5 类成员组织构成:标准制定组织(standards developing organizations,SDO)、非 SDO 利益相关者的组织(non-SDOs)、政府部门(government bodies)、消费者(consumer groups)和项目团队成员(project team members)。HITSP 的目标是协调和整合标准,以满足各组织和系统之间共享信息的临床和业务需求。它自身并不参与标准的制定,而是与小组成员一起研究开发互操作规范(interoperation specification,IS),详见表 5-2,每个 IS 包含若干基本标准。

表5-2 HITSP制定的互操作规范(IS)

标准编号	标准名称	标准内容
IS 01	EHR实验室结果报告（electronic health record laboratory results reporting）	定义电子健康档案（EHR）和实验室系统之间的互操作规范，安全查询实验室结果要遵循以病人为中心的原则
IS 02	生物监测（biosurveillance）	定义促进医疗保健提供方和公共卫生官方之间生物监测信息交换的具体标准
IS 03	公众健康信息赋权（consumer empowerment）	定义帮助病人做出有关护理和健康生活方式的决策所需的具体标准（例如：注册信息、用药史、实验室结果、患者当前和既往的健康状况、过敏、医疗遭遇和诊断摘要）。该互操作性规范定义了通过网络在病人及其护理者之间交换此类数据所需的特定标准
IS 04	应急响应EHR（emergency responder electronic health record，ER-EHR）	定义追踪和向现场应急护理专业人员、法医/民政人员和公共卫生从业人员提供有关紧急事件受害者护理、治疗或调查所需信息的具体标准
IS 05	公众健康信息富集和临床信息获取媒介（consumer empowerment and access to clinical information via media）	定义帮助病人做出护理和健康生活方式决策所需的具体标准（例如：注册信息、用药史、实验室结果、病人当前和既往的健康状况、过敏、医疗遭遇和诊断摘要）。本互操作性规范定义了通过物理媒介或安全电子邮件交换在病人及其护理者之间交换此类数据所需的特定标准
IS 06	质控（quality）	定义收集住院和门诊护理数据的具体标准，以及为病人实时或近实时反馈提供质量指标方面的具体标准
IS 07	用药管理（medication management）	定义必要的药物和过敏信息标准，以便消费者、临床医生、药剂师、健康保险机构、住院和门诊护理等访问获取
IS 08	个性化医疗（personalized healthcare）	规范描述家族史、基因/基因组实验室顺序和结果，用于提供针对基因构成的个性化治疗
IS 09	咨询和转诊护理（consultations and transfers of care）	描述适用于以下场景的信息流、问题和系统功能：①不同的医疗服务提供者对同一患者信息的访问请求；②医疗提供方请求为病人转诊护理，且收诊医疗机构同意收治病人。该用例旨在为临床咨询医生、临床转诊医生、转出医疗机构、收诊医疗机构和消费者获得咨询和转诊所需的信息
IS 10	免疫接种和响应管理（immunizations and response management）	该用例的重点是：①提供有关需要接受特定疫苗、药物或其他干预措施的个人信息；②报告、跟踪和管理机构的疫苗、药品、隔离、检疫等信息；③能够识别和电子交换描述群体治疗或预防状态的信息；④从公共部门和私营机构的特定资源和供应链的数据中获取和交换信息
IS 11	公共卫生病例报告（public health case reporting）	该用例支持公共卫生病例报告过程的双向信息交换，侧重于在医疗点实现更有效的数据采集，优化交付信息的格式和内容。在结构化内容和相关的临床决策支持警报和信息报告标准方面缺乏标准的情况下，此互操作性规范提供了基本的信息传输标准的选择，以及内容的保护，以便更好实现自动化的信息交互
IS 12	患者与医疗服务者间安全通讯（patient-provider secure messaging）	描述病人使用家庭和其他环境中常见计算机技术与他们的医疗保健临床医生进行远程交互所需的信息内容，流程和系统的功能
IS 77	远程监控（remote monitoring）	描述将病人携带的物理设备远程监控信息连接到远程临床医生EHR系统和/或个人健康记录系统的信息交换要求
IS 91	孕产妇和儿童健康（maternal and child health）	母婴健康互操作性规范涉及在EHR之间交换产科和儿科病人信息的能力；将儿科评估工具、指南和评估计划纳入EHR的能力；EHR之间就产前护理、分娩和产后护理交换标准化病人评估的能力；以及与适用的公共卫生项目信息交互

续表

标准编号	标准名称	标准内容
IS 92	新生儿筛查（newborn screening）	描述支持新生儿筛查报告的信息流、问题和系统功能，以及临床护理机构和公共卫生机构之间的信息交流
IS 98	家庭病房（medical home）	侧重于居家医疗护理协调方面的信息，以及支持满足个体病人需求和共病管理信息系统建设
IS 107	EHR 中心（EHR-centric）	该用例侧重于电子病历系统之间的互操作性
IS 158	临床研究（clinical research）	该用例涵盖医疗保健和临床研究两个行业，采用医疗保健相关的HL7、IHE 标准和临床研究相关的 CDISC 标准

9. 康体佳健康联盟　2006 年 6 月，英特尔联合多家全球领先的技术公司、医疗机构及保健器材公司共同成立了"康体佳健康联盟"（Continua Health Alliance）。作为一个开放性的行业组织，它致力于建立一个由高度互通的个人健康、医疗产品与医疗服务机构所组成的生态系统，从而更好地满足病人、医护人员以及医疗产品提供商不断增长的健康保健需求。2010 年 8 月 20 日，由中国医学装备协会及中国多家领先的医疗技术公司、医疗服务团体与医疗设备公司共同发起，康体佳健康联盟在北京举行了发布仪式。联盟的主要任务是：建立家用医疗设备与信息化设备间的通信协议标准；验证和推广相关通信协议标准；建立个人健康管理的产业联盟；协调并联合联盟成员共同促进个人健康管理的开发；帮助联盟成员创建具有区域特色的个人健康管理服务。

（二）国际公众健康信息标准化

信息标准化是卫生信息化建设的关键基础性工作，虽然世界各国卫生信息化建设进程不同，信息化发展水平和技术路线各异，但通过采用标准实现互操作是卫生信息化领域的国际共识。

截至 2022 年 4 月，ISO/TC 215 已发布 218 项健康信息学国际标准，包括健康信息学 - 术语开发组织指南（ISO/TR 12309：2009）、健康信息标准知识管理（ISO/TR 13054：2012）、健康信息学 - 远程医疗服务 - 质量规划指南（ISO 13131：2021）等，另有 64 项标准正在研发中。截至 2022 年 4 月，ISO/TC 249 已正式发布 81 项中医药国际标准，正在制定的国际标准有 35 项。部分健康信息学相关标准见表 5-3。

表 5-3　ISO/TC 215 制定的部分健康信息学相关标准

标准号	标准名称
ISO 20301：2014	Health informatics-Health cards-General characteristics
ISO 20302：2014	Health informatics-Health cards-Numbering system and registration procedure for issuer identifiers
ISO 21549-1：2013	Health informatics-Patient healthcard data-Part 1：General structure
ISO/TR 14292：2012	Health informatics-Personal health records-Definition，scope，and context
ISO/TS 14265：2011	Health informatics-Classification of purposes for processing personal health information
ISO/TR 21548：2010	Health informatics-Security requirements for archiving of electronic health records-Guidelines
ISO/TR 17119：2005	Health informatics-Health informatics profiling framework

WHO 指南评审委员会（Guidelines Review Committee，GRC）成立于 2007 年，由来自 WHO 六大地区的代表和外部成员组成。GRC 负责 WHO 指南日常管理，旨在确保 WHO 指南的高质量，同时保证指南的制定过程公开透明，并尽可能地基于证据提出推荐意见，于 2008 年发布《WHO 指南制定手册》（第一版）。2003 年以来，ITU-T 将电子医疗卫生标准化提上工作日程。2012 年召开的世界电信标准化全会（WTSA-12）通过第 78 号决议，促进电子卫生服务更加普及的信息通信技术应用和标准，进一步推动了电子卫生标准化工作。在此前召开的全球标准研讨会（GSS-12）上，参会者提出，ITU

应该发挥主导作用,并与 WHO 开展合作,为电子卫生标准的开发和推广创造全球性开放环境。尽管在远程医疗、移动医疗等领域涌现了一系列新技术支持电子医疗卫生应用的实例,但相关领域的进一步发展仍需要一致性的标准来提高系统互操作性、保障隐私和安全、通过规模经济降低设备成本等。ITU-T 协调电子医疗卫生应用全球开放为标准制定工作提供了良好环境。

（三）国内公众健康信息标准化

截至 2021 年 11 月,我国现行有效的卫生健康信息标准共 251 项,内容涵盖公共卫生、基本医疗、传染病防控、妇幼保健、慢病管理、老年健康、健康促进、家庭医生签约、健康教育服务、药品供应保障、中医药服务和综合管理等方面。基本建立全民健康信息平台标准规范和医院信息化建设标准规范,初步形成全民健康信息化标准体系,大力推动全民健康信息标准应用,有力支撑公众健康事业发展。随着医疗卫生信息化建设发展以及新一代信息技术应用,信息标准重点领域从医院信息化逐渐转向大数据和"互联网 +"。国家层面健康信息标准的发布渠道主要有国家标准委员会的国家标准（GB）及国家卫生健康标准委员会的卫生行业标准（WS）。

1. 国家标准委员会发布的健康信息标准　涉及医学术语、唯一对象标识、检查和检验规范、药品耗材应用编码、数据资源目录、对象注册与解析、数据交互接口等基础标准。部分健康信息国家标准见表 5-4。

表 5-4　部分健康信息国家标准（按照发布日期排序）

标准号	标准名称
GB/T 40419—2021	健康信息学　基因组序列变异置标语言（GSVML）
GB/T 40421—2021	健康信息学　消息与通信　DICOM 持久对象的网络访问
GB/T 40423—2021	健康信息学　健康体检基本内容与格式规范
GB/T 39580—2020	健康信息学　健康卡　发布方标识符的编码系统和注册程序
GB/T 39725—2020	信息安全技术　健康医疗数据安全指南
GB/T 38999—2020	健康信息学　健康卡　通用特性
GB/T 39087—2020	健康信息学　健康信息学特征描述框架
GB/T 38961—2020	个人健康信息码　参考模型
GB/T 38962—2020	个人健康信息码　数据格式
GB/T 38963—2020	个人健康信息码　应用接口
GB/T 38324—2019	健康信息学　中医药学语言系统语义网络框架
GB/T 38327—2019	健康信息学　中医药数据集分类
GB/T 14396—2016	疾病分类与代码

2. 国家卫生健康标准委员会组织研发的行业标准　较多涉及数据类标准、信息内容标准和功能规范及建设指南类标准。部分健康信息行业标准见表 5-5。

表 5-5　健康信息行业标准（部分）

标准类别	标准号	标准名称
数据类	WS 363 系列标准	卫生信息数据元目录
	WS 364 系列标准	卫生信息数据元值域代码
	WS 365—2011	城乡居民健康档案基本数据集
	WS 371—2012	基本信息基本数据集　个人信息
	WS 372 系列标准	疾病管理基本数据集

续表

标准类别	标准号	标准名称
数据类	WS 373 系列标准	医疗服务基本数据集
	WS 374 系列标准	卫生管理基本数据集
	WS 375 系列标准	疾病控制基本数据集
	WS 377 系列标准	妇女保健基本数据集
	WS 539—2017	远程医疗信息基本数据集
信息内容	WS/T 483 系列标准	健康档案共享文档规范
	WS/T 790 系列标准	区域卫生信息平台交互标准
功能规范及建设指南	WS/T 448—2014	基于居民健康档案的区域卫生信息平台技术规范
	WS/T 517—2016	基层医疗卫生信息系统基本功能规范
	WS/T 529—2016	远程医疗信息系统基本功能规范
	WS/T 543 系列标准	居民健康卡技术规范

第二节 国际公众健康信息标准

一、国际医学术语标准

（一）国际疾病分类

国际疾病分类（ICD）是由世界卫生组织（WHO）依据疾病特征对疾病进行分类和编码的分类表，是国际分类家族（Family of International Classification）的重要组成部分。它于 1893 年首次出版，之后约每隔 10 年进行一次修订，起初由国际统计研究所（Statistical International Institute）负责，后来由世界卫生组织（WHO）进行修订。ICD 定义了疾病、精神障碍、损伤及其他相关的健康状况，覆盖了疾病领域的各个方面，用于对具有正规诊断的疾病和损伤进行分类统计。ICD 是临床诊断命名的重要参考依据，广泛应用于疾病分类以及其他健康问题的记录，便于临床信息系统和流行病学监控。

ICD 在全世界范围内得到广泛使用，已经翻译为中文、阿拉伯语、法语、俄语等 40 余种语言。此外，ICD 系列根据地域特色和临床需求衍生出了针对临床医学（ICD-CM）、肿瘤学（ICD-0）、牙科和口腔学（ICD-DA）等学科的相应修订版本，国际疾病分类家族还编制了《国际功能、残疾和健康分类》（ICF）、国际健康干预分类（ICHI）等分类法。1999 年 1 月 1 日，世界卫生组织出版 ICD-10 代替 ICD-9，并更名为《疾病和有关健康问题的国际统计分类第十次修订本（ICD-10）》。ICD-10 对原版 ICD 的结构进行较大的调整，现已在世界各国广泛推广应用。

2018 年 6 月 18 日，WHO 发布了 ICD 第 11 版修订本，2022 年 1 月 1 日正式生效。该修订版使用索引将医学词汇和对应编码链接，最终形成死亡率和发病率的联合线性数据统计、参考指南、ICD-11 索引三卷内容。ICD-11 收录术语约 3.2 万，编码数约 5 万，编码范围从 1A00.00 至 ZZ9Z.ZZ。ICD-11 采用"预组配 + 后组式"编码方式，当主干码在前组的情况下无法满足编码需求时，可以与扩展码搭配进行后组编码，支持用户从多维度准确完整地描述疾病信息。新增第 X 章，实现对复杂疾病的精细化表达，并提出了内容模型等新概念和 13 个属性，包括 ICD 实体名称、分类属性、身体系统或结构描述等方面，描述疾病的症状、病因、治疗方式等特征。2018 年 12 月，世界卫生组织国际分类家族的中国合作中心、中华医学会及有关医疗机构专家对世界卫生组织公布的《国际疾病分类第十一次修订本（ICD-11）》进行了编译，形成了《国际疾病分类第十一次修订本（ICD-11）中文版》。2019 年 5 月，ICD-11 首次纳入以中医药为代表，兼顾日韩传统医学的传统医学病证章节，有助于建立与国际标准相衔接，并体现我国中医药卫生信息服务的分类统计。

（二）系统化临床医学术语集

系统化临床医学术语集（Systematized Nomenclature of Medicine-Clinical Terms，SNOMED CT）是当今世界上最庞大的临床医学术语集，最早由美国病理学家学会（U.S. College of American Pathologists，CAP）编著出版，2007 年 4 月，美国病理学家学会将 SNOMED CT 的维护、发布、知识产权转让给国际卫生术语标准开发组织（IHTSDO），2017 年转由 SNOMED International 负责其运营。SNOMED CT 采用多轴编码的命名方法，最初以病理学为基础分为 4 个轴，逐渐发展为目前的 19 个层级体系，其用途从支持病理学术语的分类检索演变为精确表达医学概念，编码、提取和分析临床医学数据与信息。SNOMED CT 主要由概念、描述和关系 3 部分组成，同一类概念根据颗粒度大小组成隶属关系，每个概念均赋予唯一的标识符；概念的描述包括规范化全称及同义词，每个描述均有其唯一的标识符；概念之间的关系除隶属关系外还有属性关系。

IHTSDO 颁布的技术实施指南定义了临床记录、知识表示、汇聚和分析 3 种类型应用。SNOMED CT 标准研制和维护由需求驱动，内容由领域专家提供。美国医学会、美国牙科协会、欧洲透析与移植协会、全球基因与健康联盟等欧美医学专业组织都参与了术语研制和维护工作。目前，已有 80 多个国家对 SNOMED CT 开展了不同程度的应用。其中，美国、英国、加拿大、新西兰和澳大利亚等国家已经指定 SNOMED CT 作为临床信息系统术语参考标准。

（三）监管活动医学词典

监管活动医学词典（Medical Dictionary for Regulatory Activities，MedDRA）术语集是在人用药品技术要求国际协调理事会（The International Council for Harmonisation of Technical Requirements for Pharmaceuticals for Human Use，ICH）主办下编制的国际医学术语集。MedDRA 基于英国药品和保健产品监管机构（MHRA）的术语，由包括 WHO 在内的 ICH 合作伙伴使用 ICH 流程开发。在开发和持续维护 MedDRA 的过程中，ICH 努力提供单一的标准化国际医学术语，可用于监管交流和评估与人类使用的药品有关的数据。MedDRA 旨在提供全球使用的国际标准，用于药物从临床试验到上市后监管过程中药品注册、记录及安全监控。此外，MedDRA 支持 ICH 电子通用技术文件（eCTD）和 E2B（个案安全报告的数据元素和结构规范）中的 ICH 电子通信。ICH 规范性文件分为 4 个部分：质量（quality）、安全性（safety）、有效性（efficacy）、多学科（multidisciplinary）。有效性规范（目前有 E1 到 E17）中 E2 主要与临床药品安全性有关，根据内容具体又分为 E2A 到 E2F。其中，E2B 是个案安全报告（ICSR）的数据元素和结构规范，是安全性数据电子化传输的基础化规范。

在 ICH MedDRA 管理委员会的管理下，MedDRA 最佳规范维护和服务支持组织（MSSO）制定了强大的维护流程，确保 MedDRA 的完整性和一致性以更好满足用户需求。MedDRA 管理委员会还支持召集咨询专家组应对更加广泛和复杂的问题。

（四）逻辑观察标识符命名和编码

逻辑观察标识符命名和编码（Logical Observation Identifiers Names and Codes，LOINC）是标识健康测量和观察以及文档的国际标准，是关于医学观察项目的通用语言，为实验室和临床检查提供统一名称和标识码，从语义和逻辑上支持医学检验、检查结果的交换和数据集成共享。LOINC 由美国 Regenstrief 医疗卫生研究院发起和创建，已被 NLM 的 UMLS 收录。LOINC 主要由实验室检查、临床检查、调查问卷和信息附件（医疗费用等方面的管理信息）4 部分组成，以实验室 LOINC 和临床 LOINC 为主，其中临床 LOINC 负责非实验室诊断检查、重症医学、医疗护理、病史及体格检查方面的内容。LOINC 数据库中的医学观察项目一般通过成分、测量属性、时间特征、标本类型、标尺精度及方法类型六个概念维度定义,每个项目均有一个永久的唯一标识符。目前 LOINC 数据库在世界各地得到广泛应用,用户可通过注册从 LOINC 官方网站免费获取 LOINC 数据库。

二、信息传输与交换标准

（一）健康信息交换标准

1. 健康信息交换标准（Health Level 7, HL7）　HL7 V2 消息标准是第一个在医疗健康信息领域得到广泛应用的数据交换标准,其首要目标是为医疗系统间数据交换提供标准,用以消除或明显降低医疗系统间定制化数据交换界面开发及维护成本,使系统间数据交换简单、便捷。HL7 V2 消息标准主要应用于医院内各部门信息系统之间的数据交换,以支持医院日常业务开展。

2. HL7 V3　HL7 于 2003 年 7 月发布第 1 版,是经过美国国家标准局（ANSI）认证的 V3 标准。该标准的基本特点是通过模型构建临床信息及信息交换场景,并生成计算机可使用的以 XML 形式表现的消息和医疗文书。HL7 V3 全部标准均来源于基于通用建模语言（unified modeling language, UML）规范的综合医学信息模型,即 HL7 参照性（医学）信息模型（HL7 reference information model, HL7 RIM）。HL7 RIM 的目标是覆盖医疗健康领域信息表达和交换的全部需要,其范围不局限于临床信息,也包括行政、财政、公共医疗保健管理和安全等领域。HL7 RIM 是 HL7 V3 各类标准的基础和源头。HL7 RIM 是一个覆盖全部医疗健康领域的信息模型,具有高度抽象性,它通过 6 个核心类（back-bone classes）、相应的衍生类、类间关系以及与医学代码耦合绑定,形成了抽象化 RIM 模型。RIM 模型中的 6 个核心类分别为:医疗事件（act）、参与方（participation）、实体（entity）、角色（role）、事件关系（act relationship）、角色关系（role link）。

3. HL7 FHIR　快捷健康互操作资源（fast health interoperable resources, FHIR）作为 HL7 创建的下一代标准框架,在继承 HL7 V2、HL7 V3 和 CDA 各标准优点的同时,又利用了最新互联网标准,并且高度重视实践性,因此得到广泛关注和大量试验性应用。FHIR 标准由一系列基于资源（resources）的模块化组件构成,通过常见的 RESTful 网络服务,实现跨科室、跨机构和跨地域的信息数据交换（包括临床数据、医疗保健相关的管理数据、公共卫生以及基础医学和科研数据等）。FHIR 标准覆盖了医学和兽医学,支持各类医疗保健相关的应用场景,如住院治疗、长期照护、移动医疗、云端数据处理、基于 EHR 的数据共享以及大型医疗卫生机构内部数据交换等,其目标是保障信息完整性同时简化标准实施。FHIR 通过利用现有的逻辑模型和理论模型,可以为医疗保健应用之间的数据交换提供一致、易实现且严格的机制。

（二）医学数字成像和通信标准

医学数字成像和通信标准（Digital Imaging and Communications in Medicine, DICOM）是专门用于医学影像存储和传输的标准,涉及医学图像、数据通信、管理信息系统等领域。该标准采用面向对象的描述方法和 E-R（entity-relationship）模型,提供了对 ISO/OSI（International Standard Organization-open system interconnection）和 TCP/IP（Transmission Control Protocol/Internet Protocol）的支持,使医学影像应用可以与其他通信协议栈直接通信不需要重新编写程序。DICOM 定义在网络通信协议最上层,不涉及具体的硬件设施直接应用网络协议,因此与网络技术的发展保持相对独立,并随着网络性能的提高,DICOM 系统的性能可随之得到快速改善。在采用 DICOM 标准的信息网络系统中,所有 DICOM 设备之间都可以按照 DICOM 的网络层协议进行互操作,避免重复性工作,加速医疗健康信息交换和信息系统开发。

（三）openEHR

openEHR 由国际 openEHR 组织于 1999 年提出,针对电子健康档案互操作和扩展性要求,建立参考模型和原型模型 2 层模型,参考模型是抽象的概念信息模型,原型与模板则在参考模型的基础上对特例和具体领域知识进行约束。openEHR 将医疗领域知识从具体的临床信息中分离出来,保证了信息模型的可扩展性,在欧洲、澳大利亚和日本等国家和地区得到了广泛普及,并于 2008 年被国际标准组织接受,发展为 ISO 13606-2 标准。迄今,许多国家的全国电子健康档案数据中心均采用该标准。

三、信息安全与隐私标准

(一) 健康保险携带与责任法

健康保险携带与责任法案(Health Insurance Portability and Accountability Act-1996,HIPAA)是美国于 1996 年颁布的,也称公法 104-191(Public Law 104-191)。HIPAA 与其发布的法规是一组美国医疗保健联邦法律,其中规定使用、披露和维护个人身份健康信息的要求,为保护医疗信息提供数据隐私和安全条款。2000 年 8 月,美国卫生与公众服务部(HHS)公布 HIPPA 第一批标准和实施指南,同年 12 月,HHS 公布个人健康信息隐私保护标准和实施指南。2009 年 HHS 将美国复苏与再投资法案(American Recovery and Reinvestment Act,ARRA)与改善经济和临床健康医疗信息技术法案(health information technology for economic and health act,HITECH)相结合,拓展了 HIPAA 的范围。2013 年 HHS 对 HIPPA 进行了大规模修订,并发布 HIPPA 综合规则(HIPPA Omnibus Rule),该规则对违反隐私的行为处罚更加严厉,适用范围更加广泛。

HIPAA 覆盖医疗服务提供方、医疗保险公司、医疗清算公司及业务合作伙伴 4 种不同类型的实体,规定病人的病历记录等个人隐私信息范畴,明确隐私信息使用范围,保证病人隐私安全。HIPAA 主要为失业或更换工作的劳动者提供持续的健康保险,保证其健康保险及各类健康信息可以随之转移,并通过标准化行政和财务交易电子传输来最终降低医疗保健成本。同时打击医疗保险和医疗保健服务中的滥用、欺诈和浪费以及提高获得长期护理服务和医疗保险的机会。

(二) 个人健康医疗数据保护标准

ISO/IEC 27001《信息技术 安全技术 信息安全管理体系要求》是 ISO 发布的信息安全管理标准。该标准采纳英国标准协会(British Standards Institute,BSI)为保证信息可用性、机密性和完整性制定的信息安全管理标准(BS 7799),目前最新版本为 ISO/IEC 27001:2013。

ISO 和国际电工委员会(IEC)成立信息技术委员会(JTC1)负责制定安全与隐私保护方面的方法、技术和指南,其中 SC27 是专门从事信息安全通用方法及技术标准化工作的分技术委员会,ISO/IEC JTC1/SC27 是专门从事信息安全标准化工作的国际组织。ISO/IEC 信息技术委员会安全技术分委员会目前下设五个工作组,分别为信息安全管理体系工作组(WG1),密码技术与安全机制工作组(WG2),安全评价、测试和规范工作组(WG3),安全控制与服务工作组(WG4)和身份管理与隐私保护技术工作组(WG5)。各工作组负责各自工作范围内多项标准开发,并根据需要设立相应的研究项目,已发布标准有 ISO/IEC 27001 标准、ISO/IEC 27002 标准、ISO/IEC 27018 标准、ISO/IEC 29100 标准、ISO/IEC 29101 标准、ISO/IEC 29191 标准等。

随着大数据、移动医疗、远程医疗等新技术的发展,个人健康医疗数据保护重点从权属和技术规范转向敏感信息隐私保护。ISO 陆续发布 ISO/TS 21547:2010《健康信息学 电子健康档案存档用安全要求》、ISO/TS 14441:2013《健康信息学 合格评定中使用的 EHR 系统安全和隐私要求》、ISO/TS 17975:2015《健康信息学 批准收集,使用或者披露个人健康信息的原则和数据要求》标准,对个人健康医疗数据的安全目标、使用或披露原则、实施方法、安全措施等内容进行明确规定。

四、健康指标类数据标准

健康产业是全球经济发展新引擎,建成低成本高效率的医疗健康体系是各国医疗产业发展的重要目标。数据基础设施建设为衡量和监测医疗健康水平、医疗保健系统绩效提供了极大便利,许多国家开始系统定义和收集能反映医疗健康系统绩效水平的健康指标信息。

健康指标是衡量健康医疗状况、医疗保健系统或相关因素的一个关键维度，通常以定量方式表示。健康指标是资料性的，对时间和空间的变化敏感。为了监测健康状况和保障医疗保健系统运行，必须采用统一、明确的标准来定义和选择健康指标，并以明确的概念框架进行表述。ISO/TC 215 发布 ISO/TS 21667：2004《健康信息学 健康指标概念框架》，定义了评估人口健康状况和卫生服务水平的关键指标以及综合性高层分类体系，提供了一个可以在国际范围内使用的通用概念框架，给出度量健康状况和健康系统性能的方式。目前该标准已被 2010 年发布的 ISO 21667：2010《健康信息学 健康指标概念框架》替代。

许多国家在《健康信息学 健康指标概念框架》基础上结合本国医疗保健状况和政策环境背景，开发了符合本国实际的健康指标概念模型。我国于 2009 年发布了 GB/T 24465—2009《健康信息学 健康指标概念框架》，定义了描述人口健康和医疗保健系统性能所必需的、合适的维度及子维度，适用于各种医疗保健系统，全面囊括与健康效果、健康系统性能和应用以及与区域和国家差异相关的所有因素。该框架包括健康状况、非医学健康决定因素、健康系统性能、社区和健康系统特征 4 个维度。

五、移动健康和智慧医疗标准

（一）大数据基础性标准

2014 年 ISO 与 IEC 联合成立 ISO/IEC JTC1/WG9，该工作组致力于研制大数据基础性标准，对各国大数据标准发展具有重要意义。WG9 研制了《信息技术 大数据 概述和术语》（Information technology-Big data-Overview and Vocabulary）（ISO/IEC TR20546：2019）和《信息技术 大数据参考架构》（Information technology-Big data reference architecture）（ISO/IEC TR20547）两项国际标准，其中《信息技术 大数据参考架构》包括 5 部分：框架和应用、用例和需求、参考架构、安全和隐私、标准路线图，第 4 部分安全和隐私于 2016 年移交给 ISO/IEC JTC1/SC27。

（二）康体佳健康联盟设计指南

2009 年起康体佳健康联盟（Continua Health Alliance）相继迭代发布 6 版设计指南（CDGs），对个人健康医疗设备与个人健康医疗网关之间各部分的接口定义、协议标准、安全规范等提出了详细技术建议。2014 年国际电信联盟（ITU）采纳并正式发布了康体佳设计指南，此后 ITU 标准（表 5-6）与康体佳设计指南同步更新。挪威、瑞典、芬兰等北欧国家政府推动全国医疗系统改革过程中，在完善全国性医疗信息网络，对医院进行深度信息化改造，提供远程医疗和移动健康管理服务等方面已明确采纳康体佳设计指南。

表 5-6 ITU 标准

ITU 标准号	标准名称
H.810	个人网络健康系统的互操作性设计指南：序言（Interoperability design guidelines for personal connected health systems：Introduction）
H.811	个人网络健康系统的互操作性设计指南：个人健康设备接口（Interoperability design guidelines for personal connected health systems：Personal health devices interface）
H.812	个人网络健康系统的互操作性设计指南：服务接口（Interoperability design guidelines for personal connected health systems：Services interface）
H.812.1	个人网络健康系统的互操作性设计指南：服务接口：观察上传能力（Interoperability design guidelines for personal connected health systems：Services interface：Observation upload capability）
H.812.2	个人网络健康系统的互操作性设计指南：服务接口：调查问卷能力（Interoperability design guidelines for personal connected health systems：Services interface：Questionnaire capability）

ITU 标准号	标准名称
H.812.3	个人网络健康系统的互操作性设计指南：服务接口：功能交换能力（Interoperability design guidelines for personal connected health systems: Services interface: Capability exchange capability）
H.812.4	个人网络健康系统的互操作性设计指南：服务接口：经验证的持续会话能力（Interoperability design guidelines for personal connected health systems: Services interface: Authenticated Persistent Session capability）
H.813	个人网络健康系统的互操作性设计指南：医疗信息系统接口（Interoperability design guidelines for personal connected health systems: Healthcare information system interface）

（三）数字健康平台指南

《数字健康平台指南》是国际电信联盟和世界卫生组织发布的首部数字健康领域的数字信息基础设施建设的技术指南，其中包含许多参考标准和数字化工具，旨在落实联合国可持续发展目标（SDGs），贯彻世界卫生大会于 2018 年达成的数字健康决议（WHA71.7），指导全球各成员国建设自己的互操作和集成化国家健康信息系统。该指南包含了国家级数字健康系统的顶层架构设计和参考设计，围绕数字健康系统的设计、部署、实施和应用提供了一系列的技术方案、技术标准体系和最佳工程实践案例，为各国进一步落实世界卫生组织提出的《数字健康全球战略 2020—2024》提供了有力的技术支撑。

（四）数字医疗技术标准框架

《数字健康技术证据标准框架》（Evidence standards framework for digital health technologies）是英国国家卫生和临床技术优化研究所（NICE）与英国国家健康服务体系（National Health Service，NHS）、英国公共卫生局（Public Health England，PHE）和医学城（MedCity）于 2018 年合作开发的，该框架系统描述了英国医疗机构使用数字医疗技术时应符合的标准，包括有效性证据标准、经济影响证据标准和支持性资源 3 部分，列举了安全性、医疗效率、可用性和成本效益等要求。技术开发人员可利用或参照该标准框架制定全面、细致、合理的数字医疗技术开发计划；医疗机构的决策者也可参考和利用该框架做出针对数字医疗技术的合理决策。

第三节　国内公众健康信息标准

一、我国医学术语标准

（一）《中国图书馆分类法　医学专业分类表》

《中国图书馆分类法　医学专业分类表》（简称《医学专业分类表》）按照科学性、稳定性与发展性和文献保障原则，以医学科学分类体系为依据，在《中图法》"R 医药、卫生"大类基础上，采用调（调整类目隶属关系、规范类目名称、保持分类的一致性）、增（增加扩充类目、增改类目注释、增设交替类目、完善的复分表）、删（删除合并类目）等编制技术和方法，实现了类目覆盖全面、体系设置科学、使用简明方便。《医学专业分类表》是一部具有权威性和代表性的医学专业文献分类法，广泛应用于我国医学图书馆和信息机构对医学信息（包括各种文献载体）的分类标引与检索。

《医学专业分类表》基本类目的设置以当代医学科学分类为依据，同时考虑中国传统医学的重要地位，由预防医学、医学和药学三部分组成。大类设置包括：总论、预防医学、卫生学、中国医学、基础医学、临床医学、内科学、外科学、妇产科学、儿科学、肿瘤学、神经病学与精神病学、皮肤病学与性病学、耳鼻咽喉科学、眼科学、口腔科学、外国民族医学、特种医学和药学，共 19 大类。《医学专业分类表》共有详细类目 5 040 个，类目的设置详尽，比《中图法》R 类多 1 349 个，比《杜威十进分类法》第 21 版医学类表多 3 514 个，比《美国国家医学图书馆分类法》（NLMC）多 1 318 个。在国内外几部重要医学分类表中，其类目的设置最为详尽，类目细分化程度也最高。

（二）中文临床医学术语体系

2017 年中国医学科学院医学信息研究所 / 图书馆在《中文医学主题词表》（Chinese Medical Subject Headings，CMeSH）、《中文一体化医学语言系统》（Chinese Unified Medical Language System，CUMLS）及《科技知识组织体系（医学部分）》（Scientific Technology）研究基础上，建设中文临床医学术语体系。《中文临床医学术语体系》参考国际标准 ISO 25964 Information and documentation—Thesauri and interoperability with other vocabularies、国家标准 GB/T 10112—2019《术语工作　原则与方法》及 GB/T 25514—2010《健康信息学　健康受控词表　结构和高层指标》，借鉴 ISO 标准 Basic Formal Ontology 顶层本体框架，构建涵盖疾病、临床表现、解剖部位、检查对象、有机体、化学品及药品等 14 个概念大类的体系架构及概念之间 100 余种语义关系。目前涵盖 20 万余个医学概念、100 万余个医学术语。

（三）中医药术语国家标准

目前，我国批准中医药术语相关国家标准 3 项，涵盖中医病证、临床诊疗与基础理论等方面。1995 年 11 月，国家技术监督局正式颁布 GB/T 15657—1995《中医病证分类与代码》国家标准，1996 年 1 月起在全国实施，最新版为 GB/T 15657—2021《中医病证分类与代码》。该标准对中医病症的分类原则和编码方法做出了严格规定，确立了以中医病、证并列诊断作为中医疾病诊断的辨证模式。

国家技术监督局技监国标函（1997）14 号文件正式批准《中医临床诊疗术语》为国家标准，于 1997 年 10 月 1 日起在全国实施。《中医临床诊疗术语》包括中医疾病、证候、治法三个部分，分别规定了中医临床常见疾病、证候、治法治则的基本术语及其概念。2020 年 11 月 23 日，国家卫生健康委员会和国家中医药管理局联合发布了《中医病证分类与代码修订版》及《中医临床诊疗术语》新修订版的国家标准。中医国标的修订，对这两项标准涉及的术语进行了全面整合，使《中医病证分类与代码（修订版）》与《中医临床诊疗术语　第 1 部分：疾病》（2020 修订版）所收录的疾病术语完全相同，区别在于前者侧重于术语分类与代码、后者侧重于术语及定义，提高了新版国标的可执行力和可操作性。

GB/T 20348—2006《中医基础理论术语》是 2006 年国家质量监督检验检疫总局正式颁布的国家标准，2006 年 10 月 1 日起在全国实施，是中医理论的基础性规范。该标准界定了中医基础理论中阴阳、五行、脏象、气血精液、经络、体质、病因、病机、养生、预防、治则、五运六气等术语，共 1 600 余条基本术语，适用于中医教学、医疗、科学研究、管理、出版及国内学术交流。

（四）中医药学语言系统

中医药学语言系统（traditional Chinese medicine language system，TCMLS）由中国中医科学院中医药信息研究所研制，是一个遵循中医药学语言特点，利用本体论的思路，参照统一医学语言系统（UMLS）的方法，建立的计算机可理解的语言集成系统。该系统是中医药学术语集成、语言翻译、自然语言处理及语言规范化的工具，也是数据处理与应用的基础，对于中医药术语规范化标准化工作具有重大意义。

中医药学语言系统由基础词库系统和语义网络两部分组成。基础词库系统是整个中医药学语言系统的核心组成部分，是在对现存各种主题词表、分类表、数据库、工具书中有关词汇进行分析、选择和组织的基础上产生的大型词库。该系统基础词库涵盖可控词表中医药学科系统及中医药学科相关联的生物、植物、化工等自然和人文科学专业词汇，以中医药学科及其相关学科的概念术语为目标。目前已收录概念 12 万余个，术语 30 万余个。系统仍在建设中，词汇、概念在不断添加和修正。语义网络是构建语言系统概念间相互关系的权威规则。中医药学语义网络综合各类可控词表的特征，以中医药学科及相关学科的概念为主干，同时对照统一医学语言系统的结构和特点，设计中医药学语言系统网络结构。整体结构符合中医药学的结构和特点,同时能满足中医药信息数字化需求,以中医药学为基础,涉及与其关联的学科,如医学、生物学、制药工艺等。语义网络通过语义类型,为收录在中医药学语言系统基础词库中的所有概念提供一种目录组织结构。中医药学语义网络现由127种语义类型和58种语义关系组成。

二、城乡居民健康档案基本数据集

WS 365—2011《城乡居民健康档案基本数据集》(basic dataset of health record for residents)由原卫生部颁布,卫生部统计信息中心、上海市疾病预防控制中心、天津市医学科学技术信息研究所、中国人民解放军第四军医大学、中国人民解放军总医院、中国疾病预防控制中心妇幼保健中心共同起草,于2011年8月发布,2012年2月正式实施。

城乡居民档案是医疗卫生机构为城乡居民提供医疗卫生服务过程中的规范记录,是以居民个人健康为核心,贯穿整个生命过程,涵盖各种健康相关因素,满足居民自我保健和健康管理、健康决策需要的系统化信息资源。由原卫生部卫生信息标准专业委员会颁布的《城乡居民健康档案基本数据集》定义了城乡居民健康档案基本数据集的数据集元数据属性和数据元目录。目前指南中涵盖了包括个人基本信息、健康体检、新生儿家庭访视、儿童健康检查、产前随访、产后访视、产后42天健康检查、预防接种卡、传染病报告卡、职业病报告卡、食源性疾病报告卡、高血压病人随访、2型糖尿病病人随访、重性精神疾病病人管理、门诊摘要、住院摘要、会诊信息、转诊(院)信息等18个数据元主题。该项标准应用于全国范围内所有医疗机构城乡居民健康档案的信息收集、存储与共享,以及城乡居民健康档案管理信息系统建设。

三、妇幼健康服务信息系统基本功能规范

WS/T 526—2016《妇幼健康服务信息系统基本功能规范》(basic functional specification of the maternal and children's health service information system),由中国疾病预防控制中心妇幼保健中心、原国家卫生计生委统计信息中心、原国家卫生计生委科学技术研究所、北京妇幼保健院、湖南省妇幼保健院、云南省妇幼保健院、重庆市妇幼保健院、湖北省妇幼保健院、云南省人口和计划生育科学技术研究所、河南省人口和计划生育科学技术研究院、武汉市妇幼保健院、苏州市妇幼保健院、柳州市妇幼保健院共同起草。

妇幼健康服务信息系统是按照国家有关法律法规和政策要求,采用计算机、网络通信等技术手段,对各级承担妇幼健康服务的医疗卫生机构以及其他相关机构开展妇幼健康服务工作的数据采集、处理、存储、传输与交换、分析与利用的业务应用系统。妇幼健康服务信息系统以服务居民个人为核心,是对妇女儿童进行长期、连续、动态系统保健服务和科学管理的重要技术支撑手段,也为居民电子健康档案建设和妇幼卫生管理工作提供可靠的数据来源。

妇幼健康服务信息系统是需要跨机构甚至跨地域运行的开放式信息系统。逻辑结构上,其系统功能完整,支撑整个妇幼健康业务运转。物理结构上,由相互独立、面向不同业务层面、分散在多个不同机构中运行的若干业务应用按照一定的业务规则有机组合而成。该标准定义了妇幼健康服务信息系统的基本功能、系统安全要求、信息系统各功能之间相互关系、数据共享与协同,适用于承担妇幼健康服务的医疗卫生机构以及其他相关机构进行妇幼健康服务信息系统功能的规划、设计、开发、应用和评价,包括妇幼健康服务信息系统中的14项基本功能:《出生医学证明》管理、新生儿遗传代谢病筛查、新生儿听力筛查、儿童健康体检、营养性疾病儿童管理、5岁以下儿童死亡报告、婚前保健服务、孕前优生健康检查、孕产期保健与高危管理、产前筛查与诊断、出生缺陷监测、孕产妇死亡报告、妇女常见病筛查、计划生育技术服务。

该标准对妇幼健康服务信息系统的通用功能进行了规定,使其普遍适用于妇幼健康服务各项业务,主要包括:预约服务、健康教育、数据采集、数据管理、质量控制、提醒与预警、信息查询等功能,要求妇幼健康服务信息系统应具备基本的共享与协同能力。妇幼健康服务过程阶段性完成或结案后,在基于健康档案区域卫生信息平台的共享权限范围内按照统一的数据标准,与相关信息系统进行信息的传输及交换。通过与区域卫生信息平台接口,实现其数据交互。该标准还对读卡接口功能进行规定,包括居民健康卡信息读取和居民健康卡信息更新。

针对各个细分业务,该标准规定了妇幼健康服务信息系统的功能细节,系统的主要业务任务包括:实现空白《出生医学证明》管理、出生个案信息登记、《出生医学证明》规范化打印签发、签发信息管理、废证管理、档案管理以及向各级管理和签发机构提供实时、可靠的证件管理和使用信息,记录新生儿的基本信息、筛查、确诊和治疗等信息,实现新生儿遗传代谢病筛查信息及服务过程数字化存储,实现诊疗机构之间业务协同及数据共享,实现筛查结果查询、确诊结果查询、随访提醒等功能。

四、老年人健康管理技术规范

WS/T 484—2015《老年人健康管理技术规范》(health management technical protocol of aged)由国家卫生和计划生育委员会发布,中国医学科学院北京协和医院、中国社区卫生协会、首都儿科研究所、北京医院、中国人民解放军总医院共同起草。

该标准规定了 65 岁及以上老年人健康管理的流程及适宜技术要求,适用于基层医疗卫生机构提供国家基本卫生服务项目时对老年人健康管理的基本要求,中年人的健康管理可参考使用。技术规范中关于老年人健康管理适宜技术定义包含体格检查规范、常规检查异常发现的处理、肿瘤筛查、健康教育、疾病预防、双向转诊、老年人健康管理工作流程等 7 个层级,以及个人基本信息表、健康体检表 2 项技术规范性附录和老年人健康管理适宜技术相关量表及资料、老年人健康管理危险因素干预、骨质疏松相关知识与建议 3 项资料性附录。

该标准规定了老年人健康管理过程中需要采集的健康信息,包括个人基本信息、健康体检、辅助检查、判断是否需急(转)诊、健康状态评估、健康指导六个方面。

五、慢性病监测信息系统基本功能规范

WS/T 449—2014《慢性病监测信息系统基本功能规范》(basic function specifications of chronic disease surveillance information system)在 2014 年由国家卫生和计划生育委员会发布实施,中国疾病预防控制中心、北京市疾病预防控制中心、上海市疾病预防控制中心、浙江省疾病预防控制中心、江苏省疾病预防控制中心共同起草。该技术规范定义了慢性病监测信息系统中病例报告、随访管理及相关信息的采集交换、数据管理、质量控制和统计分析的功能和要求,适用于各级卫生行政部门、各级各类医疗卫生机构慢性病监测信息系统的建立、使用以及数据的管理和共享。

慢性病监测(chronic disease surveillance)是有计划、连续和系统地收集、整理、分析和解释慢性病及其生物、环境和行为危险因素流行与控制的相关数据,并将信息及时上报、反馈给相关的机构与人员,用于慢性病预防控制策略和措施的制定、调整和评价。慢性病监测信息系统(chronic disease surveillance information system)是由计算机硬件、网络和通信设备、计算机软件、信息资源、信息用户和规章制度组成的以处理慢性病监测信息为目的的人机一体化系统。主要用于高血压、糖尿病、冠心病、脑卒中和恶性肿瘤等重点慢性病的新发病例报告、随访管理情况及相关信息的采集交换、数据管理、统计分析和质量控制,并将逐步增加其他慢性病的监测和管理。

病例报告数据可以通过信息交换、个案录入和补报新发病例 / 死亡病例 3 种方式建立。针对病历报告的管理,慢性病监测信息系统应具备报告卡创建、报告卡订正修改、报告卡删除、报告卡审核、

报告卡查重与合并、查询与导出、漏报信息管理等功能。在创建病历卡时，已明确诊断的病人建立或自动生成报告卡，赋予唯一的身份识别标识符，建立包含病人基本信息（包括病人姓名、性别、出生日期、身份证号、户籍地编码、常住地编码、疾病诊断、确诊时间、转归、病例诊断等）的主索引信息和相关慢性病监测的业务扩展信息。在进行报告卡查重与合并时，以病例身份唯一标识符为索引，提供病例报告卡自动查重功能，以及相应日志记录。慢性病病人的相关随访信息可通过与社区卫生服务信息系统、区域卫生信息平台和地方慢性病监测信息系统交换完成。不具备信息交换条件的基层卫生服务机构通过网络录入方式进行相关随访信息的报告。

该标准规定慢性病监测信息系统应支持慢性病监测统计和慢性病管理统计两种统计分析功能，对辖区慢性病监测和管理信息进行汇总、统计分析和可视化展示。

六、高血压患者家庭数据监测管理信息系统基本功能规范

T/CHIA 9—2018《高血压患者家庭数据监测管理信息系统基本功能规范》（basic function specification of hypertension family data monitoring management information system）属于团体标准，由中国卫生信息与健康医疗大数据学会发布，首都医科大学宣武医院提出并归口，由首都医科大学宣武医院、中南大学湘雅三医院、国家卫生健康委统计信息中心、空军军医大学、中国医学科学院阜外心血管病医院为主要共同起草单位。

该规范规定了高血压患者家庭数据监测管理信息系统的功能组成、功能要求以及系统总体要求，目前仅适用于家庭级应用。规范中定义的高血压患者家庭数据监测管理信息系统有基本业务、扩展业务和系统管理 3 项功能，包括高血压信息采集、血压自测、高血压风险评估、高血压用药管理、高血压随访系统、高血压知识宣教等具体模块。

该标准所适用的高血压信息采集是指通过穿戴设备、互联网网站、手机 app、微信公众号等方式收集与高血压相关信息。规定高血压患者家庭数据监测管理信息系统应具备高血压自测功能，在"信息录入"的采集方式下，以高血压类型问卷调查表格的题目问答形式，收集家庭成员在日常生活中的常见症状、生活习惯信息，形成单项评分、总体评分以及评价结果描述，使得家庭成员能够了解自身血压状况，从而进行血压自我管理。高血压风险评估功能，支持医生根据家庭成员的年龄、性别、血压波动情况、血脂、腹型肥胖、合并疾病等高血压风险因素，进行血压辅助诊断（分级分型）及血压风险评估，给出用于辅助诊疗的治疗方案。

七、国家学生体质健康标准

《国家学生体质健康标准（2014 年修订）》是国家学校教育工作的基础性指导文件和教育质量基本标准，是评价学生综合素质、评估学校工作和衡量各地教育发展的重要依据，是《国家体育锻炼标准》在学校的具体实施，适用于全日制普通小学、初中、普通高中、中等职业学校、普通高等学校的学生。

该标准从身体形态、身体功能和身体素质等方面综合评定学生的体质健康水平，是促进学生体质健康发展、激励学生积极进行身体锻炼的教育手段，是国家学生发展核心素养体系和学业质量标准的重要组成部分，是学生体质健康的个体评价标准。技术标准的适用对象按照学龄年级划分组别，小学、初中、高中按年级划为不同组别。

该标准于 2014 年进行修订，修订坚持健康第一，落实《国家中长期教育改革和发展规划纲要（2010—2020 年）》《国务院办公厅转发教育部等部门关于进一步加强学校体育工作若干意见的通知》（国办发〔2012〕53 号）和《教育部关于印发〈学生体质健康监测评价办法〉等三个文件的通知》（教体艺〔2014〕3 号）有关要求，着重提高《国家学生体质健康标准》应用的信度、效度和区分度，强化教育激励、反馈调整和引导锻炼的功能，提高教育监测和绩效评价的支撑能力。

八、医疗机构感染监测基本数据集

WS 670—2021《医疗机构感染监测基本数据集》(basic dataset of healthcare-associated infection surveillance)由国家卫生健康委员会发布，国家卫生健康委医院管理研究所、中国人民解放军总医院、山东省立医院、国家卫生健康委统计信息中心等单位共同起草。

该标准规定了医疗机构感染监测基本数据集的数据集元数据属性和数据元属性，适用于各级医疗机构进行住院病人医疗机构感染相关临床数据的收集、存储与共享等工作。旨在为医疗机构感染质量管理与控制信息提供一套术语规范、定义明确、语义语境无歧义的标准，以规范医疗机构感染监测过程中基本记录内容，实现住院病人医疗机构感染相关临床数据在提（抽）取、转换、存储、发布、交换等应用中的一致性和可比性，推动现有医疗机构感染数据在不同医疗机构、不同软件系统和不同区域之间进行交换和共享。该标准按照 WS 370—2012《卫生信息基本数据集编制规范》进行编制，其所对应的数据集分类 - 类目名称为"医疗管理 - 医疗机构感染"。

该标准中共有 81 个数据元，其中大部分为医疗机构感染专有数据元。核心内容为住院病人医疗机构感染相关的临床数据，包括通用类、自身风险类、诊断信息类、诊疗相关类、实验室相关类、体征相关类、医疗机构感染结果判读类等。该数据集的特征数据元包括：医疗机构感染多重耐药菌、医疗机构感染部位名称、医疗机构感染日期时间、医疗机构感染转归情况、医疗机构感染转归日期时间、医疗机构感染监测专业人员确认医疗机构感染日期时间、临床医师报告医疗机构感染日期时间等。该标准包含抗菌药物通用名称代码表、病原学检验送检标本代码表、医疗机构感染病例感染部位代码表。

九、学校传染病症状监测预警技术指南

WS/T 772—2020《学校传染病症状监测预警技术指南》(technical guidelines for the syndromic surveillance and early warning of infectious diseases in school)由国家卫生健康委员会发布，北京市疾病预防控制中心、安徽医科大学等单位共同起草。该标准规定了学校传染病症状监测预警的组织管理体系，监测的内容、方法和信息报送，预警的指标和处置，适用于各级各类中小学校。托幼机构和普通高等学校可参照执行，学校教职员工传染病症状监测可参照执行。

十、信息安全技术健康医疗数据安全指南

GB/T 39725—2020《信息安全技术　健康医疗数据安全指南》(information security technology-guide for health data security)由全国信息安全标准化技术委员会（SAC/TC260）提出并归口，旨在形成安全管理认证规范和实施规则，更好地保护健康医疗数据安全，规范和推动健康医疗数据的融合共享、开放应用。该标准明确定义了健康医疗数据和个人健康医疗数据，并制定了健康医疗数据分类体系、使用披露原则、安全措施要点、安全管理指南、安全技术指南及典型场景。

健康医疗数据是指个人健康医疗数据以及由个人健康医疗数据加工处理之后得到的健康医疗相关电子数据，可划分为六个类别：个人属性数据是指单独或者与其他信息结合能够识别特定自然人的数据；健康状况数据是指能反映个人健康情况或同个人健康情况有着密切关系的数据；医疗应用数据是指能反映医疗保健、门诊、住院、出院和其他医疗服务情况的数据；医疗支付数据是指医疗或保险等服务中所涉及的与费用相关的数据；卫生资源数据是指那些可以反映卫生服务人员、卫生计划和卫生体系的能力与特征的数据；公共卫生数据是指关系到国家或地区大众健康的公共事业相关数据。

个人健康医疗数据是指单独或者与其他信息结合后能够识别特定自然人或者反映特定自然人生理或心理健康的相关电子数据。根据数据重要程度、风险级别以及对个人健康医疗数据主体可能造成的损害和影响的级别进行分级，可将健康医疗数据划分为可完全公开使用的数据、可在较大范围

内供访问使用的数据、可在中等范围内供访问使用的数据、在较小范围内供访问使用的数据和仅在极小范围内且在严格限制条件下供访问使用的数据 5 个等级。可完全公开使用的数据包括可以通过公开途径获取的数据，例如医院名称、地址、电话等，可直接在互联网上面向公众公开；仅在极小范围内且在严格限制条件下供访问使用的数据如果未经授权披露，可能会对个人健康医疗数据主体造成严重程度的损害，例如特殊病种（如艾滋病、性病）的详细资料，仅限于主治医护人员访问且需要进行严格管控。

针对特定数据特定场景，相关组织或个人可划分为个人健康医疗数据主体、健康医疗数据控制者、健康医疗数据处理者和健康医疗数据使用者 4 类角色。对于任何组织或个人，围绕特定数据，在特定场景或特定的数据使用处理行为上，只能归为其中 1 个角色。数据公开共享类型可划分为完全公开共享、受控公开共享、领地公开共享，对应的去标识化要求不同，按照 GB/T 37964—2019 规定处理。常见的数据开放形式包括网站公开、文件共享、API 接入、在线查询、数据分析平台。

第四节　公众健康信息标准的管理与应用

一、国际公众健康信息标准管理

公众健康信息标准在各国际组织和国家的管理体制不同，在立项、研制、审查、发布、评估、宣贯等方面均存在差异。

美国公众健康信息标准管理以市场为主导，通过标准研发组织自行保障标准研发。标准的制定及一致性遵循需求驱动，与不断变化的市场直接相关，研发机制具有自愿性。美国卫生与公众服务部（HHS）下设的国家卫生信息技术协调办公室（ONC）作为标准制定的中心机构，负责制定联邦政府卫生信息技术战略和协调联邦卫生信息技术政策、标准和投资。ONC 协调医院和信息技术企业，加速可互操作的卫生信息技术基础设施建设，通过提供标准协调开发、参与鼓励试点活动、支持全行业的医疗软件测试，帮助构建创新、可互操作的健康信息化解决方案。美国国家标准学会（ANSI）、美国健康信息标准组（HISB）和 ONC 负责审查标准的政策符合性、唯一性和互斥性。美国国家标准技术研究院（NIST）与 ONC 联合对标准或实施规范进行评估，评估过程包括注册、一致性申报、认证、管理系统评价等。美国医疗卫生信息与管理系统协会（HIMSS）向 ONC 及 HHS 提出医疗卫生信息技术应用的优先领域，HHS 通过 ONC 资助的技术委员会和工作组发现适宜的医疗卫生信息标准，并开发互操作规范以促进标准应用。美国标准保障机制具有人才密集性和强投入推动性的特点，ANSI 拥有 300 多万专业人员和超过 12 万个公司，ONC 每年为医疗卫生领域的标准重大研究项目投资约 3 000 万美元。

英国标准管理以政府为主导，只有国务大臣与卫生和社会保障部可以发布信息标准，经费保障也主要由政府承担。卫生和社会保障信息中心（HSCIC）作为标准研制管理机构，管理信息标准创建，保证信息标准和集合的生命周期。信息标准体系包括技术标准、数据标准、信息标准和专业应用标准。信息标准研制过程由国家信息委员会委托具体的标准研制发起人、高级责任人和项目负责人全程监管。信息标准高级责任人牵头开展实施后评估和超常规审查工作，具体从报告定量和定性评估、执行和审查报告不良事件、意外事件、符合性评估、预期负担反馈等 5 大维度进行评估，只有通过评估审查的标准才允许在国家唯一权威出版网站上发布。为确保信息标准的应用效果，所有已发布信息标准都需在 HSCIC 负责人的指导下开展活动，信息标准的全生命周期和保证周期中的所有阶段都通过唯一权威网站发布相关应用服务。

澳大利亚标准管理模式是非营利标准化机构自筹运作，管理流程具有政府和市场共治的特点。

澳大利亚国家标准化组织（SA）主导开展标准研发、国内外标准沟通协同和标准组织认证等，但不承担强制性测试和推行标准的责任；数字健康局（ADHA）负责国家数字医疗服务，主要承担临床术语、临床信息规范和安全消息标准化工作；健康与福利研究院（AIHW）负责进行健康统计、健康统计元数据注册管理和健康领域数据开发。标准研制工作通过国家标准化组织资助或外部资助两种途径开展。澳大利亚标准研发委员会（SDC）下设的技术委员会（TCs）采用预评估机制，基于有获益、工作范围定义明确、相关方支持和 SA 资源可用 4 个维度和原则对所有标准研发项目进行预先评估，通过评估后方可开展标准研制。SA 按照标准化指南，研究和制定澳大利亚标准及相关产品，促进和管理澳大利亚标准及其他相关方案。

二、我国公众健康信息标准管理

（一）我国公众健康信息标准管理活动

公众健康信息标准化是一个活动过程，包括开发编制、发布实施和标准管理。

1. **标准开发** 是结合实际需求和应用模式，建立标准化的信息表达方法、存储和传输格式，为信息互联互通提供支撑。根据 GB/T 16733—1977《国家标准制定程序的阶段划分及代码》规定，我国国家标准制定程序共 9 个阶段，包括预阶段、立项阶段、起草阶段、征求意见阶段、审查阶段、批准阶段、出版阶段、复审阶段和废止阶段（图 5-2）。

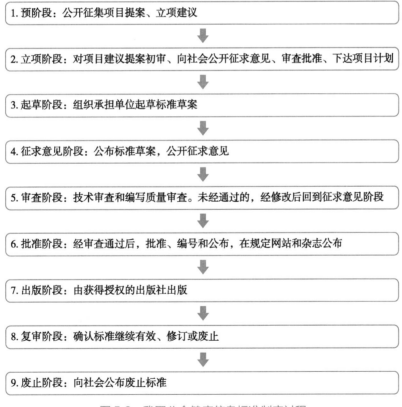

图 5-2 我国公众健康信息标准制定过程

2. **标准实施** 是指在社会生产实践中，为实现标准规定的各项内容所采取的专门措施和进行的有关活动。标准实施包括组织宣传、贯彻执行、监督检查等任务，是整个标准化活动的重要组成部分，实施标准是法定责任。

3. **标准管理** 为保证标准的应用质量和效果，应科学地对标准名称、编号、版本状态、发布废止日期等内容进行版本管理。对医疗机构长期积累的"标准化数据"进行管理，可以促进健康信息标准数据有效利用,避免因标准修订而导致数据失效。

近年来,我国卫生信息技术领域广泛开展标准和规范应用的测试评估,目的是促进卫生信息标准的采纳、应用和实施,了解标准的使用情况并对现有标准中存在的问题进行补充完善。测评依据国家已经发布的卫生信息标准、测评方案及相关规范性文件,构建了标准实施评价体系,包括标准符合性测试规范测评方案、独立的测试系统实验室环境和统一的测评管理信息系统,为指导全国卫生信息标准化建设、全面开展测评工作奠定基础。2020 年度共有 30 个区域和 240 家医院参加医疗健康信息互联互通标准化成熟度测评,其中 6 个区域测评结果为五级乙等,17 个区域测评结果为四级甲等,7 个区域测评结果为四级乙等;30 家医院测评结果为五级乙等,175 家医院测评结果为四级甲等,33 家医院测评结果为四级乙等,2 家医院测评结果为三级。

（二）我国公众健康信息标准管理机制

公众健康信息标准管理机制是指组织协调人财物、组织和信息等要素,统筹研制方、使用方和管理方等有关方面,按照标准管理的预研、立项、研制、预审、会审、协调性审查、发布、评估、宣贯全流程,实现最佳标准产出(标准数量、质量、社会和经济效益等)的管理机制(表 5-7)。

表 5-7　我国公众健康信息标准管理机制

流程/要素	参与方	支撑保障
立项	政府部门、国家卫生健康委员会法规司、卫生健康信息标准专业委员会、企业	信息公示系统
研制	卫生健康信息标准专业委员会、研制者	进度管理系统 版本管理系统
预审	卫生健康信息标准专业委员会、研制者、专家、委员	标准注入系统
会审	卫生健康信息标准专业委员会及全体委员、研制者、专家	专家投票系统
协调性审查	国家卫生健康委员会相关司局、卫生健康信息标准专业委员会、标准协调管理机构、研制者	标准查询比对系统
发布	国家卫生健康委员会法规司	门户网站
评估测试	国家卫生健康委员会相关司局、卫生健康信息标准专业委员会、标准协调管理机构、研制者	标准测评系统
宣贯培训	卫生健康信息标准专业委员会、标准协调管理机构、研制者、标准使用方	门户网站 资源下载平台 知识竞赛系统

2019 年修订的《卫生健康标准管理办法》规定了我国卫生健康标准的管理结构。国家卫生健康委员会依法负责职责范围内的卫生健康标准管理工作,设立国家卫生健康标准委员会,负责全国卫生健康标准政策、规划、年度计划的制定等管理工作。在国家卫生健康委员会法规司下设国家卫生健康标准委员会秘书处,负责项目、人员、强制性标准实施评估等归口管理工作。

国家卫生健康委员会相关司局负责开展标准需求调研,提出本专业领域标准发展规划和标准年度制修订计划,并对本专业标准制修订项目进行管理。中国疾病预防控制中心、国家卫生健康委统计信息中心、医疗管理服务指导中心作为标准协调管理机构,分别主要负责公共卫生、医疗卫生和卫生信息 3 大类标准的综合性标准管理工作,包括标准项目承担单位评审、标准协调性审查、跨专业标准基础研究、重要标准的宣传培训、推荐性标准的评估、专业卫生院考核评估等。

第八届国家卫生健康标准委员会下设:卫生健康信息、医疗卫生建设装备、传染病、寄生虫病、地方病、营养、环境健康、学校卫生、卫生有害生物防制、医疗机构管理、医疗服务、医院感染控制、护理、临床检验、血液、基层卫生健康、消毒、老年健康、妇幼健康、职业健康和放射卫生 21 个标准专业委员会,各专业委员会依据《国家卫生健康标准委员会章程》确定的职责开展工作,包括需求调研、立项建议、标准技术性审查、技术咨询、基础研究等。

地方健康信息标准和团体健康信息标准是为保证卫生健康标准的有效供给制定的标准,这些标准进一步完善了我国卫生健康标准体系。地方健康信息标准项目一般由省级卫生行政主管部门或者地方卫生标准化技术委员推荐项目和标准起草单位至省市场监督管理局立项,项目立项后标准起草单位在规定时限内起草标准,提交省级卫生行政主管有关部门审查,通过后报省市场监督管理局,省市场监督管理局会委托地方卫生标准化技术委员会召开卫生健康标准审查会议,对标准的科学性、合理性和协调性等进行审查,审查通过后报省市场监督管理局批准、标号和发布。为了更好地管理和利用健康医疗大数据,江苏省市场监督管理局出台了 DB 32/T 3831 系列标准《妇幼健康信息平台共享数据集应用规范》。

团体标准是为进一步增加标准的市场供给,于 2018 年修订的《中华人民共和国标准化法》中提出的新标准类别。2019 年国家标准化管理委员会、民政部印发《团体标准管理规定》,明确了国家实行团体标准自我声明公开和监督制度。制定团体标准的一般程序包括:提案、立项、起草、征求意见、技术审查、批准、编号、发布、复审,是社会团体自发行为。团体卫生健康标准制定发布后,一般需要社会团体至全国团体标准信息平台备案。《中华人民共和国标准化法》规定,国家鼓励团体标准、企业标准通过标准信息公共服务平台向社会公开。目前主要的健康信息团体标准见表 5-8。

表 5-8 健康信息团体标准及采标情况

标准号	标准名称		标准采标情况
GB 24464	健康信息学	电子健康记录 定义、范围与语境	ISO/TR 20514:2005,IDT
GB 24465	健康信息学	健康指标概念框架	ISO/TS 21667:2004,IDT
GB 24466	健康信息学	电子健康记录体系架构需求	ISO/TS 18308:2004,IDT
GB/T 21715 系列标准	健康信息学	患者健康卡数据	ISO 21549 IDT
GB/Z 21716 系列标准	健康信息学	公钥基础设施(PKI)	
GB/T 30107	健康信息学	HL7 V3 参考信息模型	ISO/HL7 21731:2006 MOD
GB/Z 28623	健康信息学 关键特性	消息传输与通信标准中的互操作性与兼容性	ISO/TR 18307:2001 IDT
GB/Z 26338	健康信息学	国家及其行政区划标识符应用指南	ISO/TS 17120:2004,NEQ
GB/T 25515	健康信息学	护理参考术语模型集成	ISO 18104:2003,IDT
GB/T 25514	健康信息学	健康受控词表 结构和高层指标	ISO/TS 17117:2002,IDT
GB/T 25513	健康信息学 服务	安全、通信以及专业人员与患者标识的目录	ISO/TS 21091:2005,IDT
GB/T 25512	健康信息学	推动个人健康信息跨国流动的数据保护指南	ISO 22857:2004,IDT

注:IDT、MOD、NEQ 分别表示等同、修改、非等效采用国际标准。

三、我国公众健康信息标准应用

标准制定、发布、宣贯后,其应用是标准化工作的中心任务,通过标准应用得以检验标准适用性、促进标准发展、推动标准改进。

20 世纪 90 年代以来,我国先后引进 ICD-9、ICD-10、HL7、DICOM 等国际公认医疗卫生信息标准。近年来,国家有关机构和团体先后发布了近 300 项医疗卫生信息标准,内容涵盖电子病历系统、各重点专科领域业务、各级信息平台、居民健康档案和电子病历数据资源、居民健康卡、信息传输交换、建设及应用评审评价等多个方面,在指导规范推进以电子病历为核心的医院信息化建设,以电子健康档案为核心的区域医疗健康信息化建设中发挥了重要作用。

公共卫生、基本医疗、慢病管理、健康促进、家庭医生签约等方面已经发布系列数据集,区域信息平台技术规范等强制性信息标准以及全民健康信息平台功能指引等文件,在加快基于电子健康档案的区域全民健康信息平台标准化建设工作中得到广泛应用。国家卫生健康委印发的疾病分类与代码、手术和操作编码、常用临床医学名词、电子病历数据集、电子病历共享文档等规范、标准,为加强疾病报告、健康服务等数据的采集与共享,推进电子病历系统应用水平分级评价和卫生健康信息标准应用成熟度评价、医院信息化标准评价一体化等工作奠定重要基础。

新兴信息技术与卫生健康事业深度融合,健康医疗大数据、医学人工智能、区块链、医疗健康 5G 技术等新兴信息技术应用标准化建设持续推进。《电子病历共享文档规范》《居民健康卡数据集》《居民健康卡技术规范》《远程医疗信息基本数据集》《远程医疗信息系统基本功能规范》等标准规范的实施应用,促进了远程医疗服务规范化发展,健康医疗大数据分类分级分域开放应用,智能诊疗、智慧医学不断深入,信息安全与隐私保护逐步完善。

尽管目前卫生信息标准基本配套,但医疗卫生机构之间、信息系统平台之间的互联互通水平不高,信息孤岛现象依然普遍,需要充分认识到公众健康信息标准化的复杂性和持续性,逐步提高标准化程度。"健康中国"战略背景下,全民健康信息化迎来重要发展机遇期,也对公众健康信息标准体系建设提出更高要求。

(1)加强公众健康信息标准顶层设计,推进行业标准与地方标准、团体标准协同发展,形成政府引导、多部门协同发展的信息标准研制与应用新格局。

(2)充分利用网站、新媒体、期刊等渠道,完善公众健康信息标准宣贯体系,强化已发布信息标准的宣贯工作;定期组织信息标准相关培训,鼓励高校开展标准化人才培养,推进公众健康信息标准化学科建设。

(3)建立信息标准质量评估体系,定期对重点领域、关键业务、主要业务系统相关的已发布信息标准实施情况开展质量评估,关注标准用户满意度,对标准的质量进行考核,及时发现标准修订需求,不断提升标准质量。以国家医疗健康信息互联互通标准化成熟度测评为抓手,对各级各类医疗卫生机构信息标准实施效果进行评价,对区域和医院信息化建设整体水平进行测评,及时对信息标准进行更新迭代。

(4)加强"互联网 + 医疗健康"、健康医疗大数据、健康物联网、精准医学和人工智能等新技术应用信息标准的研究,提高公众健康信息标准在新技术领域的易用性,促进新技术在公众健康领域深度融合应用。

(任慧玲　钟代笛)

思 考 题

1. 简述公众健康信息标准的含义及标准体系框架。
2. 简述国内公众健康信息标准化现状。
3. 国际标准化组织有哪些?
4. 分类介绍国际公众健康信息标准。
5. 概述国内公众健康信息标准。
6. 试述美国、英国、澳大利亚公众健康信息标准管理的区别与联系。
7. 试述我国公众健康信息标准组织管理流程。

第六章

公众健康信息传播

当前，公众的健康意识逐步提高，对健康信息的需求不断增长。信息传播技术也日新月异，真假难辨的健康信息充斥于各种媒介平台，为人们获取健康信息提供极大便利的同时，也给公众学习健康知识、培养科学的健康观念和健康行为带来了挑战。加强健康信息传播，不断满足公众日益增长的健康信息需求，提升其健康素养，对于倡导健康行为和生活方式、提高公众健康水平、建设"健康中国"有着重要意义。

本章简要介绍公众健康信息传播的内涵、特性、社会功能、影响因素；重点介绍公众健康信息的自我传播、人际传播、群体传播、组织传播、大众传播、新媒体传播等传播类型；着重阐述信息疫情的内涵、特征、生成与传播机理、危害和治理。

第一节　公众健康信息传播概述

健康是人类生存的基础，健康问题是与人类社会自身的发展形影相随的。随着社会的进步和经济的发展，人们对健康信息的需求与日俱增。可以说，健康信息传播的历史也是人类维护自身健康的历史。古代医者"不治已病治未病"的预防思想至今仍然为我们所推崇和践行。

在古代，人类的健康传播活动以少数人自发的行为出现，获取健康信息主要依靠感官的直接观察，健康信息的传递主要凭借口口相传或少数文献记载。到了近现代，健康信息传播逐渐走向相对自觉的状态。健康信息传播活动融入科学精神，健康信息的生产和传播以组织化、规模化方式开展。进入信息时代，健康信息传播成为普遍化、常态化活动，个体不再只是健康信息的接收者，也成为健康信息的生产者和传播者。

一、公众健康信息传播的内涵

（一）公众健康信息传播的定义

传播是指人与人之间或群体之间借助语言或非语言符号，直接或间接地传递信息、情报、意见、感情等的过程，是人类普遍存在的一种社会行为。1988 年出版的我国第一部《新闻学字典》将传播定义为："传播是一种社会性传递信息的行为，是个人之间、集体之间以及集体与个人之间交换、传递新闻、事实、意见的信息过程。"

从广义上看，公众健康信息传播指一切涉及健康信息的传播。而从狭义上看，公众健康信息传播是一种将医学研究成果转化为大众的健康知识，并通过态度和行为的改变，以降低疾病的患病率和死亡率，从而有效提高公众生活质量和健康水准的行为。从工作层面来讲，公众健康信息传播是通过各种渠道，运用各种传播媒介和传播方法，为维护和促进人类健康而收集、制作、组织、传递、分享健康信息的过程。

公众健康信息传播是健康教育与健康促进工作的重要手段和策略,是健康传播学相关理论在实践中的应用,是一般传播行为在医学健康领域的具体和深化,并体现出其独有的特点和规律。

（二）公众健康信息传播的基本条件

人们通过信息交流和分享在传播活动中建立起来的相互关系称为传播关系。建立传播关系必须依靠共同经验域、契约关系和反馈这三个基本条件。

1. **共同经验域** 又称共同经验范围,是指在人际传播过程中双方对信息能够共同理解、相互沟通、产生共识的经验范围;另外在大众传播中还要再加上传受双方对传播媒介的使用及理解的共识范围。传播双方有共同经验范围(共同的语言、知识、生活经历、经验和认识过程等)并找到"共同语言",常常是传播关系的良好开端。

2. **契约关系** 是指在传播活动中传播双方相互依存的一种默契关系,传播双方以此来约束各自的传播行为。

3. **反馈** 在传播学中反馈特指传播者感知受传者接收信息后的心理行为反应。反馈有两层含义:一层是在人际传播中直接获得受传者的主动反应情况;另一层是在间接传播中,传播者需要运用反馈机制来收集受传者对信息的被动反应。反馈在信息传播中具有非常重要的作用。

（三）公众健康信息传播的基本要求

1. **明确传播目的与目标人群** 须说明出版或发布信息的目的,例如:养生保健类信息须说明其目的在于促进健康行为改善,而非取代治疗用药和医嘱。

2. **注明信源及科学依据,内容准确并可追溯** 包括注明作者(个人或机构)和／或审核者的身份。如果是转载,必须标明原作者及信息出处;如果是改编,必须说明是根据谁创作的什么内容改编。对于健康信息中引用第三方的素材,须注明素材出处。对治疗方法的有效性或无效性以及预期治疗效果等的介绍,须附以科学依据。

3. **注明信息的更新时间** 注明信息发布和修订的日期,方便受众自主选择阅览版本,了解最新信息。

二、公众健康信息传播的特性

（一）传播的基本特性

1. **社会性** 人的社会性决定信息传播的社会性。在人类社会生活中,每个人都生存在一定的社会群体之中,人的社会群体性决定人与人之间频繁的交往活动,传播无处不在、无时不有地渗透在社会生活之中。信息传播建立一条相互联系、维系社会的纽带,传授双方所表述的内容和采取的形式,反映各自的社会角色和地位。

2. **互动性** 传播过程不是一种单向行为,而是双向的互动行为,信息交流双方有来有往、相互作用。一方面生产、制作和传递信息,一方面又接收、反馈信息。有效的沟通必须建立在相互信任、相互了解和产生共鸣的基础之上。

3. **共享性** 信息传播是一种信息共享行为。信息交流的目的是使人们共同分享某种知识、观点、事实或情感,它是将一个人或少数人所独有的信息转变为两个人或更多人共有的过程。人们在交流信息时,总是希望达到对某一信息的共享,即使双方共享一定的思想观念、信息和知识。

4. **符号性** 信息的传播必须借助一定的符号来进行。符号是信息的载体,人们在进行信息传播时,需要将自己的意思通过语言、文字、图画、表情、动作或其他形式的符号表达出来,传授双方必须以对符号含义的共同理解为基础。信息交流的过程实质上是符号往来的过程,一方编码制作和传递符号,另一方接受和还原符号。所以,传播学家又把传播活动的关系视为"两个或两个以上的人为了一组双方都感兴趣的信息符号而聚在一起"。

（二）公众健康信息传播的基本特性

作为以传播健康信息为主要目的一种社会行为，公众健康信息传播具有传播行为共有的基本特性，同时也有其自身的特点和规律。

1. **科学性** 是公众健康信息传播的核心和基础，是公众健康信息传播的生命。如果某一信息不科学、不准确，或夸大或缩小，或张冠李戴，或添枝加叶，或似是而非，都将毁掉科学性的基础。

2. **公益性** 公众健康信息传播事关公众的健康生命，它涉及每一个成员的健康及其切身利益，其最终的消费对象是社会公众，因此公益性是公众健康信息传播的重要特点之一。这种特性要求媒介在传播公众健康信息时，要以国家整体利益和社会民众共同意愿为重，满足公众的知情权、话语权、监督权等，平衡媒介的社会责任和受众的求新猎奇心理。

3. **适用性** 公众健康信息的内容和形式以及传播渠道要结合公众的健康需求，针对服务对象的特点，保证目标人群易于理解和接受，对目标人群有较强的现实指导意义。

4. **特殊性** 从传播的一般意义讲，人人都具有传播的本能，人人都可以做传播者。但是作为健康信息传播的主体，有其特定的职能和素质要求，需具有一定的生物医学或健康科学的专业知识和教育背景。

三、公众信息健康传播的功能

（一）传播的功能

1. **探测功能** 收集、储存、整理和传递健康相关信息、数据、资料等。供个人、团体、国家了解周围环境，正确认识自身所处的地位，确定自身应有的态度和所需采取的行动。

2. **协调功能** 人类依赖传播了解社会的动态，调节行为目标，并协调社会其他成员采取一致行动。

3. **教导功能** 人类学习知识，获得各种技能，改变或调节生活行为都离不开信息的传递和接收。

4. **娱乐功能** 通过各种传播渠道和方式，使个人得到娱乐和享受，使精神状态更加充实。

（二）公众健康信息传播的功能

公众健康信息传播以健康为中心，以满足目标人群的健康需求为出发点，力图达到改变个人和群体的知识、态度、行为，使公众的身心状况向有利于健康的方向转化。

1. **健康教育与健康促进功能** 公众健康信息传播是健康教育与健康促进的基本策略和方法，贯穿于健康教育与健康促进的各个环节，包括如下内容。

（1）公众健康信息收集与利用：通过调查研究与资料分析，为健康教育与健康促进的决策提供科学依据；收集反馈健康信息，以监测、评价、改进和完善公众健康教育与健康促进计划。

（2）进行社会动员：通过健康信息传递和倡导，促使决策者制定健康促进政策；激发各社会团体和广大人民群众对健康促进政策的关注、支持，以及提高公众参与健康教育与健康促进活动的积极性。

（3）开展健康干预：根据不同目标人群的特点和需求，制定传播策略和核心信息，开发不同的健康传播材料，开展多种形式健康教育活动，以促进行为改变，降低或消除健康危险因素。

2. **社会干预功能** 公众健康信息传播是促进公众健康的一种社会干预手段，被广泛应用于疾病预防、治疗、保健、康复和健康促进各项工作中。包括：加强医患沟通，建立良好医患关系，提高病人对治疗的依从性；满足个人和群体对健康信息的需求；倡导健康生活方式，提高居民健康素养；应对突发公共事件，开展健康信息传播；宣传健康专业人员公众形象和职业文化；面向公众开展如何有效利用公共健康资源的教育。

3. **积极或消极作用并存** 公众健康信息传播是一把"双刃剑"，对接收者的健康意识与行为、生活方式等方面产生积极或消极的影响，既可以发挥正面、积极的舆论引导和社会动员功能，也可能产生负面的、消极的、破坏社会稳定、扰乱民众视听的问题。不断发展的医学科学理念、知识和技术等在防治疾病、保护与促进健康方面发挥着积极作用。但是，信息也有负面作用。信息污染和信息过剩是现代信息社会对人类健康造成负面影响的重要因素。这就要求相关职能部门要加强媒介管理，通过健康传播来增强人们正确识别、有效利用健康信息的能力。

四、公众健康信息传播的影响因素

公众健康信息传播是一个十分复杂的过程，其传播效果受多种因素影响，包括传播者因素、信息因素、传播媒介和渠道因素、受众因素、环境因素、传播效果等。

（一）传播者因素

传播者又称信源，是健康信息传播的主体，具有收集、制作与传递健康信息，处理反馈信息，评价传播效果等多项职能。传播者既可以是个人，也可以是群体或组织。传播者的素质直接影响传播效果。为了确保健康传播效果，传播者应特别注意以下几点：树立良好的形象；收集、选择对信息接收者有价值的健康信息；确保健康信息的准确、鲜明、生动、易懂和适用；根据信息接收者的特点，选择合适的传播渠道；及时了解健康信息传播效果，并据此调整自己的信息传播行为。

（二）信息因素

信息泛指情报、消息、数据、信号等有关周围环境的知识。健康信息是健康传播者传递的内容，同样直接影响传播效果。因此，健康信息应满足以下特点：易懂性，符号通用并且易懂；科学性，是健康信息的生命，也是取得健康信息传播效果的根本保证；针对性，健康信息的选择、制作、传递，必须针对信息接收者的需求和特点来开展；指导性，健康信息应具有较强的现实指导意义，告诉信息接收者如何运用健康知识、技能，使其自愿采纳健康的行为方式。

（三）传播媒介和渠道因素

传播途径是指信息传播的媒介和渠道。在健康信息传播过程中，传播途径是多种多样的，不同的传播途径对传播效果会产生直接影响。常用的健康信息传播途径主要包括以下四种。

1. **口头传播**　如演讲、报告、座谈、咨询等。
2. **文字传播**　如报刊、杂志、书籍、传单等。
3. **形象传播**　如照片、标本、实物、模型等。
4. **电子媒介传播**　如电影、电视、广播、幻灯投影、互联网、微博、微信等。

（四）受众因素

受众又称信宿，是信号的接收者和反应者，是传播者的作用对象。健康信息传播的受众是社会人群，根据他们生理、心理特点的不同，对于健康信息内容和传播途径的要求也不同。因此，健康信息传播者在编撰传播信息内容、选择传播途径时，应重点考虑到受众的心理特点及动机。

受众在接触信息时，普遍存在着"5求"的心理，即求真（真实可信）；求新（新鲜新奇）；求短（短小精悍，简单明了）；求近（与受众在知识、生活经验、环境、空间及需求欲望方面接近）；求情厌教（喜欢富有人情味的、动之以情的信息，而厌恶过多的居高临下的说教）。而受众对信息有选择性，即选择性接受、选择性理解、选择性记忆。受众不仅选择性地接受信息，还会因各种原因主动地寻求和使用信息。受众寻求信息的动机主要包括消遣、消磨时间、释疑解惑或者满足社会的、心理的需求。

（五）环境因素

健康信息传播的效果还会受到传播活动发生的自然环境和社会环境的影响。自然环境包括传播活动的地点、场所、距离、光线、温度、环境布置等；社会环境包括社会经济状况、文化习俗、社会规范、政策法规等。

（六）传播效果

传播效果是指受众接收信息后，在认知、情感、态度和行为等方面发生的变化。以上因素均可直接或间接地影响传播者和受众的心理与行为，从而影响健康信息传播的效果。

第二节　公众健康信息传播类型

人类的传播活动形式多样，可从多种角度进行分类。从传播的符号来看，可分为语言传播、非语言传播。从传播的效果来看，可分为告知传播、说服传播、教育传播等。按照传播的规模和范围，公众健康信息传播可以分为自我传播、人际传播、群体传播、组织传播和大众传播等。从使用的媒介来看，可分为传统媒体传播和新媒体传播。在实际应用中，以人际传播、群体传播、大众传播和新媒体传播为主来开展工作，因此本节主要以传播的规模和范围来介绍传播类型，同时重点介绍新媒体传播。

一、公众健康信息自我传播

自我传播也称人内传播、内向传播或内在传播，是个人接受外部信息并在人体内部进行信息处理的活动。自我传播这种传播形式既是出于人的自我需要，也是出于人的社会需要，是人为了及时对周围变化了的环境做出适应而进行的自我调节。一切发生于人体内部的信息交流都是人的内向交流，在这种交流过程中，作为行为主体的主我和客我进行自由沟通，以达到自我的内部平衡调节。通过这种思维活动进行正常的信息编码，以保证人类其他传播活动的正常进行。自我传播在日常生活中经常发生，例如自言自语、暗下决心等。

自我传播具有非常明显的心理学特征，其实质就是人的思维过程，是其他一切传播活动的基础，任何其他类型传播都必然伴随着自我传播的环节，而自我传播的性质和结果，也必然会对其他类型的传播产生重要的影响。体外信息通过人的视觉、听觉、味觉、触觉、嗅觉等感官系统及神经系统进入体内，但是进入体内的信息并非全部吸收，而是通过心理选择，经过过滤和把关，部分被剔除，部分被暂时储存，部分被永久储存，使有效信息进入下一层的心理反应阶段。心理系统将亟须的信息重新整合、解读、分析，经过心理反应，生成新的信息产品。这些信息随后进入最重要的心理决策环节，它们将帮助心理系统做出"有益于"个体的决策。一旦心理决策形成，由决策信息指导的态度、行为也就随之产生，一定的态度、行为又将产生与之相伴的效果，效果形成后的信息将反馈给个体，由个体的感官和神经系统接收，个体将根据反馈重新调整内向传播和决策过程。

二、公众健康信息人际传播

人际传播是信息在个人与个人之间的传播，其主要形式是面对面的传播，也可借助如书信、电话、电子邮件等中介进行传播。面对面的传播主要以语言表达信息，或用表情、姿势来强化、补充、修正语言的不足，它可以使传者与受者直接沟通，及时反馈信息，并共聚一堂促膝交流，产生亲切感，从而增强传播的效果。借助中介的传播可以使传者与受者克服空间上的距离限制，从而提高传播的效率。

人际传播具有明显的社会性特征。人际传播是人际关系得以建立的基础，也是人与人之间社会关系的直接体现。人际传播的语言是具有社会性的语言。每个人都是信息的发出者，同时又是信息的接收者，即在影响别人的同时，也受到他人的影响。面对面的人际传播一般不需要任何非自然媒介，交流的双方可以互为传播者和受传者，人际传播有益于提高传播的针对性。与大众传播相比较，人际传播的速度慢，信息量相对较小；特别是在多级的人际传播活动中，容易造成信息失真。

人际传播的主要社会功能包括获得与个人有关的信息；建立与他人的社会协作关系；通过人际传播，达到认知他人和自我认知。因此，人际传播是进行说服教育、劝导他人改变态度的良好手段。

（一）人际传播的特点

1. **全身心传播**   即用多种感官来传递和接收信息。

2. **全息传播**   即信息比较全面、完整、接近事实。通常，人际传播是面对面的，可以通过形体语言、情感表达来传递和接受用语言和文字传达不出的信息。

3. **以个体化信息为主**   情感信息的交流在人际传播中占据很大部分。

4. **交流充分、反馈及时**   人际传播过程中，交流双方互为传播者和受众，可及时了解对方对信息的理解和接受程度，并且根据对方的反应来随时调整传播策略、交流方式和内容。

（二）常用的人际传播形式

1. **咨询**   健康教育或医务工作者为咨询的人答疑解惑，面对生活中的各种健康问题，帮助其澄清观念，做出合理的健康决策。

2. **访谈**   通过面对面的直接交流，传递健康信息，帮助目标人群学习健康知识，改变相关态度。

3. **劝服**   针对目标人群存在的具体问题，说服其改变不健康的态度、信念或行为。

4. **指导**   通过传授相关健康知识和技能，使目标人群掌握自我保健的技能。

（三）人际传播的基本技巧

人际传播是通过语言和非语言交流来影响或改变目标人群的知识结构、态度和行为的双向交流过程。人际传播技巧是指在人际传播活动中为有效地达到预期目的而采用的方式、方法，主要包括谈话技巧、倾听技巧、提问技巧、反馈技巧和非语言传播技巧。

1. **谈话技巧**   就是要使用对方能够理解的语言和能够接受的方式，向对方提供适合个人需要的信息。内容明确，重点突出；语调平稳，语速适中；适当重复重要的概念，以加强理解和记忆；把握谈话内容的深度；注意观察，及时获得反馈信息；适当停顿，给对方以提问和思考的机会。

2. **倾听技巧**   倾诉与倾听共同构成了交流的基础。倾听是通过有意识地听清每一个字句，观察和了解每一个字句的表达方式，借以洞察说话人的真正含义和感情。只有了解目标人群存在的问题、对问题的想法及其产生的根源，才能有效地开展健康教育与健康传播工作。主动参与并给予积极的反馈，在听的过程中，采取稳重的姿势，力求与说话者保持同一高度，双目注视对方，不断用点头、发出"嗯、嗯"等声音或重复关键词语的方法，表明对对方的理解和关注；集中精力克服干扰，即使偶尔被打断，也要尽快把注意力集中到倾听过程；充分听取对方的讲话，不轻易做出判断，也不要急于做出回答；但对离题过远或不善表达者，可给予适当的引导。

3. **提问技巧**   提问是交流中获取信息，加深了解的重要手段。有技巧的发问可以鼓励对方倾谈，从而获得所期望的信息。有五种提问方式，每种提问方式都会产生不同的谈话效果。

（1）封闭式提问：比较具体，要求对方简短而确切地回答"是"或"不是"、"好"或"不好"、"有"或"没有"以及名称、地点、数量等问题，往往是为了证实某种情况，适用于收集简明的事实性资料。

（2）开放式提问：比较笼统，能诱发双方说出自己的感受、认识、态度和想法，有助于谈话者真实地反映情况，宣泄心理情绪，表达被抑制的情感。常用句式为"怎么""什么""哪些"等。

（3）探索式提问：又称探究式提问，为了了解对方存在的问题或某种认识、行为产生的原因，常常需要进行深层次的提问，适用于对某一问题进行深入的了解。例如："你为什么不去做体检呢？"

（4）偏向式提问：又称诱导式提问，提问者把自己的观点加在问话中，暗示对方做出自己想要得到的答案。如"你今天感觉好多了吧？"更容易使人回答："嗯，好多了。"在了解病情、健康咨询等以收集信息为首要目的的谈话中，应避免使用这种提问方式。但可以用于有意提示对方注意某事的场合，如"你今天该去做体检了吧？"。

（5）复合式提问：指在一句问话中包括两个或者两个以上的问题。如"你经常给孩子吃水果和蔬菜吗？"水果和蔬菜是两类食品，是否经常吃又是一个问题。此类问题常常会使回答者感到困惑，不知如何回答，且容易顾此失彼。因此，应避免使用。

4. 反馈技巧 反馈及时是人际传播的一个重要特点。反馈技巧是指对对方表达出来的情感或言行做出恰当的反应，可使谈话进一步深入，也可使对方得到激励和指导。常用的反馈方式有肯定性反馈、否定性反馈和模糊性反馈。

（1）肯定性反馈：对对方的正确言行表示赞同和支持。祈求得到他人对自己的理解和支持，是人们在袒露情感、表明态度和采取行为时的一种普遍心态。在交谈时，适时地插入"是的""很好"这种肯定性反馈会使对方感到愉快，受到鼓舞且易于接受。在技能训练、健康咨询、行为干预时，运用肯定性反馈尤为重要。除了语言外，也可用点头、微笑等非语言形式予以肯定。

（2）否定性反馈：对对方不正确的言行或存在的问题提出否定性意见。为了取得预期效果，否定性反馈应注意两个原则，一是首先肯定对方值得肯定的一面，力求心理上的接近；二是用建议的方式指出问题所在。如"你这样说有一定道理，但是……"，而不要直截了当地否定。否定性反馈的目的在于使对方保持心理上的平衡，易于接受批评意见和建议，敢于正视自己存在的问题。

（3）模糊性反馈：是向对方做出表示没有明确态度和立场的反应。如说"是吗？""哦。"适用于暂时回避对方某些敏感问题或难以回答的问题。

5. 非语言传播技巧 指以动作、姿态等非语言形式传递信息的过程。非语言传播常常是人的心理活动的自然反应，因此，表情、眼神、语音语调等都有丰富而真实的信息内涵。非语言传播融会贯通在说话、倾听、反馈、提问之中。

（1）运用动态体语：即通过无言的动作来传情达意。如用手势来强调某事的重要性；以皱眉、点头来表示对病人的理解和同情；以注视对方的眼神表明在认真地听，表明对对方的重视和尊重。

（2）注意个人的仪表形象：仪表服饰、体态、姿势等属于静态体语，与行为举止一样，能够显示人的身份、气质、态度及文化修养，有着丰富的信息功能。在与群众接触时，衣着整洁大方，举止稳重，使人易于信任，易于接近。

（3）恰当运用类语言：指说话时的语音、语调、节奏以及鼻音、喉音等辅助性发音。在交谈中适时适度地改变声调、音量和节奏，可有效地引起注意，调节气氛。

（4）创造适宜的环境：首先，安排适宜的交谈环境，安静整洁的环境给人以安全感和轻松感；其次，与交流对象保持适当的距离，人们在交往中的人际距离是在无意识中形成的，它反映了人们之间已经建立或希望建立的关系，并常常受到民族文化和风俗习惯等社会因素的影响。谈话双方的相对高度也是创造交流气氛的一个要素。一般来讲，人们处于同一高度时，比较容易建立融洽的交流关系。

三、公众健康信息群体传播

群体传播是群体成员之间发生的信息传播行为。表现为一定数量的人按照一定的聚合方式，在一定的场所进行信息交流。群体是指具有特定的共同目标和共同归属感、存在着互动关系的人群。群体成员在性别、年龄、文化程度、社会观念、兴趣爱好、心理特征等方面有大致相同的特点，很容易发生相互作用。群体传播不但形成群体规范，产生群体压力，还会引发遵从心理和遵从行为。

群体传播是传播的重要形式之一，公众健康信息群体传播在健康教育与健康促进中得到了较为广泛的应用。通过群体成员之间的交流与互动，起到了解健康信息、学习健康知识、掌握健康技能、养成健康行为的作用，进而达到改善健康、预防疾病、改善治疗效果或促进康复的目的。

（一）群体传播的特点

1. 情感性 同一群体的成员之间常存在一定的情感联系，群体传播行为往往以情感为纽带。

2. 模仿性 群体成员中一部分成员的健康态度、行为倾向或健康行为容易被其他成员模仿。

3. 松散性 自发组成的群体具有松散性,群体成员随时可以脱离群体。

4. 非正规性 群体成员之间的健康传播往往不具有系统性和完整性,健康信息有可能是碎片化和不连续的,加上群体成员各自的认知、理解和分辨能力不同,可能导致错误信息的产生与传播。

（二）常见的群体传播活动

小组活动是常见的群体传播活动,它是由6~8名具有相同特征的人组成,小组成员围绕一个健康问题展开讨论,互相沟通、交流意见、共享信息、共同学习。小组活动通常由主持人、记录员和小组成员组成,主持人向大家介绍一个讨论主题,并组织大家围绕这个主题进行讨论,大家对讨论主题发表各自的看法,所有成员都切实参与这个主题的讨论,记录员做好文字、表情、录音笔等记录和辅助工作。小组活动有助于小组成员之间充分交流、互相探讨,可充分调动干预活动中的积极性,深入掌握健康相关信息与技能。小组活动是群体健康教育常用的方法,适宜范围较为广泛,可以单独进行,也可以与讲座、同伴教育等其他方法结合使用。

1. 准备阶段

（1）确定活动主题及参与小组活动的人员:根据项目计划及干预目标确定需要干预的活动主题。为达到良好的干预效果,一次小组活动中的干预主题要集中,相互关联的干预信息最多不超过3个。与干预活动主题密切相关的人员都可以列为小组活动目标人群,分组或者开展小组活动时,把具有相同特征的目标人群组为一个小组。

【示例】 指导××村怀孕的8名妇女去医院进行产前检查。

　　　　活动主题:开展艾滋病预防母婴阻断

　　　　活动健康教育行为目标:参加产前检查

　　　　活动小组成员:××村怀孕的妇女

（2）准备小组活动讨论提纲:根据确定的活动主题目标及参与小组活动的人员特征,设计5~8个紧密围绕讨论主题的相关问题,组成讨论提纲,不涉及无关问题。讨论提纲通常由开放式问题组成,按照由浅入深的逻辑顺序排列,从容易讨论的话题开始,引发人们思考和讨论,再讨论有一定难度的问题,难回答的问题/敏感问题/重要的问题应该稍微往后放,等待小组成员放松后再询问。

开放式的问题可鼓励小组成员一起讨论发言和开阔思路,通常采用"哪些""为什么""怎么办"等方式进行提问,如"你对此有何感觉/看法?""如果你碰到这种事,你会怎么办?""你以前有过哪些这方面的经历?"等。尽量少用封闭式问题,比如"你同意那种说法吗?""你遇到过那种事情吗?""你认为这么做很难吗?"。

（3）确定主持人和记录员:主持人可由具有工作经验的村医、村干部或同伴教育者等担任,需要注意以下几点:采用小组成员能听懂的口语化的语言,简单明了、清晰准确地表述问题,不产生歧义;尊重小组成员,避免提带有自身偏见、涉及隐私、冒犯他人的问题,建立一个轻松随意、能使讨论热烈活跃的信任氛围;熟悉访谈主题,善于倾听,合理控制讨论的局面,集中于活动主题,让每位小组成员都有发言的机会,及时根据小组成员的讨论内容进行深入讨论或终止。

记录员需要及时记录小组成员的回答反应,同时做好主持人的助理。

（4）协调小组活动时间、场所和座位安排:选择参加讨论的小组成员方便的时间和小组成员相对熟悉的安静舒适的空间开展,使每个小组活动相对独立,不受外界因素干扰。小组成员围成一圈是开展小组活动的最好方式,以便于每个小组成员都能互相看到,容易形成讨论的氛围,方便讨论进行。

（5）准备必要的工具:开展小组活动前,准备好必要的工具,如笔、记录本、录音笔、相机、健康传播材料、小组成员签到表、小组成员一般情况表等。

2. 实施阶段

（1）开场白：主持人首先进行简短的自我介绍，并说明准备讨论的主题、目的和具体要求，便于小组成员对小组活动整体有个初步了解。然后小组成员互相介绍，同时填写小组活动签到表。

（2）初步讨论：按照由易到难的原则，首先简单了解每位小组成员的一般信息，如年龄、文化程度、工作情况、家庭情况等，便于小组成员之间的互相了解沟通，为进行下一步的深入讨论营造良好氛围。

（3）深入讨论：主持人引导每一位小组成员围绕讨论提纲针对每一个讨论题目深入思考和发言，充分发表自己的观点和意见。在讨论过程中，主持人既要对不爱发言的小组成员多多鼓励，也要适时控制喋喋不休的小组成员，及时控制讨论局面，集中围绕讨论题目，了解小组成员目前对于干预核心信息与技能掌握状况的同时，告诉小组成员正确的健康信息与技能，以及如何利用有利资源克服困难，采纳推荐的健康信息及行为。

（4）结束：讨论结束时，主持人对本次讨论的主题进行归纳总结，特别强调推荐采纳的健康行为信息与技能，对小组成员的积极参与表示肯定，并留下联系方式，便于小组成员有问题时及时沟通，并促进日后工作的开展与跟进。

3. 资料整理阶段　

小组活动结束后当天，主持人和记录员及时对开展的小组活动资料信息进行归纳整理，包括录音笔资料的及时导出与标识，写明时间、地点、人群等相关信息。对于笔记本记录信息及时电子化。

主持人与记录员对每次开展小组活动过程的体会、小组活动过程中出现的问题和经验进行分析、记录。及时对小组成员目前对于干预健康信息与技能掌握情况及开展小组活动后小组成员的了解情况进行汇总分析。

分析结果时，不需要用百分比数字记录小组成员对健康信息掌握的具体情况，可以按照实际情况记录，小组成员中几人或"大多数、有些人、个别人"了解哪些健康信息，目前存在什么样的误区和观点，进行汇总分析。具体的观点和误区，可以对小组成员的原话进行引用和记录。同时总结对小组成员哪些重点信息、误区、技能或行为进行了讲解、分析和探讨，小组成员对这些信息、技能和行为的掌握情况如何或是否愿意采纳，并对下一步小组活动的组织方式、时间、地点、内容、范围等提出进一步建议。

4. 小组活动注意事项　

开展小组活动前，做好各项准备工作，特别注意小组成员要为同一类人员，开展小组活动的时间地点便利及环境安静。小组成员不能太多，最多不能超过 10 人，讨论时间不能过长，控制在 1.5h 以内。小组讨论过程中，应引导每位小组成员集中于讨论主题，不要跑题。小组充分讨论每一个主题的同时，需要平衡每位小组成员的发言机会和发言时间。

四、公众健康信息组织传播

组织是指人们为实现共同目标而承担不同的角色分工，在统一的意志之下从事协作活动的社会集合体。组织传播是以组织为主体的信息传播活动，包括组织内部个人与个人、团体与团体、部与部门、组织与其成员的传播活动以及组织与相关的外部环境之间的交流沟通活动。组织传播既是保障组织内部正常运行的信息纽带，也是组织作为一个整体与外部环境保持互动的信息桥梁。组织传播的总体功能是通过信息的传递将组织的各部门、各岗位联结成一个有机整体，以保障组织目标的实现和组织的生存、发展。主要包括内部协调、指挥管理、决策应变、达成共识等。

组织传播是沿着组织结构而进行的，可以分为下行传播、上行传播和横向传播。下行传播就是有关组织目标、任务、方针、政策的信息，自上而下得到传达贯彻的过程。它是一种以指示、教育、说服和灌输为主的传播活动。上行传播就是下级部门或部下向上司汇报情况，提出建议、愿望和要求的信息传递活动。横向传播是指组织内同级部门或成员之间相互沟通情况、交流信息的活动，其目的是为了相互之间的协调和配合。

五、公众健康信息大众传播

公众健康信息的大众传播是由组织化的传播机构及其专业人员通过广播、电视、电影、报纸、期刊、书籍等大众传播媒介和特定传播技术手段向范围广泛、为数众多的社会人群传递信息的过程。

（一）大众传播的内涵与特征

20 世纪 50 年代以来，随着广播、电视等电子媒介的诞生和发展，以及信息的大量化、多样化，大众传播已成为普遍的社会现象。大众传播推动了社会环境和文化环境的演变，人们的生活越来越离不开大众传播。大众传播有传播者、信息、大众传播工具和受众 4 个要素。其中，传播者是职业性的传播机构和人员，并需要借助非自然的特定传播技术手段；传播的信息是公开的、公共的，面向全社会人群；传播信息扩散距离远，覆盖区域广泛，传播速度非常快；传播对象虽然为数众多，分散广泛，互不联系，但从总体上来说是大体确定的；传播是单向的，很难互换传授角色，信息反馈速度缓慢而且缺乏自发性。

与其他传播的根本区别在于：传播者与受传者之间插入了一种或多种联系两者的传播工具。因此，大众传播也被称为通过传播工具的传播。

大众传播的特点可以从以下几个方面来阐述。

1. 大众传播的传播者 是从事信息生产和传播的专业化的媒介组织。这些媒介组织包括报社、杂志社、电视台、电台以及音乐、影像制作公司等。

2. 大众传播的手段 是运用先进的传播技术和产业化的手段进行的信息生产和传播活动。大众传播的发展离不开印刷术和电子传播技术的发展。高速轮转机的发明使大规模的印刷得以实现，远距离传播技术使广播、电视成为主要的传播媒介。如今，激光印刷、通信卫星、网络技术等科技的发展，使大众传播在规模、效率、范围上都有了突飞猛进的发展，成为现代信息产业的主要组成部分。

3. 大众传播的对象 是社会上的普通大众。只要接收到大众传播信息的人都是大众传播的对象，说明大众传播是以满足社会上一般大众信息需要为目的的。

4. 大众传播的信息 具有商品属性和文化属性。传播组织作为以信息为产品的产业，其产品的价值是通过市场实现的。大众所看的报纸、电视都是需要支付一定的费用的，即信息具有普通的商品属性。但是信息又不同于其他普通的满足人们生理需要的产品，人们对信息的消费是精神上的消费，是社会文化产品。这里所指的文化是广义的文化，包括法律、宗教、社会意识形态、价值观念、道德等方面，因此我们说信息具有文化属性。

5. 大众传播的互动性弱 受众通过热线电话和写信进行信息反馈，但是这种信息反馈缺乏即时性和直接性。大众传播的单向性具有两个方面的局限性，一是传播渠道，传播组织作为单方面的传播组织，受众在限定的范围内接收到其传播的内容，具有一定的被动性。二是没有灵活的反馈机制，受众对于媒介组织的传播活动缺乏直接的反作用力。

6. 大众传播是制度性传播 大众传播是大规模的信息生产、传播活动，其传播内容与社会行为规范和价值观念具有直接关系，其传播过程具有强大的社会影响力，因此很多国家将大众传播纳入社会制度的轨道。实际上每个国家的大众传播都有各自的传播制度和政策体系。

（二）大众传播媒介的优势与不足

大众传播媒介主要是指广播、电视、电影、报纸、杂志书籍等媒介。此外，卫生标语、卫生传单以及置于闹市等公共场所的卫生宣传栏等，也都属于大众传播媒介的范畴。这些媒介在传播方式、对象等方面各有特点，同时又具有一些共同点：间接性传播，通过机械性、技术性媒介传播信息，传播者与受传者之间的关系是间接的;覆盖面广,资源利用率与传播效率较高;大众传播媒介面向整个社会,具有公开性,负有重大的舆论导向和社会责任;大众传播媒介具有时效性;传播材料统一、成批生产与重复利用,确保信息的标准化和规范化。

健康传播需要通过不同的传播渠道进行信息的传播。开展健康传播活动常常使用各类媒介,常见的大众传播媒介的优势与不足见表 6-1。在开展健康传播过程中,可以根据活动的目的和经费,选择合适的媒介。

表6-1　常见大众传播媒介的优势与不足

媒体	优势	不足
电视	1. 集字、声、像、色于一体,极富感染力 2. 覆盖面广,公众接触率高 3. 具有较强的娱乐性,易被受众接受	1. 信息稍纵即逝,不易存查 2. 制作成本较高 3. 影响力有所下降
广播	1. 传播迅速,时效性强 2. 受众广泛,覆盖面大 3. 传播方便灵活,声情并茂 4. 制作简便,费用低廉	1. 信息转瞬即逝,不易存查 2. 不适合表现产品的外在形象 3. 传播的影响力不足,精准性差
报纸	1. 版面大、篇幅广;编排灵活,图文并茂 2. 新闻性强、可信度高、权威性强、具有保存价值 3. 信息传播迅速、时效性强,印刷成本较低 4. 发行对象明确,覆盖面宽,受众多	1. 内容繁多,易导致读者对特定信息的注意力分散 2. 内容上众口难调 3. 印刷上比较粗糙,色彩感差 4. 发行寿命短暂,利用率较低
杂志	1. 面向的对象明确,针对性较强 2. 编辑精细,印刷精美,图文并茂 3. 有效使用期较长,保存期较久 4. 读者比较固定,易接受杂志宣传	1. 周期较长,灵活性较差 2. 专业性强,传播面窄 3. 制作比较复杂
网络	1. 快速、高效的优势将信息传递到全球 2. 具有交互性、持久性、多元性及密集性	1. 信息混杂无序,难分真假 2. 权威性差

在信息社会中,信息是社会的核心资源之一,大众传播媒介在向人们公开、迅速、大量地提供信息的同时,也在通过舆论导向、公众人物的示范、社会教育、发布广告等形式改变人们的健康观念,引导健康行为乃至健康消费。在大众媒介高度发达的今天,人际传播和群体传播依然是人们最基本、最常用和最灵活的传播手段。在健康教育与健康促进的社会动员中,组织传播发挥着重要作用。国内外实践表明,多种传播手段的综合运用,是健康教育与健康促进最有效的干预策略之一。

六、公众健康信息新媒体传播

自中国接入互联网以来,网民人数呈几何级数增长。根据中国互联网络信息中心(China Internet Network Information Center,CNNIC)发布的第 49 次《中国互联网络发展状况统计报告》显示,截至 2021 年 12 月,我国网民规模达 10.32 亿,互联网普及率达 73.0%,其中手机网民规模到 10.29 亿,网民中使用手机上网的比例达到 99.7%。十多亿用户接入互联网,形成了全球最为庞大、生机勃勃的数字社会。以手机为代表的移动互联网渗透到社会各个角落。在健康传播领域,新媒体赋予公众充分的自主权,受众按需选择、按需定制,大大提高了健康信息的实用性和有效性。

(一)新媒体的特点

新媒体是继报刊、广播、电视等传统媒体以后发展起来的新的媒体形态。严格地说,新媒体应该称为数字化新媒体。在现阶段,新媒体主要包括网络媒体、手机媒体及两者融合形成的移动互联网,以及其他具有互动性的数字媒体形式。新媒体是一个相对概念,是在一定的时间段内代表这个时段的新媒体形态。同时，新媒体也是一个发展的概念，它不会终结在某个固定的媒体形态上。

新媒体的本质特征是技术上的数字化和传播上的互动性。与传统媒体相比较，新媒体的健康信息传播主要有以下特征。

1.**即时性**　超强的时效性是新媒体传播的重要特点之一。在任何地方、任何时间发生的事件，只要有终端设备连接到互联网，就能够在第一时间将信息传播出去。

2.**主体多元化**　在新媒体时代，任何人都可以成为传播的主体。医疗机构可以建立自己的网站、小程序、公众号；医务工作者等专业人员可以建立微博、微信等自媒体平台；非专业人员也可以分享健康心得、经验，发布健康信息。这样导致健康信息生成和发布的门槛低，健康内容碎片化和个性化。

3.**传播渠道复杂化**　新媒体兼具点对点、点对面、多点对多点等双向或多向互动传播，它融合人际传播、群体传播和大众传播于一体，是一种分布型网状传播方式。健康信息的转发与分享成本低，健康信息链式传播扩散，传播效率高。

4.**信息海量化和精细化**　海量信息是新媒体传播的特点之一。通过互联网，受众接触庞大的健康信息资料。同时，健康信息传播主题越来越大众化，甚至精准到个人，健康内容更细、更深。

5.**受众自主权更强**　通过新媒体传播的互动性和信息技术，受众有信息选择的"自主权"，包括时间上的自主性和内容上的个性化。

（二）新媒体的主要形态

1.**搜索引擎**　是指在互联网环境中的信息检索系统，即根据一定的策略，运用特定的计算机程序搜集互联网上的信息，在对信息进行组织和处理后，为用户提供检索服务的系统。

2.**门户网站**　是指通向某类综合性互联网信息资源，提供有关信息服务的应用系统。

3.**垂直网站**　是指将注意力集中在某些特定领域或特定的需求，提供有关这个领域或需求的深度信息和相关服务的网站。

4.**博客（blog）**　是博主撰写和发表网络日志的平台，其内容和形式是开放的，博主可以传播自己的观点、文章或作品。因此，博客具有共享性、互动性、娱乐性、草根性、感性化等特点。

5.**社交网站**　是基于互联网的一种服务，用户在特定网络系统中用公开或半公开的形象与他人进行交流互动。社交网站能聚集具有特定兴趣和爱好的人群。

6.**短视频**　即时长从几秒到几分钟不等的视频短片。在互联网新媒体上传播，适合在移动状态和短时休闲状态下观看。

7.**微博**　是基于用户关系的信息分享、传播以及获取的平台。微博具有简单易用、主动性强、及时性强、发布平台开放性与多样性等优点，但是微博用户生成的内容碎片化。

8.**即时通讯软件**　即时通讯软件是基于智能手机，可即时通信服务的应用程序。用户可以收发文字、图片、视频等信息，也可以通过分享朋友圈、消息推送等方式与他人互动。即时通讯软件传播以点对点的人际传播为主，具有双向性和互动性。通过构建"熟人-熟人"和"熟人-陌生人"的多维社交网络，实现信息一对多的传播。

（三）公众健康信息新媒体传播的变化

1.**传播主体的变化**　新媒体更强调"去中心化"，消除了传播者和受众的界限，传播的主体从既往的权威向大众转变，每个人都是潜在的信息发布者。

2.**受众阅读习惯的变化**　人们的阅读习惯从深阅读转向碎片化，更喜欢接受时效性强、内容篇幅短小的碎片化信息。

3.**受众与信息之间的关系变化**　搜索引擎为代表的新媒体，让受众主动获取信息，自由选择信息，并且通过大数据挖掘实现信息主动推送。

4.**传播形式的变化**　利用数字技术、网络超文本链接功能、多媒体功能，新媒体可以集文字、图像、音视频、动画等多种信息表现形式于一体，使受众获取信息更立体、更全面。

5. 新媒体带来新的问题 自媒体环境下健康信息发布门槛低，缺乏信息内容审核和监管。同时公众缺乏专业的健康知识，识别健康信息真伪的能力不足，极易产生健康谣言，误导公众，造成不良影响。虽然新媒体上的健康信息数量庞大，但是质量参差不齐，存在大量过时和重复的健康信息，造成公众的认知障碍。

（四）新媒体健康信息传播策略与应用

1. 新媒体健康信息传播策略

（1）宏观策略：新媒体健康信息传播同样要以公众的健康需求和健康问题为导向，以促进健康行为改变为目标，新媒体健康信息传播的最终目的是使受众趋向健康的行为改变。

（2）传播者策略：良好的职业道德、思想素质以及较强的专业素养和高度的信息敏感性是对健康传播者最基本的要求。要发挥权威专家的作用，专家的权威性直接影响健康信息的影响力。同时，要培养年轻学术骨干和技术骨干，让他们与权威专家形成传播合力，广泛动员社会力量共同参与健康信息传播。

（3）传播渠道策略：要充分针对当前手机移动用户庞大以及人们喜欢用手机上网获取信息这一特点，选择移动客户端作为新媒体健康信息传播的重要抓手。基于大数据分析结果，为不同受众提供精确的健康信息服务。

（4）受众策略：要了解目标受众的特点以及他们对健康信息的需求，强调用"互联网思维"去分析和评估健康信息受众。在传播健康知识的同时，还要考虑公众的情感需求和信任需求，增加情感因素，打造有温度的健康传播。

2. 新媒体健康信息传播的应用

（1）坚持科学、客观的内容：是新媒体传播的生命力所在。健康信息必须科学准确，内容正确，没有事实、表述和评判上的错误，有可靠的客观证据，符合现代医学进展与共识。应尽量引用政府、权威的卫生机构或专业机构发布的行业标准、指南和报告等。属于个人或新颖的观点应有同行专家或机构评议意见或向公众说明。

（2）以目标人群的健康需求或关注的健康热点为导向：健康传播不能"为了传播而传播"，要以目标人群的健康需求或关注的健康热点为导向，选题要切中目标受众的健康需求，关注健康热点。采用时间节点性选题，如节假日、健康主题日、季节和节气变化等；新闻型选题，即跟踪新闻事件进展，解读新闻信息；热点型选题，选择社会热点或民众关心的问题；真相型选题，针对生活中遇到的错误认知或健康谣言，以辟谣等方式进行信息传播。

（3）善于利用公众碎片化阅读习惯：健康信息传播要善于写短文章、短故事，制作短视频，适应公众碎片化阅读习惯；尽量做到可视化、主题化，适合手机屏幕阅读习惯。

（4）善于讲故事，做有温度的科普：相对于冰冷的数据和实验结果，公众更容易接受故事性强、有温度、有情感的健康信息，要用讲故事的方式把健康信息传递、分享给公众。

第三节 信息疫情

一、信息疫情的内涵

信息疫情（infodemic），又称为信息流行病、信息瘟疫、信息传染病等，是由信息（information）与流行病（pandemic/epidemic）组合而成。目前学界对信息疫情的概念界定各不相同，尚未形成共识。

早在 2002 年，巩特尔·艾森巴赫（Gunther Eysenbach）首次提出了"信息流行病学"（infodemiology）的概念，并将其定义为一门新兴学科和方法论，即"研究有关公共卫生领域的正确信息和错误信息的分布和影响因素，进而引导公共卫生领域专业人士和病人获取高质量正确信息"。

2003 年，"严重急性呼吸综合征"疫情暴发时期，戴维·罗特科普夫（David Rothkopf）在《华盛顿邮报》上第一次使用"infodemic"一词，将其定义为："一些混杂着恐惧、猜测和谣言的事实，在世界范围内被现代信息技术迅速放大和传播，以与真实的现实完全不相应的方式影响国家和国际经济、政治甚至安全。"

不过，"信息疫情"概念被提出之后并未被广泛使用。全球公共卫生专家在表达错误和虚假信息的危害时，更偏重于"数字大流行病"（digital pandemics）、"病毒性错误信息"（viral misinformation）等概念。

直到新型冠状病毒肺炎疫情暴发后，"信息疫情"的概念才重新得到重视。世界卫生组织（WHO）在 2020 年 2 月 2 日的情况通报中指出：新型冠状病毒威胁人类健康，但同时互联网上出现的众多谣言也像病毒一样在虚拟的网络世界里肆意传播，真假难辨的海量信息导致人们难以发现值得信任的信息来源以获得可靠的指导，这些信息甚至可能对人们的健康产生危害。

根据《牛津英语词典》释义，"信息疫情"是指：当新闻、互联网和社交媒体等发生不受控的传播时，大量关于危机、争议和特殊事件的信息在未加证实的情况下激增，从而加剧公众猜测和焦虑的现象。《麦克米兰词典》也指出："信息疫情"并不是新现象，早在中世纪黑死病肆虐欧洲之时，就存在错误和虚假信息随病毒扩散而引发社会风险的情况。

由此可见，最初的信息疫情是用来表达互联网上存在大量错误的公共卫生健康信息，使得公众难以区分。随着互联网的快速发展及网络信息对生活的深度嵌入，该词的使用频率不断增加，且使用的领域不断扩展，其指称的信息内容不再单纯局限于公共卫生领域的信息，呈现溢出效应，该词后来更多地含有"信息过多，反而使得人们在需要时很难找到可靠的来源和可靠的指导"之意。

2009 年，随着甲型 H1N1 流感疫情在全球范围内的蔓延并引发疫情恐慌，infodemic 一词的使用又逐渐与大范围疫情相关联。2020 年 2 月 2 日，世界卫生组织在其第十三份新型冠状病毒疫情报告上再次提及 infodemic 一词，对其明确了定义，并要求各国在应对新型冠状病毒在公共卫生领域中带来的疫情危机时，也要注意对信息疫情进行管理。

新型冠状病毒肺炎疫情期间，国内学者也开始注意到信息疫情这一现象，并进行了大量的研究和探索，在对 infodemic 一词进行翻译时也有"信息瘟疫""信息疫情""信疫""信息流行病""信息传染病"等不同译法，但表达的含义基本都是对疫情流行期间数量巨大的谣言、误传、阴谋论等错误信息与正确信息混杂并大范围广泛传播的现象的描述。

因此，本书将 infodemic 译作信息疫情，并将其定义为传染病疫情暴发后，在现代网络通信技术和新媒体传播等技术加持下，错误信息过载，与正确信息相混杂并大范围传播造成无法分辨的危险现象。

二、信息疫情的特征

信息疫情伴随现实世界中病毒疫情的暴发、蔓延而发展、扩散，其内容、产生过程、传播机制和规律等有着自身的特性。学界对信息疫情的研究，也注重对其特征的把握和分析。有学者认为，信息疫情有十大特征，包括传播的快速性、信息的过载性、关注的大众性、涉及的广泛性、内容的动态性、空间的跨域性、媒体的社交性、污名的歧视性、真伪的难辨性、效果的危害性等。也有学者将信息疫情传播的特征总结为"四不一合"，即内容不辨真伪、事实不明真相、传播不问源头、舆论不分善恶、契合受众的需要等。从信息疫情的内容、形成、传播机制、传播效果等方面出发，信息疫情具有以下特征。

（一）信息数量巨大且真假难辨

1. 信息量巨大　信息疫情的一个显著特征便是存在着海量的多来源的信息，这些信息如同病毒暴发一般，从各种渠道快速涌出，海量、庞杂的信息直接造成公众对该领域信息吸收和鉴别能力的过载，进而让公众变得无所适从。据国外学者数据统计，包括 Reddit、WhatsApp、Instagram 和 Gab 等几个社交媒体平台在内，2020 年 1 月 1 日到 2020 年 2 月 15 日，新冠肺炎疫情的话题的相关内容约有 130 万条帖子和 750 万条评论。3 月初全球疫情暴发后，3 月 8 日至 3 月 21 日两周时间内，美国社交媒体上与新冠肺炎疫情相关的原创性推文就有 1 260 万条，接下来的一周有关新冠肺炎疫情的话题热度也并未褪去，原创性推文达到 580 万条。而到了 2020 年 4 月，信息疫情的发展和泛滥更加严重，仅美国在该月第 1 周关于新冠肺炎疫情的话题讨论累积总量就达到 2 650 万个，而同时期英国和法国的新冠肺炎疫情相关话题讨论数也累计达到 690 万和 330 万个。

在现代网络通信技术特别是移动互联网技术的加持下，网民在社交媒体平台上不断输出质量参差不齐的信息，而公众在恐慌心理之下对疫情信息知情的渴望使其不断阅读、转发和评论各类社交媒体输出的疫情相关信息，造成信息数量呈指数级增长。

2. 真假难辨　与传统的谣言不同，这些信息并非全部是虚假信息，其间既有正确的信息，也夹杂着传播过程中偶然产生的误传信息以及因为时效性、空间性、特指性等不适而失去效用的不实信息。既有政府、WHO 等官方发布的权威的公共卫生信息和透明的社会管理信息，也有专家学者、医疗机构等发布的专业意见和咨询结果，还有社会公众对于新冠肺炎疫情的不同角度的意见看法、猜测怀疑等，这些信息相互混杂，呈现出交织传播的特点，形成真假难辨的"信息海啸"。信息疫情产生的信息数量远远大于能够接受和解析的量，直接使信息接收端陷入"处处是信息"，却"难辨真信息"的困境。

（二）内容涉及面广且倾向性强

1. 内容涉及面广　信息疫情的传播扩散很大程度上是随着现实世界中病毒的暴发和蔓延而发展的，但其不局限于与疫情防控相关的内容，而是涉及医学、政治、历史、时事、心理、社会等诸多方面，在信息疫情暴发初期，人们对病毒疫情的看法就已经脱离医学本质，阴谋论、反科学、地域歧视、种族主义、污名化等言论层出不穷。

2. 倾向性强　大量与医学完全无关的恶意编造的阴谋论在社交媒体平台上悄然蔓延，不同的虚假信息总是会围绕着某一特定主题对某种事实进行编造和虚构，其内容的指向具有特定性。在新冠病毒引发的信息疫情中，其主题围绕新冠肺炎疫情的来源、传播、防治等展开、发散，且其传播的目的并非为了病毒的科学溯源、遏制蔓延、有效救治和研发疫苗，而是以此为借口衍生出与这些话题关联但讨论方向异化的信息，进而实现不同的传播目的，具有强烈的倾向性。

（三）传播范围广且速度快

1. 传播范围广　随着移动互联网技术的快速发展和便携式网络设备的广泛普及，全球网民数量急剧增加，由此形成大规模的即时信息共享网络。互联网信息传播的快捷性、实时性、全球性、多样性和互动性等特点可以使错误信息在世界范围内以几何级的速度传播，信息疫情的传播超越病毒疫情所处的物理空间，其传播范围无国界、地域等空间限制。

2. 传播速度快　网络发展给社会生活带来便捷的同时，其开放性、匿名性、虚拟性等特性也给信息疫情中公众消极情绪和非理性言论的表达提供了平台和空间。研究表明，虚假信息在各类传播媒介中传播的速度、深度和广度均显著高于真实信息，而政治虚假新闻的传播效果更是显著高于自然灾害、科学、金融信息等虚假新闻。在新冠肺炎疫情期间，一些网民非理性的、负面的、极端的言论借助新媒体平台广泛传播，相关的错误信息在一定范围传播后又因为信息级联和群体极化现象呈现出聚集态势，甚至以极快的速度在社交媒体上形成舆论场。

（四）关注度高且危害性强

1. 关注度高　区别于传统谣言，信息疫情往往与病毒传播并形成疫情密切相关，因疫情本身能够引发社会强烈关注，因而基于现实疫情引发的信息疫情亦会引发公众的关注，其传播也始终与疫情的发展相互交织、联系。由于信息疫情的话题围绕着现实世界中的病毒疫情，使得其更容易利用公众焦虑、恐惧、愤怒的情感和心理，且因为公众自我保护的心理需要而对相关信息保持较高的关注度，体现为对疫情信息的关注从被动浏览到主动搜索并评论、转发。研究发现，在新冠肺炎疫情暴发后，公众对新冠病毒有关的新闻关注明显增加，44% 的人会主动检索和确认相关信息，关注相关新闻并收藏；33% 的人主动浏览疫情相关信息，但不会将其放入他们的关注新闻条目中；19% 的人是通过新闻或媒体看到疫情信息的；只有 2% 的人不愿意采取任何其他措施来收集信息，而另外剩下 2% 的人则不想听到有关新冠病毒的任何消息。

2. 危害性强　信息疫情具有较强的社会危害性，集中体现在公众受信息疫情中的谣言、阴谋论和虚假信息影响而滋生的负面情绪极有可能使其做出过激行为，对治安秩序形成冲击，导致社会恐慌和大规模的混乱，从而影响社会平稳运行。

信息疫情大规模蔓延还会带来"看不见的灾难"，其源于民众受信息疫情中的错误信息的误导而采取的实际行动，如社交媒体大量出现与事实相悖的虚假信息、部分民众的"反科学"言论等现象，这说明公众对疫情本身的恐慌会使其难以分辨正确信息，进而导致其行为充满不确定性，而信息疫情大面积的传播会对相关领域造成巨大影响，甚至影响社会平稳运行，对公众的生命健康造成威胁。

三、信息疫情的生成

（一）技术赋能：社交媒体催生不断发育的民意表达群体

"媒介即讯息"的理论观点认为，人类社会只有在拥有了某种媒介之后，才有可能进行与之相适应的传播和其他活动。因此，对人类社会来说，媒介最重要的作用就是它"影响了我们理解和思考的习惯"，媒介变革带来了新的社会变革和观念变革。"信息疫情"正是媒介变革的产物，它的出现与社交媒体的兴起和普及有着直接关联。社交媒体是信息共享的即时交互平台，最突出的特点是每个人都可以运用它来制作和传播信息，发表自己的观点和看法，成为信息制作和传播的主体。从这一角度来说，社交媒体具有全民属性和草根属性，它的主体非常多元。如今，微博、论坛、短视频等社交媒体已经成为民众获取信息的主要来源，同时也成为信息生产和传播的重要平台，传播环境发生了巨大变化。

社交媒体的发展是互联网史上一次重大的理念和思想体系的升级换代，在一定程度上实现了社会个体的信息崛起和话语平权。一方面，社交媒体全时、全域、全民、全速、全媒体、全渠道、全互动和去中心化、去议程化的传播特质形成了多中心、多主体、链式联动、节点辐射的信息传播网格结构，碎片化信息可以快速聚合或裂变。另一方面，社交媒体催生了大量新闻"主编"，所有人都可以参与疫情信息的交互运动过程，进行信息阅读、生产和分享，在短时间内创造出疫情的"信息汪洋"。然而，"人人皆媒体"并不代表着人人都是专家。从内容生产和传播过程来看，社交媒体用户不像传统媒体从业人员那样接受过专业训练，加之社交媒体"把关人"功能的弱化，不少用户在生产疫情信息时带有明显的非理性情绪和逐利目的，在分享信息时也不会认真核查真实性，这就导致了传播的信息泥沙俱下，大量未经证实、真假难辨、故意夸大、耸人听闻、断章取义的虚假信息、灰黑色信息、小道消息不胫而走。人们接受大量信息，却没有能力鉴别，就容易对信息产生误判，形成恶性循环。

（二）社会记忆：公共心灵的集体化

法国学者莫里斯·哈布瓦赫认为，集体记忆是一个社会构建的过程，它在本质上是立足现在而对过去的一种重构。集体记忆标识了个体经由记忆实现社会化的过程，它的构建过程是对符合当下观念秩序的"过去"加以形塑、重构、反思的结果。社会大众对某一事件产生反应,实质是特定价值取向和认知方式在人们内心深处长期积淀的结果,是社会记忆的唤起。社会记忆理论为我们理解"信息疫情"问题产生背后的集体表达行为和能动机制提供了一种可行的解释框架。

从历史角度看,人们对2003年的"严重急性呼吸综合征"疫情记忆犹新。在经历了"严重急性呼吸综合征"之后,虽然我国的病毒防控能力、国民防范意识等都有了很大提高,但疫情经历留下的烙印和创伤仍难以消除。在新冠肺炎疫情出现后,渗透在人们认知系统中社会记忆的基因信息功能便马上发挥出感知、批判和规范等功能,对疫情做出反应,在网络社交媒体扩散,共同催生了公共心灵的集体化。出于对充满未知的疫情的担忧和恐惧,社会公众密切关注疫情的发展,对疫情信息的需求空前增长,越来越多的人参与信息的交流和传播,于是"信息疫情"在真假难辨的疫情信息中涌动、起伏、对冲、反转、滋长。

(三)回音室效应:信息不对称导致信息圈层化传播

"信息疫情"是信息不对称间接影响下的产物。新冠肺炎疫情中的信息不对称问题主要表现在五个方面:一是上下级政府"授权"存在时间差,这一时间差导致了真假信息与各类猜想和谣言的混杂,给公众的过度解读留下了空间;二是新冠肺炎病毒扑朔迷离的未知性、高层次的专业性和公众常识性之间存在认知差;三是疫情防控中公众的信息期待窗口和信息发布时间存在错位;四是公众对真相的渴求和疫情初期信息公开和发布机制尚未完善之间存在矛盾;五是地区与地区之间、群体与群体之间存在"信息鸿沟"。

信息不对称会在不同主体之间形成"信息圈层",并进一步强化"回音室效应"。在信息不对称或模糊的背景下,公众往往习惯于以自己的认知体系去理解和解读未知的问题,运用自己熟悉的方式去获取相应的信息资源,这就在无形中导致了许多信息只在限定的"圈子"内部流动,无法形成"圈际"间的信息交换。就像给人们打造出了一个封闭的、高度同质化的"回音室",一些相近的信息被反复传播,一些相近的意见被不断重复。在大数据、人工智能、算法推荐等互联网新技术的加持下,一些疫情信息甚至可以实现精准推送,人们生活在"过滤气泡"中,不断强化信息偏好,从而增加了人们客观、全面、开放地了解信息、认识问题的难度。

(四)协同效应:信息过载和信息不确定性的叠加作用

信息过载是指人们的信息需求超过了个人或系统处理信息的能力,导致信息处理效率下降的现象。随着智能技术和信息化的推进,信息特性嵌入人们的生存方式、生产方式和组织方式,"全天候在线"获取信息成为普遍现象,信息过载已成为现代社会的常态。当个人无法处理过载的社会信息时,信息不确定性及其风险也随之而来。不确定性是指人们事先不能准确知道某个事件或某个决策的结果。信息不确定性归因于信息不完全性的客观因素,以及个人的知识结构和经验等主观因素。在信息不完全的条件下,人们难以认知未知信息,或者无法辨别真假信息,因而难以预测个人行为的风险。为了降低信息不确定性及风险,人们会选择去获取增量信息或筛选存量信息。然而,当信息处理能力低的个人依赖于现代网络媒体来解决信息不确定性时,信息的平庸化(重复信息)和噪声化(虚假和无意义的信息)将更进一步加剧信息不确定性,从而形成信息过载和信息不确定性的恶性循环,随之产生焦虑、倦怠甚至恐慌等消极情绪。

四、信息疫情的传播

(一)时空媒介化:"信息疫情"传播的基础环境

时空媒介化是指数字媒体作为重组空间和时间结构的"中轴",深刻塑造了特定时空内的人际互动模式。这奠定了"信息疫情"传播的基础环境。

一是从空间看,线下场所向数字社区的转变,改变了人们接收和处理疫情资讯的方式。疫情发生后，出于紧急隔离病毒的目的，各国都不同程度地实施了居家隔离政策。人们认识疫情的途径不再依靠身体接触式的"口耳相传"，而是必须凭借搜索引擎和社交媒体去追踪实时更新的疫情资讯。在繁杂、海量的信息面前，网民如果没有足够的科学素养去伪存真，错误和虚假信息就容易被转化为"信息疫情"，引发后续复杂的社会后果。

二是从时间看，较之以往，新冠肺炎疫情初期人们使用网络媒体的时间更长。以美国为例，2020年第一季度全美社交媒体日均活跃度与 2019 年同期相比明显增长，且对于健康相关信息的关注度大幅提高。根据调查显示，超过七成受访者表示会利用互联网专门访问传统媒体的疫情信息发布。数字媒体使用时间的延长，并没有舒缓使用者在疫情期间的压力，反而增加了个人的不安和焦虑。这些情绪还可能进一步降低网民处理信息时的理性反思能力，致使"信息疫情"具有长期"存活"和持续传播的潜在趋势。

（二）媒体社会化：虚拟网络社交关系的连接

医学领域的流行病感染模型将研究对象分为易感者（susceptible）和感染者（the infected）两类。"信息疫情"同样存在感染者和易感者，感染者生产或传播"信息病毒"，易感者感染"信息病毒"。在现代网络社会，感染者通过媒体使用产生的事实和意见，以"信息留痕"的形式将"信息流行病毒"散播于信息环境之后，通过网络社交加速扩散和传播。"信息疫情"在网络空间中进行扩散是个人出于信息需求参与传播导致的后果，当人们仅依靠自身无法解决信息过载问题时，会通过网络社交关系寻求解决。

美国社会学家马克·格兰诺维特（Mark Granovetter）将人际关系分为强连接关系、弱连接关系与无连接关系三种。在现代网络社会中，人们通过面对面传播、即时通讯类社交媒体群组传播等方式构成强连接关系，通过论坛、微博等社交媒体构成弱连接关系。在强连接关系中，因亲戚朋友的接近性，使得即时通讯类社交媒体群组中的虚假信息更难以辨别；在弱连接关系中，弱社交平台在更大的空间尺度上通过公共议题，聚焦矛盾与冲突，并以热搜的方式不断抢占人们的注意力，传递"信息疫情"。因此，强连接关系和弱连接关系构成的复杂多元的社交关系，让"信息疫情"在更广泛的社会群体中产生"交叉感染"。

无论是强连接关系还是弱连接关系，"信息病毒"都必须通过一定的媒介，在媒介构建的"拟态环境"中扩散。美国新闻评论家李普曼提出，"拟态环境"是媒体在人与现实环境之间插入的信息环境，它并非是客观环境镜子式的再现，而是经过媒体加工筛选后的模拟环境，但人们往往忽略媒体的选择加工，而当作真实环境接受。媒体对异常事件、冲突事件的过度关注，无意中放大了客观世界中的负面情境，造成"拟态环境"不同程度的失真。

具有传染性和情绪破坏性的"信息病毒"在这种失真的拟态环境中的扩散与传播更加肆无忌惮。出于"博眼球"与追逐流量的目的，某些媒体"脸谱化""标题党""贩卖焦虑或悲苦"、过度煽情等一系列行为，成为散播"信息疫情"的主要手段。研究显示，构成网络热点事件的报道中大多以"标签化"报道的形式出现，其中多数是负面标签。这种简单化的归类弱化受众认知，并且容易迎合商业逻辑，形成传播偏见，产生群体极化的隐患。

（三）病毒网络化："信息疫情"的传播途径

传染病在新的媒介化环境下具备"双重传播"的特质，即病毒不仅能通过人与物的流动完成在实体空间的传播，更能经由社交媒体推动作为符号的病毒在网络空间的蔓延。换言之，新冠肺炎疫情意味着"生物病毒"和"媒体病毒"的同步扩散。如果说前者源于自然，那么后者则是一种基于数字网络的技术性后果。

一方面，Web2.0 产生了"人人都有麦克风"的"技术赋权"效应，这有利于网民获得关注、评价和参与疫情防控的主动权，但也给"媒体病毒"的寄生与传播创造了更多的通道。数据显示，截至 2020年 3 月底，以"新冠肺炎"和"新冠病毒"等为话题的网络信息已超过 30 亿条，并形成了 1 000 亿多次的网民互动。在此过程中产生并传播的错误和虚假信息规模，已不可小觑。

另一方面，Web2.0技术还催生了"技术共情"的新境况。与传统媒体不同，社交媒体用户能以个性化方式分享私密感受，从而建立起一个可实时传递疫情信息及集体体验的情感共同体。一旦错误和虚假信息利用"技术共情"诱使网民大量转发和点赞，"媒体病毒"就可能迅速潜入共同体之中引发成员间的情感共鸣，误导其对疫情的认知与判断。

值得注意的是，作为"技术赋权"和"技术共情"连接点，公共卫生事件的批判性报道成了"媒体病毒"的易发区。相关学者指出：不同于公共卫生专家只关心如何尽量避免冲突和尽快救治病人；新闻记者则更重视反映"冲突"，他们希望从中确定"疫情造成的哪些损失是可提前预防的，以及谁应该对这些原本可避免的损失负责"。相较于枯燥的疾病预防控制知识，这些充满情节和戏剧性的"冲突"显然更能吸引网民围观、分享和讨论。但随着"流量经济"的出现，部分自媒体为迎合受众的想象和预判，在那些本应揭示"冲突"的真相中掺入越来越多的编造与杜撰。于是，网民越群情激奋地参与这类新媒体事件，"媒体病毒"和被操纵的情感就越容易扩散，"信息疫情"也越可能演化为更大规模的现实矛盾。

（四）公众情感化："信息疫情"传播的群体结构

近年来，伴随社交媒体的普及，网络场域中以往精英化的理性沟通，已转变成大众化的感性交流。特别是发生灾害、疾病等创伤性事件时，公众的情感化趋势愈发明显。他们不仅会主动展露和分享自我体验，更会对其他身处困境的个体报以同样强烈的感性回应，以此完成陪伴式的情感参与（emotive participation）。这就容易造成疫情期间公众处理信息时的"泛情绪化"模式。在"泛情绪化"的影响下，公众应对快速流动信息的规则便不再完全基于科学认知，而是根据自己的直觉和群体的偏好。这将形成一种对复杂现实的忽视和对简洁内容的热衷。而此类缺乏完整语境的信息，反过来又会加强大众的自我预设和极化情绪。随着事实和态度之间的界限越来越模糊，无论怎样离奇和不合理的信息，都能在公众内部得到反复"证实"，"过激""过火"的行为自然难以避免。互动留言沦为一种缺少讨论问题实质而仅为宣泄不满情绪提供便利的"共享表演空间"。

五、信息疫情的危害

从宏观历史来看，信息疫情蔓延产生的危害早已存在。14世纪中叶，黑死病大瘟疫席卷欧洲，伴随而来的虚假错误信息、谣言、阴谋论和反科学的治疗方法对当时的防治救治工作产生了巨大负面影响，严重冲击欧洲的政治、经济、文化、科技等的发展。而现代信息技术加速了信息疫情的传播，使其危害更大、更加难以控制。下面从个体、社会、国家和国际四个层面探讨信息疫情的危害。

1. **个体层面：造成信息过载，影响个人行为**　现代信息技术的发展使信息疫情通过新媒体、社交媒体、电视、广播、网络等渠道，跨越时空的限制实现快速传播，海量、混杂的信息使人们难以找到值得信赖的信息，而错误信息的传播不仅增加了健康风险，也对公众的日常行为造成负面影响。

2. **社会层面：冲击社会秩序，危害社会稳定**　与疫情相伴而来的信息疫情可能引发秩序混乱、国家分裂、群体对立和社会恐慌，进而加速疫情的蔓延。一旦负面情绪发展为现实中的非理性的抵触和暴力行为，将会严重冲击社会的经济、政治、文化、治安等秩序，危害社会稳定。

3. **国家层面：影响政策实施，增加治理难度**　信息疫情为假新闻、虚假信息、电信诈骗等蔓延创造了有利环境。尽管错误信息可能会让公众感到困惑，但也存在诸多虚假信息和误导性信息，如虚假的治疗方法和不正确的预防建议等，不仅危害公众健康，还有可能加剧疫情蔓延，增加治理难度。

4. **国际层面：扰乱国际局势，引发极端主义**　信息疫情的舆论场是国家对内治理、对外交往的重要场域，信息疫情中充满政治导向性信息，甚至在全球社交媒体上催生极端主义思潮，造成国家和地区的对立情绪和种族主义蔓延。

六、信息疫情的治理

（一）完善法治建设，加强网络治理

首先，应建立健全标准化和规范化的法规体系、强化网络舆情治理的顶层设计，明晰突发公共卫生事件网络舆情引导权力与责任。在我国《网络安全法》《突发事件应对法》《信息网络传播权保护条例》等法律法规的基础上进一步细化、制定常态和应急双重视阈下的跨领域、跨部门、跨区域的网络舆情治理制度，对突发公共卫生事件网络舆情的法律界定、权利义务主体、问责情形等做出详细规定，切实做到"网络空间扩展到哪里，法治就要覆盖到哪里"。其次，完善和健全政府信息公开、新闻发布制度，尤其是针对突发事件的实施细则和配套措施，与媒体建立良好互动关系，保证公民知情权。最后，完善适应时代发展的法律法规，强化对网络谣言的治理。我国《刑法》《治安管理处罚法》中均有涉及"谣言""虚假信息"的条款，《关于依法惩治妨害新型冠状病毒感染肺炎疫情防控违法犯罪的意见》也在疫情期间公布实施。

（二）完善以政府为主导的联动机制，增强体系应对能力

1. 完善政府主导的联动机制　疫情引发大规模公共卫生危机后，政府部门应当快速启动应急响应机制，建立专门的信息疫情处理工作小组。信息疫情处理小组应当由来自不同领域和部门的成员组成，其核心职责在于规范网络涉疫信息核查、评估与发布机制，指导网络社交媒体平台发布疫情信息，增强信息的真实性和透明度。2019 年年底，新冠肺炎疫情暴发后，国务院于 1 月 21 日建立以国家卫生健康委员会牵头的"国务院应对新型冠状病毒感染肺炎疫情联防联控工作机制"（以下简称"国务院联防联控机制"），由 32 个成员单位构成，下设疫情防控、医疗救治、新闻宣传等多个工作小组。从 1 月 27 日开始，国务院联防联控机制新闻发布会建立并定期召开新闻发布会，通过电视和网络对外直播，通报疫情形势、发布疫情防控相关政策，回答记者提问，确保权威信息能够及时传递，这种公开透明的方式挤压了错误信息的空间，避免错误信息由于信息真空而泛滥以致形成信息过载，保证了涉疫信息的准确性和客观性，有效遏制了信息疫情的滋生与蔓延。

2. 增强体系应对能力　信息疫情的治理要建立完善的体系，明确各个部门对涉及疫情信息的职责，同时要建立从中央到地方的支撑体系，将涉疫信息集中在相应的平台统一对外发布。如卫生部门要准确掌握疫情发展形势及确诊病例情况，及时发布、更新治疗方案，回应公众对数据真实性的质疑，揭露"土方""秘方"的伪科学性；医疗部门要及时公布确诊人员救治情况与康复情况；互联网管理部门要规范平台涉及疫情信息的发布机制，加强监管；公安机关应及时查处网络谣言并快速公布案情；物价部门应及时制止囤积居奇、哄抬物价等行为。地方应当建立疫情防控工作小组，从应对体系上确保疫情信息的及时性和准确性。

（三）全媒体参与协同治理，实现立体化有效舆论引导

1. 以主流媒体为主导，鼓励深度报道　在新媒体和多媒体时代，主流媒体的舆论导向作用在抵御"谣言"中应该扮演主导作用。此次疫情中，如中央电视台等主流媒体深入一线，多维度、全景式的专业深度报道使一般自媒体难以企及，被公众赞为"硬核"报道。这样用真实、理性的声音控制对疫情的公共叙事，是应对失控感与恐慌的绝佳良药。

2. 发挥自媒体，尤其是科学垂直类自媒体特性　疫情期间，科普类自媒体为公众提供全方位的疫情信息和专业化的疾病预防控制知识科普，并且能够与公众保持高互动性，产生广泛社会影响。该类自媒体普遍在专业领域有深厚底蕴，对于科学信息能够充分解读，而且善于用大众语言发声。对科学类自媒体的信任也体现出公众对专业性、权威性信息来源的高需求。同时，也应充分借助非专业类自媒体、社会名人影响力，利用其传播信息的高社会参与度特性，宣传推广可靠信息。

3. 利用全媒体平台建立效率导向的信息公开和发布机制　如在 WHO 的信息平台"国际卫生组

织流行病信息网络"(EPI-WIN)上，WHO工作人员与数名专家顾问随时提供帮助。除了利用自身平台，WHO还通过与社交媒体平台合作来管理虚假信息。我国各层级官方媒体，充分利用微博、微信等平台发布疫情相关信息，便于公民获取官方信息以及参与讨论。

4. 建设核查信息聚合平台　后真相时代，事实核查新闻兴起，截至2019年7月，全球事实核查平台（包括网站与网页专栏）的数量是2014年的4倍多。媒体界与学术界等主体通过设立专门的事实核查机构和专业的事实核查员，对媒体的内容生产进行严格把关和管控，以达到遏制虚假新闻、加强社会信任的目的。目前，我国还没有严格意义上的事实核查机构，但是自建了多个核查信息聚合平台，如人民网"求真"等，与权威专家和机构合作，针对公众关心的话题及时进行辟谣，协助公众更好地对各类信息进行理性的自我判断，提高辨别是非和自我保护的能力。

（四）积极开展公众媒介素养教育，提升信息鉴别能力

积极开展公众媒介素养教育，提升公民媒介素养是防范化解"信息疫情"的有效之策。在疫情信息的传播过程中，人们对待信息的质疑、理解、鉴别能力，直接影响"信息疫情"传播效果。在新冠肺炎"信息疫情"中，青少年和老年人是虚假信息、谣言信息的易感人群，要提升这些"易感人群"的媒介素养，除了要加大对谣言、虚假信息的有效疏导，还要帮助青少年、老年人提升鉴别谣言、虚假信息的能力。在提高公民的媒介素养上，仅靠个人的能力是不够的，还需要政府、高校、社会组织、专业机构加入进来形成合力，提升整个社会的媒介素养教育水平。首先，要帮助人们了解传统媒体、新媒体的区别，运用融媒体手段把握人们对信息的需求。其次，针对人们普遍关心、引发关切的问题，信息的披露要及时、准确。最后，对于自媒体平台，要加强监管，明确行业的红线和底线，增强责任意识。

（五）推动国际合作，促进信息疫情的全球治理

在全球化时代，整个人类社会早已成为休戚与共、紧密相连的命运共同体，特别是在新冠肺炎疫情全球大流行的背景下，没有哪个国家能够独善其身，如何有效合作防控疫情已经成为国际社会的重要议题。因此，我国应以"人类命运共同体"理念为支撑，一方面，应倡导国际社会合作抗疫，为疫情的全球治理提供中国方案，贡献中国力量。另一方面，在全球信息疫情治理中，不仅要注重国家间合作，还要积极与国际组织、企业、媒体等多主体展开合作，利用国际各媒体传播体系，加强对国际联合抗疫的正确舆论引导，同时积极发挥世界卫生组织、相关国际医学科学组织的作用。此外，我国应继续推进国际层面的疫情信息共享机制，与各国分享疫情防控经验、治疗方法等信息，建立并完善与各个国家防疫专家的交流平台，减少信息失真和传达不充分，抑制信息疫情中错误信息的产生和传播，为世界各国及时反应、协调出台疫情防控政策和措施奠定基础。

（李雨波　庞　慧　胡德华）

思考题

1. 公众健康信息传播具有什么特点？
2. 公众健康信息传播的影响因素包括哪些？
3. 建立传播关系需要哪三个基本条件？
4. 新媒体给公众健康信息传播带来什么样的变化？
5. 简述信息疫情的内涵与特征。
6. 信息疫情有哪些危害，如何治理？

第七章

公众健康信息需求

　　2016 年全国卫生与健康大会上，习近平总书记指出"没有全民健康，就没有全面小康"。推进"健康中国"建设，实现人人健康、人人幸福，是时代的呼唤、百姓的期盼，也是最大的民生需求。全民健康目标的实现在外部环境一定的情况下依赖于公众健康行为的转变，而公众健康信息需求则是公众健康行为改变的内在驱动力。

　　本章简要介绍公众健康信息需求的内涵、类型、层次和特征；主要介绍公众健康信息需求分析方法和步骤，探讨公众健康信息需求的影响因素；重点介绍公众健康信息需求挖掘的理论基础、挖掘方法和不同类型公众健康信息需求挖掘。

第一节　公众健康信息需求概述

一、公众健康信息需求的内涵

（一）需要、欲望和需求

　　1. **需要**（needs）　是指人与生俱来的希望得到满足的某些基本感受状态。人为了生存与发展，有生理、安全、归属、受人尊重和自我实现的需要等。这些需要存在于人类自身生理、心理和社会之中，是客观的，不能凭空创造。

　　2. **欲望**（wants）　是指由人的本性产生的想达到某种目的的要求。欲望是由社会决定，由于文化及社会环境等的不同，人们为了满足相同的需要会产生不同的欲望。例如为了满足治疗上呼吸道感染时，可以选择中药、西药、食疗等，上述均属于欲望。不同文化教育背景的公众选择的范围和顺序有可能不同，商品或服务提供者可以通过一定的方式影响欲望的指向性。

　　3. **需求**（demands）　是指人有能力购买并愿意购买某种产品的欲望。人的欲望是无穷的，有支付能力的欲望才是需求。仅愿意购买其产品的公众并不是需求，还要考虑上述人的购买力。

　　综上所述，欲望是需要的具体化，需求是有支付能力下的欲望。需要是客观存在的，不能被创造，只能被满足。但是人的欲望和需求是可以被影响的，商品或服务的提供者既要提供适当的产品或者服务满足人的欲望和需求，又要去创造和引导需求，变潜在需求为现实需求。

（二）信息需要、信息欲望和信息需求

　　1. **信息需要**（information needs）　是指人在实践活动中为解决各种实际问题而对信息的不满足感和必要感，是解决各种实际问题的目的和手段，是人的内心体验中的一种感受。信息需要是在实践活动中产生、发展和变化的。

　　2. **信息欲望**（information wants）　是指在信息的不满足感和必要感出现时，人类将利用具体

的行为、外部产品或服务进行弥补。信息欲望即信息需要的具体化,人类对信息的欲望在不同时期甚至同一时期不同地域呈现出不同的层次。2017 年,全球信息社会指数(information society index,ISI)已达到 0.574 8,总体上即将从工业社会进入信息社会,网络的发展也从互联网到移动互联网,再到物联网、智联网,对信息的欲望发展趋势为"必要信息"的基础上追求"充分信息"。

3. **信息需求(information demands)**　是指人们可利用的、有经济消费能力的信息欲望。从整体来看,市场机制使得信息社会中信息需求与信息供给趋于动态的平衡:信息需求量增加而信息供给不足,会刺激信息生产和加工,增加信息传递和供给,趋于新的平衡;而信息供给量增加信息需求量没有跟上此变化,就会压缩供给或刺激需求,以达到新的平衡。

因此,人类的信息需求实际上包括潜在信息需求和现实信息需求。前者是指意识到而尚未表达的信息需求;后者是指意识到并表达的信息需求。信息需求能否被表达受个体和环境因素的影响,信息提供者应尽可能地将潜在的信息需求转变为现实的信息需求,促使信息需求表达状态的完成。通常狭义的"信息需求"是指现实信息需求。

（三）健康需要、健康需求与公众健康信息需求

1. **健康需要(health needs)**　是指依据公众实际健康状况与"标准健康状态"之间存在的差距而对预防、保健、医疗、康复等健康服务的期待和不满足感。健康需要是客观存在的。

2. **健康需求(health demands)**　是指从经济和价值观念出发,人类愿意而且有经济支付能力的相关健康服务,包括个人察觉到的健康需求和由医疗卫生专业技术人员判定的需求,有时两者一致,有时不一致。

3. **公众健康信息需要与需求(consumer health information needs/demands)**　前者是指人们在维护和促进健康实践活动中欲解决健康问题,进行预防、保健、医疗、康复等行为时(即健康需要)而对健康信息产生的不满足感和期待感,是人类客观存在的状态。上述的不满足感物化后即为公众健康信息欲望。考虑到有公众愿意而且能够获得的、能够利用的、有支付能力时,公众健康信息欲望将转化为公众健康信息需求。同时,公众健康信息需求也是公众在健康需要和健康需求的过程中体现的对相关信息的需求。

二、公众健康信息需求类型与层次

（一）公众健康信息需求类型

1. **从公众健康信息需求的主观能动性划分**　可以将公众健康信息需求分为主动需求和被动需求两种类型。

（1）主动需求:是公众主动要求获得的、认知程度较高的健康信息。

（2）被动需求:是尚未被公众广泛重视,但对健康存在严重危害的健康信息。

2. **从公众健康信息需求的内容划分**　可以分为医疗健康信息需求、预防健康信息需求、保健健康信息需求等三种类型。

（1）医疗健康信息需求:即公众自我感觉身体不适或曾有高危行为导致其对健康状况表示怀疑或不确定时,主动寻求相关健康知识或经过医生确诊以获取所需健康信息,如高血压病人主动通过询问医生或在网上寻找更好的控制血压的信息。

（2）预防健康信息需求:即针对公众的不同健康危险因素,制订改变不健康行为的计划所需的健康信息,通过督促目标公众执行干预计划,促使他们自觉地采纳有益于健康的行为和生活方式,消除或减轻影响健康的危险因素,提高生命质量。

（3）保健健康信息需求:即公众对卫生领域内包括医学、牙科、药学、助产学、护理学、验光、听力学、心理学、职业治疗、物理治疗、运动训练和其他健康专业产生的能够提升自身健康水平的信息需

求，并且愿意为其付出时间、金钱等代价来提高自身的健康信息素养。

3. 从公众健康信息需求的信息量划分　可以分为负需求、无需求与潜伏需求、下降需求、不规则需求、基本需求与充分需求、过量需求。

（1）负需求：又称为公众健康信息"否定需求"，是指被公众不喜欢，甚至愿意付出一定的代价来回避某种健康信息，如手机经常接收的销售或免费赠送的健康/疾病相关保险的电话或短信（骚扰电话和骚扰短信）。

（2）无需求与潜伏需求：是指潜在市场的全部或绝大部分公众对某些健康信息（如陌生渠道发送的饮食、运动、保健等信息或与传统观念相抵触的信息）不感兴趣或漠不关心，很可能是公众对健康信息传播源或产生源的不信任，也可能是对信息利用的技术和水平太过陌生甚至可能是对这部分的健康信息需求仍处于无意识或尚未表达的状态。无需求在一定条件下可以转化为潜伏需求，即意识到健康差距及应该掌握健康信息，但由于某些原因（如无法判断信息源的真实与可靠性或信息利用水平有限）没有将需求表达出来。

（3）下降需求：是指公众对某些健康信息的需求呈下降趋势的情况。由于经济技术水平的发展和人类社会的进步，人们对于健康意识的提高，使得公众对落后的或者是夸大的健康信息需求量呈下降趋势。

（4）不规则需求：是指公众对某些健康信息的需求随着季节、时段呈现出很大波动的状况，如新冠肺炎的防治信息只有在新冠肺炎疫情出现时才会产生需求，而且需求量很大，容易出现供不应求的情况，而其他时候则基本没有该需求。

（5）基本需求与充分需求：公众对健康追求的水平不同而对健康信息出现基本需求与充分需求，原国家卫生计生委组织专家修订并编制了《中国公民健康素养——基本知识与技能（2015版）》中的健康信息应属于基本需求，在此基础之上追求理想的健康状态时所产生的健康信息需求属于充分需求。

（6）过量需求：又称"超饱和需求"，在充分需求基础之上超出目前可提供的健康信息能力。比如衰老的预防在合理范围内为充分需求，但是如果过分追求青春永驻，则为过量需求，甚至可能助长违法行为，对社会稳定与发展不利。

4. 从公众健康实践活动划分　公众在自我初级保健、家庭保健、社区保健、危重病和老年人照顾相关服务过程中对健康信息均有信息需求。因此按照上述活动类型将公众健康信息需求分为公众自我初级保健信息需求、家庭保健信息需求、社区保健信息需求、危重病和老年人照顾信息需求。

（1）公众自我初级保健信息需求：是指无论是否有医疗卫生保健提供者的支持，公众自己在促进健康、预防疾病、保持健康以及应对疾病或残疾时，自主地获取或者被动传递、接受相关的健康信息。

（2）家庭保健服务信息需求：是以家庭为中心，注重家庭成员间的信息支持，通过健康教育、健康检查、健康咨询等方式，增进家庭及其成员健康的保健服务过程中公众对健康信息的需求。家庭是社会的细胞，也是预防疾病和获得健康的重要场所。肿瘤、高血压、冠心病、糖尿病、血脂异常、脑卒中等慢性病是造成人类死亡的主要原因，特别是遗传性使得某些疾病呈现明显的家庭聚集性，而且家庭成员之间的行为和生活方式互相影响，因此在家庭保健服务过程中健康信息显得尤为重要。

（3）社区保健信息需求：是社区卫生服务站协同有关机构根据社区人群的文化和社会特点以及存在的卫生和健康问题而产生的信息需求。制定和实施社区保健计划并进行检查和评估的过程中，社区医疗服务人员以各种方式宣传卫生保健知识，使居民养成健康的生活方式等社区保健活动过程中，社区公民亦会产生对相关健康信息的需求。

（4）危重病或老年人照护信息需求：当家庭中有需要照顾的危重病人或老年人时，需要相关的健康及照护信息，即需要满足危重病人不同阶段或老年人养老不同阶段的健康和照护信息需求，同时合理开发与利用健康信息资源，满足危重病人或老年人的生活、生理健康需求和欲望。危重病人和老年人照护信息需求较为广泛，不仅包括生活照护、文体娱乐服务、心理服务和医疗服务信息，还包括健康教育、医疗保健、体检及疾病诊治、慢病管理、疾病康复和临终关怀等相关信息。

（二）公众健康信息需求层次

根据著名的情报学家科亨（Kochen）信息需求层次理论，可以将公众健康信息需求划分为：客观状态、认识状态和表达状态三个层次。该理论中提出客观状态的公众健康信息需求与本节前面从健康服务及健康信息服务的角度提出的公众健康信息需要的概念较为吻合；认识状态和表达状态的信息需求则与前面公众健康信息需求的概念较为一致。

（1）客观状态的公众健康信息需求：是在一定社会条件下，具有特定知识结构和信息素质的人在从事健康实践活动或处于不同健康状态时，必然对相应的信息存在一种完全由客观环境决定的、不以个人主观意志为转移的需求。它不随信息用户的主观认识而转移，是由公众本身的工作环境、生活状态、知识结构等客观因素决定的。在这种情况下，公众并不能完全认识到自己潜在的信息需求，这可能是由于待解决的问题过于复杂和隐蔽，或者公众认识能力有限、信息累积不足所造成的，也可能是由于工作生活环境所致。

（2）认识状态的公众健康信息需求：包括公众自己认识到的（如生病）和通过外因刺激（如疫情、照顾病人）之后被唤起的健康信息需求。由于个人缺乏医学专业知识、信息素养能力不足以及信息环境等因素的制约，公众还未将健康信息需求状态转变为认识状态，更不可能采取任何健康信息行为去完成健康信息获取。因此，健康信息提供者应开展健康信息素养教育使公众全面地认识到自身的健康信息需求，激发其信息行为，帮助其选择恰当的获取途径、方式获取所需的健康信息等。

（3）表达状态的公众健康信息需求：是指健康信息需求被公众认识并表达出来。公众能够正式表达自己的健康信息需求，从而引发健康信息行为。由于存在诸多影响因素，如公众的文化背景、工作单位、信息环境、知识结构等，导致被表达出来的公众健康信息需求与客观状态的公众健康信息需求和认识状态的公众健康信息需求往往存在一定的偏差，并且很难被完全表达，而且表达出来的公众健康信息需求是否恰当与公众个体的实际信息经验和表达方式有关。只有表达出来的公众健康信息需求才能获得外界对自身健康信息需求的帮助和满足，即任何信息服务平台都只能在用户表达出来的公众健康信息需求的基础上运行。总体上公众健康信息需求逐渐由客观状态的隐性健康信息需求转到认识状态和表达状态的显性健康信息需求。一般来说，认识状态的公众健康信息需求只是客观状态的公众健康信息需求的一部分，表达状态的公众健康信息需求也只是认识状态的公众健康信息需求的一部分。

综上所述，通过公众健康信息需求的分析，了解公众健康信息需求的类型，明确公众健康信息需求的层次。公众健康信息服务者应针对不同类型、不同层次的信息需求开展不同的健康教育和健康促进。

三、公众健康信息需求特征

随着现代信息技术尤其是网络技术的进步及其在信息社会的广泛应用，公众健康信息需求呈现广泛性、多样性、关联性、知识性、超前性、滞后性、重复性和模糊性等特征。

1. **广泛性**　公众健康信息需求以健康信息为对象，是人们在维持和促进健康的实践活动中对健康信息、知识的欲求。公众健康需求与人类基本需求各个方面都密切相关。随着现代信息技术的发展，生活水平的提高，公众的健康意识与信息意识日益增强，公众健康信息需求不断增长，全社会对健康信息的需求呈现广泛性趋势。

2. **多样性**　公众健康信息需求的多样性是由其所承担的社会角色的多样性决定的。人的社会角色以其获得的方式可分为先赋角色和自致角色两大类。先赋角色是指在血缘、遗传等先天因素基础上的社会角色,如性别角色、种族角色、家庭出身角色等;自致角色是指通过个人的活动与努力而获得的角色,如职务角色、职称角色、荣誉角色等。认识公众健康信息需求的具体构成时,应将相关角色所激发的健康信息需求与特定人生阶段的主要发展任务综合起来,以形成主次分明、系统全面的用户健康信息需求体系。同时,公众健康信息需求的多样性还来自信息需求产生环境,如健康状况。不同用户之间,甚至同一用户在其他环境因素不变时,由于其健康状况的变化不同,健康信息需求也有所不同。

3.**关联性**　是指作为社会化的人,公众健康信息需求也是社会化的。公众健康信息需求以个人的需求形式出现,但并不完全由个人意志决定。公众健康信息需求的产生和发展是由人与自然、人与人的关系及其相互联结形成的社会环境和社会活动决定的,主要为一种社会需求。

4.**知识性**　公众健康信息需求不同于其他需求,不仅需要需求强度的刺激,而且有赖于公众的自身条件,尤其是其认知能力。公众的健康需要转变为健康需求,公众健康信息需求的实现与转变需要满足一定的条件。公众应至少需要具备3个方面的知识,即标准健康基本知识、维护健康的基本知识和健康信息资源知识。其中健康信息资源知识包括对健康信息资源类型及其分布和对健康信息获取途径和分析的基本知识。随着现代信息技术的迅速发展,信息资源系统的技术复杂性迅速提高,公众需要掌握的健康信息资源知识也更加多样,公众健康信息需求的知识性特征将日趋明显。公众健康信息服务在满足公众健康信息需求过程中需要提供更多的支撑资源,以适时满足公众对健康相关知识的需求,从而促进其对健康信息查找、信息选择和信息利用过程。

5.**超前性**　由于健康服务的专业性较为复杂,公众在医学和健康知识和信息方面不对称情况尤其严重,无法准确判断自身健康状态,无法完全确认与标准及理想健康状态的差距,体现了健康需求的超前性。当公众具备足够的医学健康知识,对健康信息需求就会出现超前性。对于超前性的健康信息需求,作为健康信息服务提供者和管理者应注意了解健康信息需求强度,在适度范围内尽可能提高健康信息服务水平。同时还要避免超前性健康信息需求的不良转化甚至可能引发某些社会问题。

6.**滞后性**　由于公众医学健康知识不足,对健康信息需求表现出滞后性,将严重影响健康服务的质量和效率,从而影响整个国家或者地区的人口健康水平。

7.**重复性**　公众健康信息需求最初由消费者决定是否接受相关健康信息,但由于消费者对医学与健康知识的缺乏,其自身判断的健康信息需求与健康信息服务人员的判断之间存在一定差距,通常以医学、健康专业人员的判断为准,所以处于相同健康状况人的健康信息需求具有重复性。

8.**模糊性**　公众健康信息需求是一种派生需要,产生于公众对健康信息的特定欠缺状态,是为了解决身体状态出现的问题及维持、促进健康而产生的信息需求。由于公众对于健康相关信息处于缺乏状态,有的无法完整而确切地表达出来甚至处于空白状态,因此公众对于健康信息需求往往处于一种模糊状态。这种公众个人认识的模糊性成为公众健康信息需求的一种普遍特征。因此,公众健康信息需求的确定不能仅仅是询问"你想知道什么健康信息"这个问题上,还必须进一步提出"你为什么要知道""你已经知道了什么""你估计会发生什么情况"和"这对你有什么帮助"等问题。

第二节　公众健康信息需求分析

公众健康信息需求分析(consumer health information demand analysis)是指运用科学的方法和手段,系统地、客观地、有目的地收集、记录、整理、分析和研究与公众健康信息需求有关的信息,准确理解公众健康信息用户应该或者已有的具体要求并提出方案和建议,为公众健康信息提供方提供参考依据。

一、公众健康信息需求分析步骤

公众健康信息需求必须按照一定的程序和步骤进行，才能确保需求分析达到预期目的。公众健康信息需求分析一般由确定需求分析的问题与目标、制订需求分析计划、收集相关信息、分析信息、形成分析报告五个步骤组成（图7-1）。

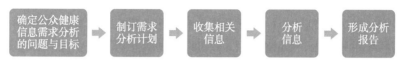

图 7-1　公众健康信息需求分析的步骤

1. 确定公众健康信息需求分析的问题与目标　公众健康信息需求分析是一项有目的的活动。确定需求分析的问题与目标是公众健康信息需求分析的第一步。为了提高公众健康素养，提升公众健康水平，健康需求分析设计的问题有很多，不可能通过一次需求分析解决所有问题。因此，在进行公众健康信息需求分析时，应从实际出发进行全面分析，找出需要解决的最关键、最迫切的问题，明确需要实现的目标。问题的选择应遵循有用性、经济性与合理性的原则。有用性是指所分析的问题对公众健康信息获取行为、健康知识和素养等有重要影响，解决此类问题能为公民、机构、社会、国家带来社会和经济效益。经济性是指应依次筛选出投入产出比最高，对公众健康知识和素养、健康水平提高最有意义的问题来优先考虑。合理性则是指筛选在现有条件下有较大可能实现目标的问题。界定公众健康信息需求分析的问题之后，就应确定具体的分析目标。它决定了本次公众健康信息需求分析的项目与内容，从而影响需求分析计划的制订。

2. 制订需求分析计划　需求分析人员应拟定一份公众健康信息需求分析计划。该计划是本次需求分析工作的总纲。一个有效的分析计划应包括以下几个方面的内容：资料来源、分析方法与工具、分析方式、对象的选择、费用预算、人员安排与培训以及分析进度等。

3. 收集相关信息　需求分析的组织者必须集中精力做好组织协调和指导性工作，力求以最少的人力、最短的时间、最好的质量完成收集资料阶段的工作。公众需求分析的资料是分析研究的重要依据，必须做到全面系统、真实准确，否则就会失去意义。

4. 分析信息　分析信息的主要目的是获得相关需求信息渠道的可靠性，分析内容的准确性，分析信息之间的相互关系和变化规律。信息分析的一般过程包括整理审核、分类编码和统计制表。运用统计学的原理和方法对资料进行统计分析，研究公众健康信息需求的总体特征和数量关系。通过统计分析能够揭示出公众健康信息需求水平、结构、影响因素、路径分析和发展趋势等。

5. 形成分析报告　分析的最后阶段是对公众健康信息需求分析做出准确的解释和结论并形成分析报告。分析报告是对所研究问题的集中分析和总结，也是需求分析成果的反映。撰写分析报告的基本原则应是简明扼要、真实客观、结论明确。

分析报告的一般结构是：①引言，在引言中对本次公众健康信息需求分析的项目和意义做简要说明；②正文，即报告的主体，包括概括性说明本次需求分析的问题以及调查方法、步骤、样本选择、分析结果及其对公众健康信息服务活动影响的分析、提出结论和建议等；③附件，提供包括所有与研究结果有关但不宜放在正文中的资料，如附录、问卷、抽样的详细说明等。

二、公众健康信息需求分析方法

公众健康信息需求分析的方法多种多样，每种方法都有各自的特点、适用范围以及需要注意的事项。按照信息来源的不同，公众健康信息需求分析方法可分为访谈法、观察法和实验法。

1. **访谈法(interview method)** 也称询问法,是以询问的方式向分析对象提出问题,以获得所需信息的方法,是公众健康信息需求分析中最常用的调查方法。通过访谈可以收集的健康信息包括公众对健康信息的态度、感知、动机以及行为等方面的情况。访谈法按照调查者和被调查者接触方式和使用的媒介,可以分为面谈法、电话访谈法、网络访谈法三种形式。

2. **观察法(observation method)** 是调查者直接参与健康信息用户的各种活动,或者深入到健康信息用户工作的现场,观察健康信息用户工作时间的分配、对各种信息源的利用情况,实地考察健康信息用户信息需求的各种特征的一种调查方法。观察法的特点是在被调查者不知情的情况下进行信息的获取,观察和记录其行为、反应或感受,如可以通过观察记录公众健康信息传递过程。消费者可以到药店购买药品行为发生之前与营业员之间或者到医院与医生、药师等专业技术性人员的沟通与咨询。对于网络信息健康信息用户的观察,主要是在健康信息查询、检索实验现场直接观察或利用特定的辅助工具(如录像机、终端监视软件)对健康信息用户的行为过程进行观察并记录测量的过程。网络信息用户的观察即可基于真实场景,也可基于模拟场景,而后者多在信息行为研究中采用,采用行为录像的方式录制被观察者信息、搜索行为全过程的视频,然后对视频回放并编码分析。观察法的优点包括:①简便易行、适用性强;②能够获得直接、具体、生动的材料;③调查结果比较客观可靠。观察法的缺点是:①观察所需时间较长;②调查成本较高;③调查内容有局限性。因此观察法通常不单独使用,要与其他调查方法进行配合。

观察法可以使分析人员把观察的事实同分析对象所处的情境联系起来,通过对信息检索与获取的过程进行直接、真实、具体的观察,分析人员与被观察者没有交互,不会干扰被观察者的行为和活动。因此使用此法应注意结果和结论尽量避免主观臆断。

此外,视线跟踪法,也称眼动追踪方法,是一种新型信息用户行为的研究方法。它利用眼动追踪设备采集用户信息检索中的眼动数据,然后用特定的软件对这些数据进行整理、统计分析,根据特定指标分析用户心理和用户行为。

3. **实验法(experimental method)** 是在控制的条件下观察、测量和记录个体行为的一种研究方法。它是检验因果关系假设最适宜的有效方法,是通过有效控制实验对象和环境以及实验过程从而分析各因素之间的相互影响及其程度。实验法可分为实验室实验和现场实验。

采用实验法进行公众健康信息需求分析时,要在选择一定的对象后利用现场或设计受控的实验环境进行实验设计,控制各种可能的变量,然后针对特定的系统给定获取任务,要求对象进行查询,跟踪健康信息用户的查询过程和结果,从各个不同维度来分析比较,结合健康信息用户个人特征获取任务的分析,找出各因素间的因果或相关关系。注意实验法并不一定基于严格的实验环境,更多情况是采用一种"准实验"设计。准实验设计是在自然的信息获取环境下利用自然发生的事件作为自变量来设计实验的。

实验法是最难操作的一种分析方法。实验对象的挑选以及变量的控制都有一定的难度,加之实验持续时间长,导致因素的影响存在一定变数,但实验法能够深度了解健康信息用户的个体特征与查询行为。

4. **问卷调查法(questionnaire survey)** 问卷调查法是通过问卷从被调查者研究的目标人群里得到样本数据,分析样本数据从而得出目标人群的一般规律。使用问卷调查法首先要根据分析目的和内容设计调查问卷,然后再将设计好的调查问卷传递给被调查者,传递的途径可以结合实际情况选择纸质邮寄方式、直接走访方式、电子邮件或者网络发布等方式,被调查者填写问卷,最后收回调查问卷,进行统计加工和分析研究。

选择被调查对象时要注意结合具体分析情况全面考虑被纳入的范围,既要包括当前健康信息用户,又包括潜在健康信息用户;既包括重点健康信息用户,又包括一般健康信息用户,且代表性要强。

问卷的设计是核心，直接决定了本次分析目的是否能够有效达成。而且在调查实施的过程中需要注意问卷填写的质量和回收率。分析人员必须对回收的问卷及数据进行科学的统计加工和评价分析。

问卷调查法通常用于以下情况：从公众角度确定健康信息服务方式的相对重要性；从公众角度确定各种健康信息源的相对价值；从公众角度确定健康信息交流渠道的相对价值；确定健康信息搜集的最佳方案；确定公众中能成为健康信息用户人群的构成及特点；确定健康信息的题材特点等。调查内容主要围绕公众的个人特征（如性别、年龄、专业、认知类型等）、健康信息需求、健康信息获取动机、获取方式、获取策略、获取困难或结果评价等方面展开。

5. **出声思维法**（think aloud protocol）　　出声思维法是指用户在检索过程中，大声地将其行动和思维过程用语言表达出来，并被分析人员进行录音，然后分析人员再根据录音做出进一步的定性分析。在整个过程中分析人员只能作为观察者，除提示健康信息用户出声外不可与他们进行任何的交谈。出声思维法可以帮助分析人员精确、详细地了解健康信息用户伴随行为变化的思维过程，用户在问题解决过程中的目标导向和信息获取模式等。这种方法的不足之处在于健康信息用户的思维会受到表达出声的影响，甚至改变原先的思维进程；健康信息用户也有可能会在出声的同时有意识地调整自己的行为，存在行为典型性减弱的风险，甚至有时出声与行为并不能完全一致。因此，出声思维法使用前应对被调查的健康信息用户进行训练，尽可能降低表达出声对被调查者思维的影响。

6. **行为数据分析法**（behavior data analysis）　　是指以健康信息用户使用健康信息后留下的各种记录和与用户有关的数据资料为媒介来分析用户信息需求及行为的间接调查方法。用户不直接参与调查活动，但依据的各种数据与用户活动息息相关，能客观真实地反映健康信息用户的特征和信息需求。根据分析的环境和对象，健康信息行为数据分析可分为健康信息业务资料分析和网络日志分析。

健康信息业务资料分析主要是对开展健康信息服务活动中的用户统计和健康信息资料利用情况统计进行调查分析。通过对健康信息用户统计资料和信息被利用情况的统计资料的调查分析，可以反映健康信息用户的构成及数量变化动态，提供健康信息用户与信息资料的比例关系，利用健康信息用户的分布，了解健康信息用户利用健康信息的特点。健康信息资料被利用情况的统计是对各种出借、阅览、复制等方式向健康信息用户提供信息资料进行原始统计，与用户统计是同时进行。健康信息资料被利用情况的统计只是从日常记录中取出相关数据进行专门处理，一般以月为基础，逐月统计、按年累计，可以按月、年比较健康信息被利用的变化情况。

网络日志分析主要是以搜索引擎、检索系统、健康相关网站等用户为主要研究对象，利用网络技术采集反映用户健康信息行为的各类数据。网络日志分析对象包括特定的信息检索系统内嵌的日志文件，利用网络监控工具采集的某个系统的用户行为日志、网络社会标签集等。而且还有一些系统不仅保存了系统的响应，同时也保存了用户在键盘和鼠标的所有输入。因此网络日志可以提供健康信息用户具体操作行为的数据，数据的生产完全不受研究的影响，同时数据收集不受研究者左右。这种方法能有效获取健康信息用户与系统的交互信息，获得某些群体特征和面向系统的特征。

这种方法的局限是不能将检索、浏览等行为与特定的健康信息用户联系起来，无法反映健康信息用户特性与信息行为之间的关系，从而无法获知网络健康信息用户行为的真实意图和对健康信息结果的满意度。值得注意的是，这种方法引发的健康信息用户隐私安全已经被重视。此外，社会网络标签成为新的体现用户健康信息需求和行为特征的网络数据，也开始得到很多研究者的关注。

上述方法既有定性方法，也有定量方法，既有直接调查法，也有间接调查法。每一种方法都有各自的特点，同时也不可避免存在局限性。因此，进行健康信息需求分析前应了解各种方法的优缺点及适用条件（表7-1），然后针对具体情况进行选择。通常访谈法和调查问卷法可以用来了解健康信息用户的背景信息和经验情况，观察法、出声思维法、行为数据分析法可以用来获取健康信息用户行为过程中的信息，实验法用来贯穿整个研究。

表 7-1   公众健康信息需求分析方法的比较

分析方法	适用情况	注意事项
访谈法	公众对健康信息的态度、感知、动机以及行为等方面	访谈前应做好充分的准备工作，具备正确的相关预备知识。访谈时首先以适当方式消除被访公众的紧张、戒备心理，对相同的事情会从不同的角度提问并如实准确地记录访谈资料；当被拒绝访谈时应有充分的耐心分析被拒绝的原因，做相应的对策
观察法	对被研究的信息用户无法进行控制或鉴于社会道德等要求无法对某种现象进行控制；在控制条件下可能影响信息用户某种行为	密切注意观察过程中的各种细节，详细做好观察记录；不遗漏偶然事件
实验法	按照某种因果假设设计的在高度控制的条件下，通过人为操纵某些因素，以检定两个现象之间是否存在着一定因果联系的研究方法。作为一种特定的研究方式，实验法涉及三对基本要素：自变量与因变量、前测与后测、实验组与控制组	在同一市场条件下，首先应对正常情况下的各个影响因素进行测量，然后再测量某个因素变动后公众健康信息需求及健康需求量和质的变化以测定该因素对健康信息需求的影响。在同一时间横断面将不同区域的公众健康信息需求状况进行对比，可以显著提高实验效果
问卷调查法	调查内容主要围绕公众的个人特征（如性别、年龄、专业、认知类型等）、健康信息需求、健康信息获取动机、获取方式、获取策略、获取困难或结果评价等方面展开	选择被调查对象时要注意全面性，包括当前健康信息用户、潜在健康信息用户；重点健康信息用户和一般健康信息用户，且代表性要强。问卷的设计至关重要，直接决定了分析目的是否能够有效达成，尤其是科学性和适用性。在调查实施的过程中需要注意问卷填写的质量和回收率
出声思维法	分析人员只能作为观察者，除提示健康信息用户出声外不可与他们进行任何的交谈	使用前应对被调查的健康信息用户进行训练，尽可能降低表达出声对被调查者思维的影响
行为数据分析法	不直接与健康信息用户接触，根据与健康信息用户活动息息相关的各种数据客观地、真实地反映健康信息用户的特征和信息需求	不能将健康信息活动和行为与特定的健康信息用户联系起来，无法反映健康信息用户特性与信息行为之间的关系，从而无法获知其真实意图和对健康信息结果的满意度

三、公众健康信息需求影响因素

结合公众健康需求的相关概念，影响健康的因素会影响个人身体状况与标准健康状况的差距，个人的健康状况越差，则健康需要越强烈。公众健康信息需求的实现与转变，应至少需要具备 3 个方面的知识，即标准健康基本知识、维护健康的基本知识和健康信息资源知识。健康信息资源知识包括对健康信息资源类型及其分布和机构及对健康信息获取途径和分析的基本知识。影响这三部分知识掌握情况的因素也会影响公众健康信息需求。另外，公众健康信息需求的影响因素也要考虑公众的支付能力和接受信息能力，能力越强，公众健康信息需求越大。

公众健康信息需求是一种特定的社会需求，受到社会政治、经济、文化和科学技术等外部环境的影响。达尔格伦（Dahlgren）和怀特海德（Whitehead）于 1991 年建立了健康社会影响因素的分层模型。该模型由内向外分别代表影响个体健康的主要因素以及这些因素背后的诱因。第一层代表不同基因的个体。第二层代表个体行为和生活方式，可能对健康带来不同影响，如抽烟或者不抽烟。第三层代表社会和社区，社会支持可能对个体健康带来有利影响，也可能带来不利影响。第四层代表社会结构性因素，如住房、工作环境、卫生保健服务、水和卫生设施等。第五层代表宏观社会经济、科学文化等环境，决定一个国家的公众健康信息需求的一般特点及其发展趋势。通常处于内环的因素都受到外层因素的影响。有研究发现，个人健康信息需求根据个人特质的不同而存在差异。个人特质主要包括人口学特征（如性别、年龄、收入、受教育程度）和心理学特质（如意愿、查询能力）两个方面。调查显示，年轻人、事业单位人员及受高等教育的人能更快、更愿意、更主动接受健康信息。此外，信息素养、兴趣爱好、职业特点等也影响公众健康信息需求。

（一）微观环境因素

1. 年龄、性别和遗传因素　它们对个体健康状况具有重要影响。不同年龄疾病发生、进展情况以及不同疾病对于不同的年龄组群体的影响差异显而易见。由于个体差异，不同性别在一些疾病上也呈现出不同的患病情况，例如乳腺癌、前列腺癌、心血管疾病等。但值得重视的是，目前有的国家仍然由于性别歧视而影响女性的健康状况，部分国家的孕产妇死亡率和相关疾病的发病率依然非常高；生殖健康服务水平在国家、地区之间的差距很大；妇女的营养状况和健康状况被忽视，她们受教育的机会、工作的机会都相对较少，收入水平也较低，使得女性健康相关知识水平较低，同时支付能力也较低。基因遗传在很大程度上决定了个体易患病以及人群的整体健康状况，随着人类基因组计划的实施，人们越来越深入地了解基因对人类健康的影响，同时，临床应用中基因歧视等伦理风险也随之上升。

因此，不同年龄阶段、不同性别、不同基因遗传影响了公众健康信息需求，从而使得公众健康需求量发生相应的变化。

2. 个体生活方式　包括个体可以选择的（如是否吸烟）和个体无法选择的（如贫困人群的饮食结构）。这些生活方式有些是由更深层次的社会结构决定。个体不良生活方式会增加患病的风险，如吸烟、酗酒、不良饮食、缺乏锻炼、高危性行为等。根据全球疾病负担的危险因素分析发现，饮食不规律、营养不良、吸烟、缺乏运动等不健康的生活方式是影响健康的重要危险因素。

3. 心理因素　公众健康行为改变经历前意识阶段、意识阶段、准备阶段、行动阶段、维持阶段等不同的变化阶段，公众处在不同的变化阶段时心理状态不同，因此对健康信息的需求也不同。社会心理学研究表明，主体心理活动特点对个体行为产生的直接影响，主要表现在认识上，也就是说行为受心理活动（需要和动机）的影响，心理活动（需要和动机）又受认知水平的影响。对某种事物认知水平越高，对该事物需求就越强烈，或者就越不需要。认知水平受文化程度、理解能力和健康教育内容的通俗性及所采取的方式、方法、手段等影响。健康信息提供者应该根据不同变化阶段在信息需求、信息行为等表现出来的差异，给予有针对性的健康信息服务，激发公众对健康信息的需求并更好地利用健康信息，进而促进其不良健康行为的改变。

4. 社会经济地位　是指个体或群体在社会中所处的位置。通常使用一系列的指标进行测量。美国社会学家邓肯（Duncan）提出用社会经济地位指数来计算社会经济地位。通常采用收入、教育和职业三个指标来测量社会经济地位。收入直接影响人类的社会生活境况，对他们的健康造成影响。国内外大量研究表明，收入与健康存在直接关系。美国的一项研究显示，美国白种人的收入水平与死亡率之间存在梯度关系，随着收入的上升，死亡率呈下降趋势；年收入最低的群体比年收入最高的群体的死亡率几乎要高出一倍。联合国开发计划署发布的《人类发展报告》反映了国家间收入与健康的相关性。收入的高低除了影响公众的健康状况，还影响公众的购买力，收入越高购买力越强，尤其是公众可支配收入水平更加直接影响公众购买力的大小。国内学者的调查也发现，收入是影响科学健康素养的主要因素。

5. 社会支持网络　人类自出生后就处于网状的社会关系中。社会关系，尤其是作为与个人关系最为密切的社会关系——家庭，对个人健康会产生重要影响，特别对个人健康行为和健康结局意义重大。社会支持是指个体从社会网络获得的物质性和情感性帮助。此外，社会资本也影响个人的健康。科尔曼（Coleman）认为，社会资本是指个人所拥有的社会关系成为一种社会资源而被个体所用。

个人社会网络的范围、信任程度、互惠程度等是测量社会资本的维度。社会资本对个体健康的影响渠道有 3 种：一是社会资本影响个人获取健康信息和行为规范；二是社会资本可以影响个人对卫生健康服务的选择和利用；三是社会资本通过情感支持，影响人的心理健康，并影响躯体健康。

社会关系网络越庞大，人们从中获取的社会资本越多，从而更有可能获得身心健康。肯尼迪（Kennedy）和卡瓦奇（Kawachi）发现社会资本和收入差距存在线性关系，社会资本与死亡率之间存在密切关系，他们认为收入差距是通过社会资本这一变量来影响健康。当人们感觉自己与其他人是平等的时候，更有可能参与各项社会交往活动，社会交往对于消除社会隔离非常重要。人们在感受社会隔离的状况下生存更容易产生健康问题。

总之，社会支持越大，健康状况越好，与标准健康状态差距越小，健康需要越小，公众健康信息需求强度越小。社会资本可以直接影响公众对健康信息的获取，也可以通过影响健康状况从而影响公众健康信息需求。

6. 其他社会因素   失业率的增长和随之产生的雇佣关系的变化会影响普通劳动者的生存状况，给失业者及其家庭带来的不仅是物质资源的匮乏，同时也产生巨大的社会心理压力，影响他们的健康状况。尽管每个国家都制定了限制工作条件的最低标准，但是工作环境仍存在包括物理、化学、环境、生物和社会心理等方面的风险因素，都会对他们的健康产生影响。此外，城市化也给许多发展中国家带来了一系列社会问题，严重影响公众健康状况，特别是对弱势群体的健康状况带来不利影响。

（二）宏观环境因素

1. 人口环境   包括以下 2 个方面。

（1）人口数量与结构：在发病率和收入一定的条件下，人口数量决定了健康信息需求总量的大小。判断一个地区或国家健康信息需求规模的时候，首先应从该地区或国家的人口数量进行分析，在发病率一定的条件下，人口越多，该地区或国家的健康信息需求规模就越大；反之人口越少，则规模就越小。人口结构包括自然结构和社会结构。前者包括性别结构、年龄结构等；后者如民族构成、职业构成、受教育程度等。人口结构的变化导致不同结构的人群中内部呈现一定的同质性，有利于健康信息需求分析。如目前的人口老龄化，对于老年照顾的信息需求会显著上升，但老年人自身的健康信息获取能力又很有限，因此老年人的健康信息需求显得尤为迫切。

（2）人口的地理分布：农村与城市、东部与西部、南方与北方、热带与寒带、山区与平原等不同地理环境的人口由于自然条件、经济、生活习惯等差异，健康状况、健康相关知识和健康信息资源的知识水平有显著差异，导致公众健康信息需求在地理分布上呈现明显差异。

2. 政治环境   政治能够影响一国社会资源的分配，决定不同群体的权利地位关系，对健康不公平状况产生重要影响。在不同的政治背景下，由于政府采取不同的政治取向，卫生政策随之变化，也影响健康结果和健康信息获取和利用的便利性。在苏联时期，卫生保健完全由政府负责，医师和其他卫生专业人员都是国家的雇员，其工作条件、工资、专业证书等都受国家机构的管理，由此造成了一定程度上的医疗资源缺乏、健康信息获取困难等问题，这也是导致苏联不同地区死亡率呈现巨大差异的重要原因。

3. 文化、价值观与社会规范   这三者都是在一个社会或群体的长期发展过程中逐渐形成的，是宏观环境诸多因素中较为特殊的一个因素。它不像其他因素那样显而易见，但它却时时刻刻发挥着作用。不同社会和群体具有不一样的文化、价值观和社会规范，对健康产生不一样的影响。

4. 科技环境   科学技术是第一生产力。科技环境不仅直接影响健康信息资源的质量和提供能力，同时还与政治、经济、文化等其他因素关系紧密，相互影响，相互作用。科学技术有助于提高公众健康信息素养水平，有助于公众高效地获取和利用信息资源，使得公众对健康信息的需要更加高效地转化为健康信息需求。

5. 自然环境 全球气候变化对全球人口的健康带来了巨大挑战。温室效应、疾病传播模式、食物和淡水供应、生态系统的衰竭和物质生活资料的匮乏等使得健康风险剧增。全球热浪、洪水、干旱等自然灾害导致传染性疾病蔓延和死亡率上升。

第三节　公众健康信息需求挖掘

挖掘的本义是"向下挖，以发掘"，引申为"深入开发、探求"未知的东西。公众健康信息需求挖掘，是将公众的健康信息需要转化为公众健康信息需求的过程和方法。本节主要介绍公众健康信息需求的理论基础、挖掘方法和不同类型公众健康信息需求挖掘。

一、公众健康信息需求挖掘的理论基础

（一）马斯洛需要层次理论

美国心理学家马斯洛（Maslow）于 1943 年在《人类动机理论》（*A theory of Human Motivation*）一书中，提出了需要层次理论：人的需要是有层次的，由低到高分为生理需要、安全需要、社交需要、尊重需要和自我实现需要（图 7-2）。

第一层次为生理需要（physiological needs）。生理需要是人类最强烈的、最优先的需要，也是不可避免的最低层的需要。主要指人类最原始、最基本的需要，包括食物、饮水、穿衣、睡眠、休息、性等人类赖以生存的需要。

第二层次为安全需要（safety needs）。人的生理需要基本得到满足，就会出现安全需要，包括避免危险，希望生活稳定、希望未来有保障，要求有劳动防护、社会保险、养老退休制度以及社会的稳定等。安全需要是个体作为生物体和社会成员的安全感的欲望、自由的欲望、防御的欲望的综合体现。

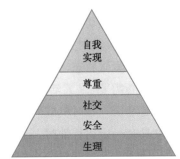

图 7-2　马斯洛需要层次理论

第三层次为社交需要（social needs）。当生理和安全需要得到一定满足的时候，友爱和归属方面的需要便占据主要地位，成为强烈的动机。人们希望得到友谊、爱情，渴望被他人或团体承认、接纳，有所归属，成为群体的一员，即人的归属感。

第四层次为尊重需要（esteem needs）。归属需要得到满足，就会产生尊重的需要，即自尊和受他人尊重的需要。它包括对名誉、地位的向往，以及个人能力，工作成就为他人所承认等。尊重需要得到满足，能使人对自己充满信心，对社会满腔热情，体会到自己的用处和价值。这种需要一旦受到阻碍，便会使人产生自卑感、虚弱感和无能感，以致丧失人生的信心。

第五层次为自我实现的需要（self-actualization needs or self-fulfillment needs）。这一层次是马斯洛需要层次中最高层次的需要。当人们上述四种需要均获得了满足，就会产生自我实现的需要，即希望自己的个人潜能得以发挥，实现个人的理想、抱负的高级需要。

马斯洛认为五种需要是最基本的，与生俱来的，构成不同的等级或水平，并成为激励和指引个体行为的力量。需要层次越低，力量越大，潜力越大。随着需要层次的上升，需要的力量相应减弱。高级需要出现之前，必须先满足低级需要（低级需要只要部分地满足）。

1970 年马斯洛又将上述五阶段模型扩大为八阶，包括认知需求、审美需求和后来的超越需求。八阶模型具体层级关系为生理的需要（physiological needs）、安全需要（safety needs）、归属与爱的需要（belongingness and love needs）、尊重的需要（esteem needs）、认知需要（cognitive needs）、审美需要

（aesthetic needs）、自我实现的需要（self-actualization needs）和超越需要（transcendence needs）。其中归属和爱的需要即五阶段模型中的社交需要，认知需要是指知识和理解、好奇心、探索、意义和可预测性需求。审美需要是指欣赏和寻找美、平衡、形式等。超越需要是指一个人的动机是超越个人自我的价值观。

人类社会是不断向前进步的，每个人在满足一定需求之后并不会就此止步，而是朝着更高的需求去努力，而对美好生活的向往是人类历史发展的首要驱动力。处在不同需求层次的公众对健康及健康信息的需求都不一样，公众对健康信息需要和需求的分析与决策必须建立在不同群体的不同需要层次基础之上。因此，马斯洛需要层次理论为公众健康信息需求挖掘提供了重要的理论基础。

（二）公众健康信息需求挖掘分类

从心理学角度来讲，人的行为是由动机所决定的，而动机又是由需要所支配。当需要不断强化达到一定程度，就会转化为需求。因此公众健康信息需求挖掘，可以分为两个阶段的挖掘，一是"需要"强化时期的需求动机挖掘，二是质变为"需求"时期的需求内容挖掘。

1. 需求动机挖掘   动机是个体行为的内部动力，它是个体以一定方式引起并维持其行为满足需要的内部心理倾向，是指一个人想要做某事而在心理上形成的思维途径，同时也是一个人在做某种决定时所产生的念头。需要是人积极性的基础和根源，动机是推动人类活动的直接原因。人类的各种行为都是在动机的作用下向着某一目标进行的。需要是动机形成的内在条件，而同一行为可能是受不同动机驱动。当人产生的需要处于萌芽状态时，它以不明显的模糊的形式反映在人的意识之中，产生不安感，这时人的需要以意向的形式存在。当需要增强到一定程度，而又未能满足时，心理上就产生一种紧张状态，这时意向就转化为愿望。意向转化为愿望是需要不断强化的过程。愿望只是反映了内心需要，是人活动的内在驱动力，由于还没有明确的目标或对象，所以这种驱动力没有方向，还不是动机。当时机成熟，满足需要、解除不平衡、不满足的具体目标或对象出现，并且达到目标或对象具有一定可行性时，这种驱动力就有了方向，以愿望形式出现的需要，就变为动机，推动人去进行某项活动。因此对公众健康信息需求动机的挖掘，并对其进行激发和引导，可以实现公众健康信息需要向健康信息需求的转化。

2. 需求内容挖掘   公众对健康信息的需求内容具有个性化特点。马斯洛需求理论告诉我们，无论是最基本的生理需求，还是高层次的自我实现，公众的这些需求都是多种多样的。公众健康信息需求内容的挖掘即通过对公众进行跟踪了解后，利用相关工具和技术，充分了解公众对健康信息的需求内容，为公众提供更加优质、个性化的健康信息，从而满足不断增长的公众健康信息需求，实现对健康信息资源高效、合理的利用。

二、公众健康信息需求挖掘方法

（一）文本挖掘法

文本挖掘是一种基于文本内容的公众健康信息需求挖掘方法。这种方法是从大量的网络健康社区交互数据中，发现和提取公众健康信息需求的过程。这些数据对象既有文本和超文本数据，也有图形、图像、语音等多媒体数据；既有来自数据库的结构化数据，也有用 HTML 或 XML 标记的半结构化数据和无结构的自由文本。其中最多的是对文本信息的挖掘，所用到的数据挖掘技术主要是对文本的分类和聚类。具体步骤如下。

1. 公众健康信息的采集   在进行文本挖掘之前，需要确定挖掘目标，即要确定挖掘具体类别的公众群体的健康信息需求，以便确定挖掘的数据源，然后使用爬虫等技术将相关网页、数据信息收集分析。

2. 公众健康信息需求的特征提取与特征表示   将文本信息采集到本地后，挖掘工作真正开始，公众健康信息的特征提取是挖掘工作的基础，由于采集回来的都是非结构化或是带有 HTML/XML 语言简单标识的半结构化文本，如 <title></title> 标识之间的是标题，但这些标识能够提供的信息非常有限，无法使计算机理解全文内容，需要将文本转换成计算机能够理解的结构化数据，即用文本的特征来表示文本本身。文本特征包括描述性特征和语义性特征，描述性特征指文本的物理特征，如日期、大小、类型等。语义性特征指文本的内容特征，如文本作者、标题、摘要、内容等。文本挖掘要做的是提取文本的内容特征。

特征提取之前要对文本进行词条切分。词条切分的方法有很多，在卫生健康领域中，文本挖掘的专业性很明确，可以考虑将卫生健康领域的专业词表用于文本的切分中。基本思路是：将文本 d 先根据 HTML 标识以及标点进行粗切分，然后采用停用词表将"的、地、得、了、如果"等无实际意义的虚词去掉，获得短语集合 $P(p_1, \cdots\cdots p_i, \cdots\cdots p_n)$，再将短语逐个与卫生健康领域专业词表 T 中的词条 $(t_1, \cdots\cdots t_i, \cdots\cdots t_n)$ 进行匹配，通常词条长度 $p_i > t_i$，取 t_i 作为文本特征词条。用向量空间模型 VSM 可以将 d 的特征向量表示为：$V(d) = (t_1, w_1(d), \cdots\cdots t_i, w_i(d), \cdots\cdots t_n, w_n(d))$，$w_i(d)$ 为 t_i 在 d 中的加权值，最简单的计算方法是 $w_i = f(t_i)/n(d)$，其中 $f(t_i)$ 表示词条 t_i 在 d 中出现的次数，$n(d)$ 表示用来代表 d 的特征的词条总数。

3. 文本自动摘要　文本的摘要是对文本内容的高度概括，使用户在不阅读全文的基础上就能对全文内容有总体的把握，但目前很多搜索引擎只是简单提取文本前面的句子作为摘要，效果并不好，采用好的算法来处理文本摘要，提高摘要质量，也是文本挖掘的重要任务之一。一般的自动文摘方法都是采取直接从原文获取字串来组成文摘，基本思路是：扫描全文，以标点符号为断句标识，得到文本的字串集合，对出现了特征词条的字串，参考特征词条的权重值，赋予该字串相应的权重值，另外调整一些特殊位置的字串的权重值，如对 <title> 后面的文本字串赋予最高的权重值，增加段首句、段尾句权重值，并且记录每个文本字串的起始位置。此时，文本字串是一个三元组 <context, weight, position>。最后根据权值大小挑选字串，按照字串在文中的本来顺序生成文字流畅且具备一定质量的自动摘要。

4. 文本聚类　文本聚类是指把文本集合按照相似性归成若干类别。与分类有所不同，聚类没有预先定义好主题类别标记，需要由聚类学习算法来自动确定。其目标是将文档集合分成若干个簇，要求同一簇内文档内容的相似度尽可能地大，而不同簇间的相似度尽可能地小。在公众健康信息需求挖掘中，利用文本聚类可以将分散的公众健康信息需求汇聚成若干个类别，实现对公众健康信息需求的凝练。常用的文本聚类方法如以 K-Means 为代表的基于划分的聚类方法、以 DBSCAN（density-based spatial clustering of applications with noise，具有噪声的基于密度的聚类方法）为代表的基于密度的聚类方法，以及层次聚类法。

在线健康社区、健康问答等领域，采用该方法实现对公众健康信息需求的挖掘。如在线健康社区，首先进行数据采集工作，获取在线健康社区特定疾病的相关信息；然后进行数据处理，包括分词、去停用词、特征提取等；接着进行基于 MapReduce 的 K-Means 聚类，对聚类结果进行分析与评估；最终输出特定疾病的需求类目和每个类目下前 5 个关键词与关键词标签云，以及需求分布特征和趋势特征。

（二）日志挖掘法

日志挖掘是从公众访问日志中，来挖掘公众的访问行为模式，获取公众健康信息需求的过程。当公众访问互联网资源的时候，会在各站点系统留下三种类型的日志文件：系统日志、错误日志、行为日志，这些日志记录了公众访问的站点以及通过互联网与站点、其他公众进行交互的信息。互联网中每个服务器都保留了来访公众的访问信息，具体包括公众的注册信息、访问时间、点击率信息、浏览记录等。通过对这些数据进行相应的处理，就可以从中发现公众健康信息的需求。日志挖掘法的具体操作步骤如下。

1. 数据预处理　数据预处理是日志挖掘过程中非常关键的一步，它是后续挖掘的前提和针对挖掘目标实施有效挖掘算法的基础。该阶段的主要任务是按照挖掘目的从初始日志文件中抽取出后续工作所需的数据。主要是将原始日志文件进行一些操作，使之转换成规范化结构化的事务型数据。数据预处理阶段主要包括数据清洗、用户识别、会话识别和路径补充等过程。数据预处理的结果的好坏会直接影响后续数据挖掘结果的准确度与可信度。合适的数据预处理能够提高数据的质量，进而提高后续数据挖掘的精度和准度。

2. 模式发现　模式发现又称为模式挖掘，其主要任务是根据挖掘的具体目的选择合适的挖掘算法来挖掘公众健康信息需求。根据挖掘目标的不同，采用的挖掘技术也会不一样，具体的技术有统计分析、关联规则挖掘、聚类和分类技术等。统计分析可用来对日志文件进行分析，比如对公众在健康信息内容页面上驻留时间、公众在站点上的访问行为规律等关联规则的挖掘，可以用来发现公众在各个健康信息平台站点各页面之间的访问关系；聚类可以用来发现具有相似健康信息需求的公众；分类可以将公众按照已有的健康信息需求特征来归类。

3. 模式分析　模式分析是日志挖掘的最后一个阶段，主要是对挖掘得到的模式和规则进行分析，发现公众健康信息需求的强弱，并提取健康信息需求关联规则。该阶段的主要任务是从模式挖掘阶段得到的健康信息需求的关注排序和关联规则中，根据需要来选取合适的模式和规则并加以利用。

日志挖掘法适用于拥有完善日志记录的健康知识库、搜索引擎等健康信息平台。如在搜索引擎的日志挖掘中，对搜索引擎7天的日志数据进行深度挖掘：首先针对健康信息相关查询对数据源进行过滤，然后针对用户查询行为（会话长度、查询串、词项）和点击行为（点击位置、点击内容）进行统计分析、关联分析和聚类分析，从而发现公众健康信息需求在主题关注、获取渠道等方面的规律。

三、不同类型公众健康信息需求挖掘

根据健康信息的用户类型，健康信息需求可以分为健康专业人员、病人和健康人群的健康信息需求三类。

（一）健康专业人员的健康信息需求

健康专业人员主要指健康相关行业工作者，包括医务工作人员（如医生、护士、药师等）、健康科学研究人员、医药代表等。健康专业人员具有健康信息提供者和健康信息使用者的双重身份，是健康信息最主要的使用人群。根据工作内容和工作性质的不同，健康专业人员对于健康信息的需求也多种多样，具体可分为以下方面。

1. 健康医学专业知识及信息需求　临床一线工作人员（医生、护士、药师等）的健康信息需求偏重于临床实用性，需要能够帮助即时解决实际问题的健康信息，多以临床症状、诊断用药、治疗方案等为主。临床一线工作人员的健康信息需求包括诊疗指南的更新、罕见疾病的鉴别诊断、急救措施处理及常见药物不良反应等。护理人员需要及时了解最新的护理指南、医疗器械的使用方法和技巧、对于不同危重程度病人的心理疏导及心理干预方法等信息。具有科研任务的医学专业人员需要了解更多科学研究的前沿进展等医学信息，如国内外新发表的研究论文、专业学术会议、信息检索及专业文献数据库使用技巧、实验试剂、耗材和实验设备使用方法和操作流程等。同时，由于医务工作人员具有晋升职称和学术交流的需要，其对于生物医学基础理论知识以及研究成果转化等方面的信息也不容忽视。

2. 公共卫生相关信息　健康专业人员群体在提供专业健康服务，解决病人健康问题的同时，还承担着疾病预防保健、健康监测等任务。因此，除专业医学知识信息需求外，健康专业人员还具有公共卫生相关信息需求。公共卫生信息主要包括：①疾病信息，如肺结核等传染病信息，突发公共卫生事件信息等；②重点人群，如儿童、妇女、老年人等人群的患病率等健康信息；③公共卫生服务供给方面的信息,包括居民健康档案,预防接种等各种公共卫生资源及服务等;④公共卫生政策信息,包括地方病、职业病防治政策信息、新生儿疾病筛查信息、优生健康政策、食品安全标准等信息;⑤公共卫生监测信息,如疾病发病率及高危人群,环境监测信息、出生缺陷监测信息等。

3. 健康保险及健康政策、标准等信息 由于健康服务是一种社会行为,具备一定的社会学属性。患者就诊时不仅希望得到一个医学上的标准答案,还需要专业人员帮助权衡哪种诊疗方式医保方面报销比例更大、治疗效果更好,医保目录内药品如何开具处方让患者效用大而花费小。健康专业人员作为健康服务的直接提供者,需要了解医疗保险信息以给患者答疑解惑,如医保类型、覆盖范围、保障待遇、报销流程等。健康政策是国民健康利益的体现,对于医疗卫生服务和公民的健康计划和行动具有重要指导作用。卫生标准是为实施国家卫生健康法律法规和政策,保护人体健康,在研究与实践的基础上对职责范围内涉及人体健康和医疗卫生服务等事项制定的各类技术规范。因此,健康专业人员群体需及时掌握国家健康政策动态及卫生标准,以提供高质量的健康服务。

4. 健康人才教育与健康知识普及信息 健康医学专业人员是一个需要不断获取新信息,并长期坚持继续教育的群体,同时承担向社会公众普及健康知识的任务,因此健康医学专业人员与一般公众相比,对健康人才教育与健康知识普及信息有更多的需求。健康人才教育与健康知识普及信息主要包括健康人才教育培训信息、健康知识普及信息两部分。其中健康人才教育培训信息可分为医学教育信息及健康职业技能培训信息(如心理咨询师、营养师等职业技能培训信息等)。健康知识普及信息主要包括新闻广播电视健康知识普及信息、互联网健康知识普及信息、出版物健康知识普及信息、学校健康知识普及信息、健康内容制作服务信息等。

(二)病人的健康信息需求

《中华人民共和国基本医疗卫生与健康促进法》第二章第三十二条规定,公民接受医疗卫生服务,对病情、诊疗方案、医疗风险、医疗费用等事项依法享有知情同意的权利。及时满足病人的健康信息需求,让病人充分了解疾病治疗过程,不仅是维护病人合法权益的象征,更是尊重病人人格尊严和生命权力的体现。病人及时了解自身健康情况及疾病相关信息,可有效减少恐惧和焦虑,促进其对疾病的理解,减少治疗中的副反应。同时对健康信息的了解能帮助病人提高参与诊治的能力,增强其自我护理意识,使病人感到自己对疾病有所作为,产生自我安全感、满足感及自我价值实现感,有助于增强病人的治疗信心,提高免疫力,提高病人的生存质量及心理健康水平。病人的健康信息需求主要包括:疾病就诊信息、治疗指导信息、治疗进展信息、医护支持信息、躯体适应信息、健康保险及医疗救助信息、健康政策信息、健康照护信息、社会心理信息等。

同时,不同病人由于自身所患疾病及心理特征、文化背景的不同,对健康信息的需求也各有不同。如乳腺疾病病人在早期治疗阶段就有较强烈的信息需求。由于乳房这一器官的特殊性,病人迫切想知道乳腺疾病是否会复发以及如何发现复发,特别是年轻未婚者对相关信息需求更多。肿瘤放疗病人为获得良好的生活质量和健康体质,最希望了解放疗的时间、方法、次数及放疗期间的饮食营养。年轻病人较老年病人更注重生殖健康方面的信息,有子女的家庭及受教育程度相对低的病人对疾病是否有遗传风险的信息十分关注。突发性疾病如过敏性休克、急性肠胃炎等具有起病急、进展快的特点,对病人是一种突发的应激事件,病人没有自我护理的经验,迫切需要有关心理调整和自我护理方面的信息。皮肤病病人更关心自身所患疾病是否有传染性,对个人日常生活的影响程度等。

(三)健康人群的健康信息需求

健康人群与病人的关注点不同,因此对于健康信息的需求也有所不同。健康人群不仅需要了解疾病预防保健信息,还会根据自身需要了解更多提升个人健康水平的相关信息,包括美容养生、健康饮食与食品安全、精神心理健康、体育锻炼与健康促进、生殖健康与两性信息、计划生育与优生优育信息、环境卫生、健康监测、健康政策等信息。

　　健康人群由于年龄、地区、性别、受教育程度等方面的差异，对于健康信息的需求有所不同。青少年群体的健康信息需求主要包括青春期常见疾病预防控制、传染病防治、养生保健、运动美容、精神心理健康及性卫生保健等信息。医学生不仅需要疾病防治、饮食健康、养生保健等信息，还有医学教育信息需求，如医学学习工具、医学考试信息及学习软件等。孕/产妇对于围产期知识、孕期注意事项、新生儿喂养和照护、产后康复与自我护理等信息具有较高需求。同时国家对于辅助生殖方面的持续投入与支持，也影响着女性群体对于辅助生殖相关信息的需求。老年人群的健康信息需求则多与慢性病防治及日常保健相关，主要包括躯体健康维持信息、医疗保健信息、精神心理健康信息、营养饮食及日常身体活动注意事项、食品安全与健康教育等信息需求。

（吴云红　桂晓苗）

思 考 题

1. 公众健康信息需求包括哪些内容？
2. 公众健康信息需求特征包括哪些内容？
3. 哪些因素会影响公众健康信息需求？
4. 简述公众健康信息需求分析步骤。
5. 公众健康信息需求挖掘有哪些方法？

第八章

公众健康信息素养

数字移动医疗技术在健康领域的广泛应用正在改变健康信息传播方式,面对日益复杂的信息传播环境,如何查找需要的健康信息,如何鉴别健康信息的质量,以及如何利用健康信息做出科学合理的健康决策,已经成为影响公众健康状况的一个重要因素。因此,提高公众健康信息素养水平,以便更好地理解、评价和应用健康信息,对于促进公众自我健康管理,改善个人健康状况,降低医疗费用,缓解医疗资源紧张等具有重要的意义。

本章在梳理公众健康信息素养相关概念的基础上,科学界定公众健康信息素养的内涵并阐述其重要意义;系统介绍公众健康信息素养的现状、影响因素、面临的障碍及发展趋势;详细阐明公众健康信息素养评价流程、评价工具和评价现状;重点介绍公众健康信息概念及其教育内容和实践。

第一节　公众健康信息素养概述

一、公众健康信息素养相关概念

(一)健康素养

健康素养(health literacy,HL)反映了个人在医疗服务的各个环节中,运用读、写、计算等基本技能完成与健康信息有关的任务,以维持或增进自身健康状况的能力。健康素养的概念是20世纪中叶,从人们对健康知识的实际应用能力出发而提出的。公众健康素养水平的高低主要体现在是否掌握了相关的健康常识或健康知识,一个掌握丰富健康知识的人被认为是健康素养较高的人。随着健康素养研究的不断深入和完善,对其概念的界定也不尽相同。有学者从医学和公共卫生的观点出发,认为健康素养是指人们获取、理解、评价和应用健康信息的知识、动机和能力,以便在日常生活中对保健、疾病预防和健康促进做出判断和决定,从而在生命过程中保持或提高生活质量。我国学者也给出了健康素养的定义:健康素养是指在卫生服务过程中,个人获取和理解基本健康信息和服务,并运用这些信息和服务做出正确决策,以维护和促进自身健康的能力。迄今为止,国际上最为广泛使用的定义是美国国家医学图书馆(National Library of Medicine,NLM)对健康素养的定义:"个人获得、理解和处理基本的健康信息或服务,并做出正确健康决策的能力"。

(二)信息素养

信息素养(information literacy,IL)一词最早起源于国外图书情报界。1974年美国信息产业协会主席保罗·泽考斯基(Paul Zurkowski)首次提出信息素养的概念:"利用大量的信息工具及主要信息源使问题得到解答的技能"。信息素养体现了人们利用信息工具和信息资源的能力,以及对信息进行选择、获取、识别、加工、处理、传递与创造的能力。信息素养教育的本质是对用户的信息查询、获取、评价和使用能力的培训。随着全球信息化快速发展和人们对信息创造的重新认识，2016 年美国大学与研究图书馆协会（Association of College & Research Libraries，ACRL）重新界定了信息素养的概念："信息素养是指个人对信息的反思性发现，对信息如何产生和评价的理解，以及利用信息创造新知识并合理参与学习团体的一组综合能力。"

（三）健康信息素养

健康信息素养（health information literacy，HIL）作为一个独立的概念，起源于图书情报学领域。2003 年，美国医学图书馆协会（Medical Library Association，MLA）成立了健康信息素养工作组，以协助该学会解决公众健康信息素养的教育与促进问题，并首次明确界定了健康信息素养的概念："健康信息素养是指人们能够认识到健康信息需求，识别可能的健康信息来源并运用它们检索相关信息，评估健康信息的质量及其在特定环境下的可用性，并具备分析、理解和使用信息做出合理健康相关决策的一系列能力。"自此，健康信息素养作为一个独立的概念被全世界的学者和政府广泛接受。

（四）三个概念之间的关系

健康素养、信息素养和健康信息素养三个概念之间是既相互联系又相互区别的关系。首先，"健康信息素养"是信息化社会快速发展背景下，医疗健康领域产生的新概念，它对公众利用健康信息做出合理的健康决策，提出了新的标准和要求，是信息化时代对"健康素养"和"信息素养"两个概念的融合和发展。其次，健康素养和健康信息素养都强调了公众应该具备的基本识读能力，明确健康信息需求的能力，以及对健康信息的理解能力。不过，健康信息素养则更强调人们发现健康信息的能力，获得健康信息的技巧和策略，强调的是搜索健康信息的过程，尤其是个人识别自身的健康信息需求和潜在健康信息来源，以及批判性地评估所获得的健康信息质量，这是对于健康信息有关的个人实践能力的聚焦和强化。最后，三者评价的侧重点不同。健康素养侧重于对健康知识的掌握情况，例如《中国公民健康素养 66 条》的相关要求；信息素养侧重于对信息工具和健康信息资源应用能力的普适性评价；而健康信息素养则侧重于对个人获取、评价、应用健康信息能力的评估。

二、公众健康信息素养内涵

目前，国际上对于公众健康信息素养的内涵尚无统一的认识，但一些针对健康素养和信息素养方面的研究为明晰公众健康信息素养的内涵提供了可供参考的依据。一般认为，"知识"和"技能"是健康信息素养内涵的两个基本方面。一个具有较高健康信息素养水平的人应该能够选择性地接受健康信息、健康促进相关产品和服务，这是衡量人们健康知识水平的重要指标。而个人对健康信息及其价值的感知、识别、获取、利用和创造性加工等方面的能力，则是衡量人们健康技能水平的重要指标。

因此，健康信息素养内涵不能被认为是信息素养在医疗卫生领域的简单体现，而应该综合考虑两个问题：一是健康信息素养内涵必须尽可能涵盖健康信息素养概念的要求；二是健康信息素养的内涵应该契合普通社会公众对健康知识的认知、理解和接受能力。从健康素养和信息素养两个层面来审视公众健康信息素养的内涵，其内涵应该包含：健康信息认知、健康信息获取、健康信息评价、健康信息应用和健康信息伦理五个维度（图 8-1）。

1. 健康信息认知　由于健康信息具有需求必然性，一旦用户认识到健康信息需求，必然会产生查找相关信息的意识，所以健康信息意识和健康信息需求是统一的，而健康信息需求应该成为健康信息素养内涵的最基本需求。健康信息认知是指个人能够认识到信息对健康的影响，确认自己对某一方面或几个方面健康信息的需求，并有能力识别、明确所需健康信息的种类和程度，这是健康信息素养构成的基础。基于信息需求层次理论模型，健康信息需求意识应该包括三个层次：认识状态、表

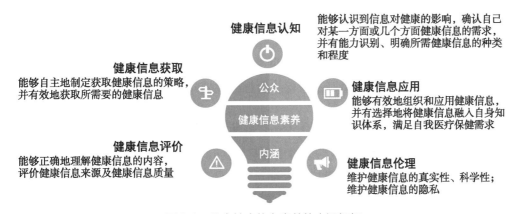

图 8-1　公众健康信息素养的内涵框架

达状态和客观状态。认识状态表现为个体对健康信息的主观认识和意识；表达状态表现为个体认识到自身对健康信息的需要，能够准确、完整地表达出对健康信息的需求意愿；客观状态表现为个体对健康信息的客观需求。

2. **健康信息获取**　健康信息获取能力是人们做出合理健康决策的重要基础。健康信息评价、应用和决策的开展都必须基于个人能够获取到合适的健康信息。因此，健康信息获取能力是健康信息素养的核心能力。健康信息获取是指个体能够自主地制定获取健康信息的策略，并有效地获取所需要的健康信息。要应用健康信息，首先必须能够找到需要的健康信息，公众获取健康信息的途径主要包括报纸、电视、广播、图书馆和医院专家等传统媒体，以及基于互联网的微信、微博和移动健康类应用程序等各类新媒体。相对于传统媒体，新媒体的应用呈现出点对点传播、双向互动和即时性等特点，为用户提供了更加便捷的健康信息获取途径。

3. **健康信息评价**　随着社会信息化程度的不断提高，健康信息的来源也越来越广泛，这就对公众的健康信息评价能力提出了更高要求。信息来源是否可靠，能否甄别健康信息真伪，能否利用信息解决个人的健康问题，直接关系到健康信息的应用价值。因此，公众对于健康信息质量的评价能力是其有效利用健康信息并做出健康决策的保障。健康信息评价是指个人能够正确地理解健康信息的内容，评价健康信息来源及健康信息质量。健康信息评价能力包含"理解"和"评估"两个层面。理解是评估的基础，只有正确理解健康信息，才谈得上评估信息的价值。而评估能力则是个人利用健康信息为己服务的重要一环，能够辨别健康信息的真伪、评估其质量和价值，才能遴选出最符合自身需要的健康信息。人们可以通过对信息的充分阅读和信息源权威性的评估来增强对健康信息的理解和评价能力。

4. **健康信息应用**　不同人群对健康信息的需求不同，对于所掌握的健康信息，能否做出合理、科学的健康决策，就要求公众具备一定的健康信息应用能力。健康信息应用是指个体能够有效地组织和应用健康信息，并有选择地将健康信息融入自身知识体系，满足自我医疗保健需求。健康信息应用能力在健康信息获取和健康信息评价能力的基础之上，是居民健康信息素养水平的最终表现。具有良好健康信息素养的人能够充分利用有价值的健康信息，并综合已掌握的知识和经验改善自身的健康状况。健康信息应用能力会受到性格、文化水平、社交能力、经济基础等诸多社会人口学因素的影响，在评估个人健康信息应用能力时，应该综合考虑这些因素带来的影响。

5. **健康信息伦理**　健康信息的科学性要求公众在传播健康信息时应该保证信息的准确性，并保护自己及他人的健康隐私。而由于健康信息的专业性，传统信息素养内涵中所要求的创造性信息加工能力，例如：信息重构、信息加工、信息创新等方面的能力，并不适合作为对普通公众健康信息伦理的要求。健康信息伦理是信息道德在健康素养中的一种特殊衍生，体现在以下两个方面：第一，维护健康信息的真实性、科学性。健康相关问题除了普遍的共性特征外，还可能与个人身心健康状况的差异有关。因此，在不确定健康信息真实性和可靠性的前提下，建议不要传播相关的健康信息，或者依据自己的经验和理解来对健康相关问题发表评论。第二，保护健康信息的隐私。从伦理层面考虑，保护健康隐私不仅要求公众需要注意保护自己的健康隐私，同时也要求公众应该尊重他人的健康隐私。

健康信息素养的五个内涵要求是相互依存的。健康信息需求描述了个人对于健康信息价值和需求的认知，并在这种认知的驱动下开展获取健康信息的活动；在健康信息获取过程中，健康信息评价能力直接影响个人获取健康信息的质量以及后期对健康信息的应用能力；健康信息应用则是建立在个人健康信息需求、获取、评价基础之上的更高层次能力，是应用健康信息改善自身健康状况，体现了健康信息素养水平的落脚点；而健康信息伦理则要求个人不仅要具备健康信息的获取、评价、应用技能，还应该符合道德伦理层次的要求。同时，健康信息素养的五个内涵要求又是相互独立的，每个内涵考察了公众在应用健康信息做出正确选择和合理决策时应该具备的能力和要求，这种能力和要求是相互独立和不可替代的。

三、公众健康信息素养的意义

人们在面对健康信息时所表现出来的健康信息素养水平会直接或间接影响其健康状况。个人的健康信息素养水平越高，就越会关注自身的健康状况。因此，公众健康信息素养与公众健康促进之间是相互促进、相辅相成的关系。

（一）健康信息素养有助于推动公众健康促进工作的顺利实施

健康是促进人的全面发展的必然要求。在信息技术快速发展的时代背景下，针对公众开展健康信息素养教育已经成为新时期我国健康促进工作的一项重要内容。健康信息素养水平的提升对公众健康促进工作的支持作用表现在以下三个方面：第一，公众健康信息素养水平的提升可以有效促进"健康中国"国家战略的实施。随着"健康中国"国家战略的全面推进，国家把人民的健康摆在优先发展的位置。近年来，我国相继出台了《"健康中国 2030"规划纲要》《"十四五"国民健康规划》《健康中国行动（2019—2030 年）》等多项国家政策，进一步贯彻落实了"将健康融入所有政策"这一理念，在一定程度上推动了各级政府部门将"健康意识"全面融入到公共政策制定中，而提高公众的健康信息素养对于公众充分理解这些政策的价值，并遵从相关政策要求参与到各项健康教育与健康促进的实践活动中具有积极的促进作用。第二，公众健康信息素养水平的提升可以有效促进全民健康信息平台的建设。"健康中国"战略的实施有效促进了互联网、大数据、人工智能、区块链、5G 等新兴信息技术与医疗健康行业的不断融合与发展，为深入推进国家区域健康信息平台建设奠定了基础。而公众健康信息素养的提升则有助于加强医疗机构、病人、卫生管理人员对各种健康信息平台的应用，并进一步推进相关平台的建设。第三，公众健康信息素养的提升有助于强化数字健康技术的应用效果。数字健康技术的发展催生出一大批优质并且专业的在线健康信息门户网站。提升公众的健康信息素养水平有助于更好地发挥这些在线健康信息资源的价值，满足公众对获得高质量健康信息的需求。而上述健康相关政策的制定、健康信息平台和健康门户网站的建设与发展，也为我国健康信息素养的教育工作营造了良好的支持环境。

（二）健康信息素养有助于提升公众应对公共卫生事件的能力

公共卫生事件一般是指突然发生、造成或者可能造成严重损害社会公众健康的重大传染病疫情、群体性不明原因疾病、重大食物和职业中毒以及其他严重影响公众健康的事件。最近二十年来，全球范围内爆发了数次大规模的疾病流行与传播事件，例如：严重急性呼吸综合征（2002—2003 年）、甲型 H1N1 流感（2009—2010 年）、西非埃博拉病毒（2014 年）等。这些重大的公共卫生事件往往会突然发生并迅速蔓延，同时在社会上伴随着各种谣言和虚假信息。这就要求公众必须迅速对各类疾病的相关信息做出响应，并掌握其中有价值的信息。而实现这一要求的前提条件是公众必须具备获取健康信息、评价信息质量的能力，并能够理解、利用这些信息进行自我健康管理。因此，公众应该学会如何从权威、可靠的渠道获取健康信息，善于甄别健康信息的真假，能够利用健康信息应对健康问题，并遵守信息伦理，做到不造谣、不信谣、不传谣，努力提升自身健康信息素养，从而提高全社会有效应对突发公共卫生事件的能力，尽量降低突发公共卫生事件造成的不良影响。

（三）健康信息素养有助于加强慢性病病人的自我健康管理

我国居民慢性病死亡人数占总死亡人数的比例超过 86%，造成的疾病负担超过疾病总负担的70%，慢性病已成为影响我国社会经济发展的重要公共卫生问题之一。慢性病往往起病隐匿，病程长，病情迁延不愈，有的长达十几年甚至数十年。在长期的患病过程中，慢性病病人对于健康知识的获取往往表现出更加迫切的需求。较低的健康信息应用能力与高住院率、高急症率、不合理用药和较高的卫生服务利用情况之间高度相关。慢性病病人较低的获取、评价及应用健康信息的能力，正在影响慢性病的治疗和康复效果，同时降低病人的生命质量。慢性病病人的健康信息素养水平直接影响他们对疾病易感性和严重性的认识，进而影响他们的健康相关行为。因此，提升慢性病病人的健康信息素养水平有助于增加他们的健康知识储备，从而促进慢性病病人做出有益健康的行为，加强他们的自我健康管理能力。

（四）健康信息素养有助于促进健康公平

健康公平性（equity in health）可以描述为每个社会成员，不论其收入、社会地位、种族、年龄、性别存在何种差异，均有同等的机会在卫生筹资、服务利用、健康结果等方面达到最佳状况。随着我国经济水平的快速发展和人民物质生活的改善，人们对健康、医疗、保健等的需求也不断提高。伴随着互联网技术的快速发展，基于互联网的新媒体应用，例如微博、微信等各类应用软件，已经成为我国城乡居民获取健康知识的重要途径。当他们健康状况出现问题时，第一时间的求助对象也已经开始从医务人员、医院转移到基于互联网的新媒体应用终端。公众健康信息素养水平的提升，一方面可以弥补由于地域、经济、文化差异造成的公众健康信息资源利用不平衡等问题；另一方面，公众在获取高质量的医疗健康信息之后，也使得其自身的健康素养得到提升，疾病风险意识得到增强，并进一步促进了医患交流，减少了医患纠纷，同时也能增强其健康管理的主动性，进而促进全民健康水平的整体提升。

第二节　公众健康信息素养现状及发展

一、公众健康信息素养现状

（一）一般人群的健康信息素养现状

提高城乡居民的健康素养，是建设健康中国的重要内容。2008 年，卫生部以《中国公民健康素养——基本知识与技能（试行）》为依据，开始对全国 15～69 岁的常住人口进行健康素养监测。2012年，首次将健康信息素养的评估纳入国民健康素养调查中。我国居民健康信息素养水平从 2012 年的18.16% 逐步提升到 2020 年的 35.93%，呈现出稳步增长的态势。

就总体情况而言，虽然近年来公众健康信息素养水平提升显著，但是公众的健康信息素养水平呈现出较明显的社会人口学差异。农村、青少年、老年人和受教育程度低的人群的健康信息素养水平较低，这反映出社会经济因素对公众健康信息素养水平存在显著影响。

（二）重点人群的健康信息素养现状

相对于公众健康信息素养的总体水平而言，对重点人群的健康信息素养水平开展研究具有更加重要的意义。这里的重点人群主要是指在健康信息获取方面的弱势群体，包括学生、慢性病病人、老年人和农村社区居民。

1. 学生健康信息素养现状   相对于其他社会群体，学生群体的健康信息素养水平处于较好的水平，主要受到以下几个方面因素的影响：第一，学校教育。学校可以通过开设相关健康教育的课程来提高青少年的健康信息素养，但如果学校提供的有关课程较少，学生则会通过其他途径如互联网等查询健康信息。而这些信息的来源及质量是否可靠，在一定程度上影响了青少年对健康信息的有效利用。第二，家庭环境。学生父母的文化程度、职业因素、社会经济水平以及不良的健康行为，都会影响青少年对于健康信息的认知、态度和行为，进而对学生的健康信息素养水平产生影响。第三，互联网发展。随着信息技术的不断发展，青少年作为互联网的主要用户，互联网已经成为其获取健康知识的重要途径。但是互联网在给信息传播带来便利的同时也产生了诸多问题，尤其是网络中的不良健康信息和虚假健康信息，对学生身心健康的影响不容忽视。

2. 慢性病病人健康信息素养现状   健康信息素养水平低下的情况在慢性病病人中比较常见。糖尿病、高血压、哮喘和患有其他慢性疾病病人的健康信息素养问题，近年来正在成为公众健康教育与健康促进工作的重点。病人的患病年限是影响其健康信息素养水平的重要因素。对于早期得到诊断的慢性病病人而言，他们对自身疾病的关注度比较高，愿意主动查询与疾病相关的健康信息并积极与医护人员进行沟通交流，以便能够了解自身的健康状况以及治疗、护理方案。但是随着慢性病病人年龄的增长以及患病时间的延长，其认知能力以及学习能力逐渐减弱，部分病人更倾向于维持现状并且对健康信息的需求热情有所降低。

慢性病病人在健康信息获取、评价、应用等方面能力的高低是影响慢性病治疗和康复效果，以及病人生命质量的重要因素。因此，提高慢性病病人的健康信息素养水平对于降低其健康危险因素暴露水平，减少过早死亡或致残对病人带来的危害，以及降低社会医疗总负担都具有重要意义。

3. 老年人健康信息素养现状   老年人的健康状况不同，他们对健康信息的关注度，查询健康信息的能力，阅读、理解健康信息的能力，所获得的社会支持程度及其心理状态也不同。这些因素都会影响他们有效获取健康信息的能力，从而体现出健康信息素养的差异。此外，老年人的健康信息素养还与其自身的健康状况密切相关。健康状况不佳的老年人往往比健康老年人更迫切地希望获得其所需要的健康信息。而普遍较低的健康信息素养水平往往让他们认为与健康相关的信息是混乱且矛盾的，从而进一步加剧了他们获取健康信息的困难。

4. 农村社区居民健康信息素养现状   农村社区居民是健康信息获取的弱势群体。普遍较低的受教育程度和较低的经济收入水平使他们在健康信息需求、健康信息查询途径和健康信息应用能力等方面与城市居民存在显著差距。现阶段我国农村社区居民健康信息素养具有以下特征。

（1）健康信息需求意识淡薄：相对于城市社区居民而言，农村社区居民对疾病预防知识、养生保健等信息的关注度普遍不高，不良的就医观念也削弱了他们主动接受健康信息服务的意愿。在遇到健康问题时，他们主动获取健康信息的意识较低，期望通过自我调理来维持健康，只有在病情加重的情况下才会想到去获取健康信息，这可能贻误最佳的健康干预和疾病治疗时机。

（2）健康信息查询能力薄弱：农村社区居民健康信息获取渠道主要包括家人、朋友、广播电视以及基层医疗服务机构。人际渠道仍是农村社区居民获取健康信息的主要选择。而相对较低的受教育程度让他们很难通过各类新兴的信息技术和新媒体来获取高质量的健康信息。近年来，基于网络的移动终端应用在农村社区居民中广泛普及，但是主要的应用场景仍然局限于社交领域，大部分居民仍然不知道从哪里查询健康信息，也不清楚如何判断健康信息的质量。对农村居民而言，有效获取高质量的健康信息仍然面临巨大挑战。

（3）健康信息应用能力较低：由于健康信息的专业化程度较高，农村社区居民应用健康信息改善自我健康状况的能力普遍较弱。他们往往在得到相关的健康信息之后也很难基于获得的信息做出合理的健康决策。此外，虚假的健康信息、不良的医疗保健广告可能误导他们的健康决策。而诸如在线问诊类软件和健康管理类软件等移动健康技术，在农村社区居民中仍然没有得到普及使用。

二、公众健康信息素养的影响因素

公众健康信息素养的影响因素是多维的、复杂的和动态的。一般认为，影响公众健康信息素养水平的因素来源于以下五个方面：人口学因素、社会经济因素、健康状况、健康信息查询动机和健康信息来源。

（一）人口学因素

1. 年龄 年龄是影响公众健康信息素养水平的重要因素之一。根据现有的横断面调查结果，随着年龄的不断增长，公众的健康信息素养水平呈现先上升后下降的趋势。青少年人群由于年龄较小，个人的健康知识体系尚未有效建立，较低的健康信息需求意识和薄弱的健康信息认知能力导致其健康信息素养水平普遍偏低。中青年人群对新事物有较好的接受能力，他们可以通过互联网等新兴媒体获取更多有价值的健康信息。对于健康信息质量往往也能给出客观的评价，也更愿意利用获得的健康信息做出合理的健康决策。老年人由于年龄的不断增长，他们阅读、理解、评价健康信息的能力逐渐下降，对新技术、新方法的应用能力和应用热情也逐渐降低，遇到健康问题更多地希望通过人际渠道获得帮助。相对单一的健康信息获取渠道，薄弱的健康信息行为能力让老年人难以借助数字健康技术改善自我健康状况。老年人与基于网络的新兴媒体之间的数字鸿沟已经成为导致他们健康信息素养难以有效提高的重要障碍。

2. 受教育程度 受教育程度是影响公众健康信息素养水平的另一个重要因素。受教育程度较高的人获取有价值健康信息的可能性普遍高于那些受教育程度低的人，他们也往往更有意愿基于获取的健康信息来改善自己的健康状况。越来越多的证据表明，人们需要更高的阅读水平和理解能力作为一种手段以支持获取和应用各类媒体中的健康信息，对病人而言更是如此。接受良好的教育有助于提高公众的健康知识储备和获取健康信息的信心，促使他们有意愿、有能力去寻求、理解、掌握和使用所获得的健康相关信息。

3. 其他人口学因素 除了上述提及的两个方面的因素外，其他一些人口学因素也对公众健康信息素养水平具有潜在的影响：①性别差异。有研究表明，在中国家庭中，由于女性承担的家庭角色与男性不同，女性往往更加关注家人的健康问题，更愿意主动通过各种途径获取健康相关信息，因此，女性健康信息素养水平普遍高于男性。②地区差异。我国东西部地区经济与社会发展存在差异，一些西部地区交通设施不完善，医疗卫生资源配置不均，以及健康信息资源较东部和中部地区缺乏，都可能导致不同地区人民群众对于健康信息价值的认知、获取意愿和应用能力等方面存在差异。③民族差异。我国少数民族多处于西部地区，在居住地域、语言文化、社会习俗等方面与汉族存在较大区别。在部分少数民族聚居地区，少数民族群体获取和传播健康信息的渠道主要还是人际交流。

（二）社会经济因素

社会经济水平的不平等也是影响健康信息素养水平的主要因素之一，经济压力的增加会导致健康信息素养水平的下降。大量研究表明个人收入的增加与健康信息素养水平呈正相关。随着收入的增加和基本生活需求的满足，公众愿意更多地关注自身健康状况，主动获取健康信息和医疗保健服务。因此，经济相对发达地区的居民往往有更多的机会、资源和意愿，来获取健康信息。

（三）健康状况

健康状况也是影响公众健康信息素养水平的重要因素之一。一般来说，健康状况不佳的人比其他人更需要与健康有关的信息，为了获得健康保健方法或疾病治疗经验，健康状况不佳的人群的健康信息查询频率也会增加。因此，与健康状况较好的人群相比，患有一种或一种疾病以上的人群更善于查询和利用健康信息。但也有研究表明，健康状况不佳的人群，如患有糖尿病、高血压、哮喘等慢性疾病的病人的健康信息素养水平并不高。这可能是由于慢性疾病是一种长期存在的疾病，病人的患病年限越长，对病症危害的感知性越钝化，对于健康信息的需求也逐渐下降。

（四）健康信息查询动机

对健康信息更感兴趣和积极获取健康信息的人具有较高的健康信息素养水平。拥有高水平健康信息素养的公众不仅能够认识到健康信息的价值，而且具有较强的健康信息查询意愿，也倾向于通过自己的努力去查询健康信息。同时，由于具备了足够的健康信息素养，他们能够熟练使用各种渠道查找健康信息，并能够对这些信息进行有效的评估和辨别，从而满足自己的健康需求。

（五）健康信息来源

健康信息的来源也与公众健康信息素养水平密切相关。公众获取健康信息的渠道主要包括传统媒介、互联网以及社交网络三种途径。不同的健康信息获得渠道可以带来不同类型、不同风格和不同方式的健康信息。因此，公众对不同传播媒介的应用能力决定了他们的健康信息查询能力，并在一定程度上影响他们的健康信息素养水平。

由于互联网具有私密性、便利性和高效性等优势，其被作为有效获取健康信息渠道的趋势正在不断上升。拥有丰富的计算机应用经验和更多的在线健康信息搜索经验，有助于帮助公众获得更加丰富、更有价值的健康信息。但互联网本身以及基于互联网发展起来的新媒体，对于公众的认读能力、理解能力等文化素养水平提出了一定的要求。一些低文化素养的居民在使用互联网获取健康信息的过程中必然会存在障碍，这在一定程度上阻碍了他们健康信息素养水平的提高。

三、公众健康信息素养面临的障碍

（一）数字鸿沟

随着移动互联网、5G、人工智能、大数据等技术的迅猛发展和广泛应用，传统的健康信息获取渠道，如报纸、广播、电视已经不能满足公众获取健康信息的需求，互联网逐渐成为公众获取健康信息的新兴渠道。但互联网的发展为人们的社会生活带来了巨大便利的同时，也造成了巨大的"数字鸿沟"。原因主要包括三个方面：第一，公众在获取信息通信技术方面的差异，即在信息技术工具的使用率或在互联网的覆盖率上存在差距；第二，公众在信息通信技术使用模式上的差异，例如对手机应用，仅限于接打电话和用于移动信息查询是两种完全不同的使用模式；第三，由使用互联网而带来的应用结果差异，即不同的人对于网络信息的理解应用能力是不一致的，这种不一致性必然导致信息应用结果的差异。

健康领域的"数字鸿沟"是指病人在健康信息获取机会、评价能力以及利用效率等方面存在的不公平性问题，这种不公平性问题会增大健康信息富有者与健康信息贫乏者在利用健康信息服务能力方面的差距，即信息富有者能够利用网络获取丰富的健康信息资源与服务，参与日常的健康管理，维护自己、家人或朋友的健康权益；而健康信息贫乏者在医疗活动及日常健康生活中依然是"弱势群体"，由于缺乏获取必要的网络健康信息与服务的机会，而不能更好地维护自身、家人以及朋友的健康权益。健康领域的"数字鸿沟"问题已逐渐演变成为一个社会问题，应该受到政府决策部门以及相关组织和机构的重视。

（二）健康信息质量参差不齐

随着"互联网＋医疗健康"的推进，互联网日益成为重要的健康信息来源。在我国卫生资源分布相对不均匀的大环境下，传统的健康信息方式（包括健康科普讲座、健康教育宣传单等）很难覆盖所有的人群。因此，公众自发地上网查询健康信息成为必然。

目前我国传播医疗健康信息的渠道主要包括两大类：一是医疗系统等非营利性质组织的网站，主要包括官方的健康网站、专业的医疗网站。二是商业机构建立的健康信息网站。医疗卫生系统一般有严格的信息审核程序，在一定程度上保证了健康信息的真实性、科学性，起到更好的信息质量把关作用。而商业类健康网站无论是信息选择还是排版都将公众需求放在第一位，网站信息量大，内容丰富、更新速度快。但与医疗机构的网站相比，商业类健康网站的信息质量相对较低。这是由于网站对信息质量的监控不严格，过度重视信息的商业价值，忽视信息本身的质量问题。商业网站为了吸引公众关注，比较重视健康信息的时效性，将用户关注度、网站流量与广告收入等密切结合起来，增加网站的商业价值。部分网站存在信息来源不明、结论无科学依据、文题不符、虚假宣传等问题。由于缺少专业网站编辑进行质量把关和筛选，错误的健康信息未得到及时纠正，难以保证健康信息的完整性和科学性，导致错误信息扩散并误导更多的用户。此外，部分商业网站假借健康教育之名，进行医药商品的销售，夸大保健品的治疗作用，刻意将疾病的预防治疗与特定药品联系起来。有的网站甚至将公益健康宣传和医药保健品广告挂钩，导致健康信息成为医疗广告宣传的手段。这导致商业类健康网站在信息内容和传播方面缺乏严谨、客观、科学的质量控制，造成商业网站中的健康信息可信度较低等问题。

（三）健康信息的认知不足

公众能够主动获取健康信息的意识不强，主要体现在不仅不能清晰地描述自己的健康信息需求，而且在发生健康问题时主动获取健康信息的意识也并不高。这表明大多数人还未认识到健康信息的价值，缺乏主动查找健康信息的意愿，也不能很好地清楚描述自己所需的健康信息。在健康信息需求方面，公众获取健康信息的主要目的仍然停留在对出现症状的疾病进行诊断和治疗，而非主动通过了解健康信息来预防疾病和改善健康状况。其主要原因一方面是部分居民没有认识到健康信息的价值，在健康状况良好的情况下很少主动获取健康信息；另一方面是居民的健康信息需求不强烈，也不能很好地表达自己的健康信息需求。

（四）健康信息行为能力弱

健康信息行为能力主要是指个人所具备的查询和应用健康信息的技术性能力，反映了一个人有多大可能通过个人努力满足自己对于健康信息的需求。年轻人以及受教育程度较高的人往往具备较高的健康信息行为能力。但是对于大多数社会公众来说，他们对于专业医疗网站的了解较少，甚至不知道专业医疗网站的存在，多数人查询到的健康信息仅来源于百科知识、个人经验，也没有明确的参考书目。老年人则由于年龄的限制缺乏利用网络查询健康信息的能力，传统渠道（如家人或朋友、报纸、期刊等）依然是其获取健康信息的主要来源，而该群体对于新媒体的利用率明显偏低，这些现象均表明，健康信息行为能力弱是公众健康信息素养促进的重要障碍。

四、公众健康信息素养的发展趋势

（一）公众健康信息素养的内涵越来越丰富

健康信息素养水平的高低本质上体现了公众有效利用健康信息的能力。而为了有效利用健康信息，除了需要在健康信息认知、获取、评价、应用和伦理层面对公众的信息行为提出基本要求外，还要求人们必须能够与时俱进，不断更新自己的知识体系，提高自己的信息技能。这种与时俱进不再是单纯地要求公众能够理解、获取和应用与健康相关的信息，而是要求公众能够通过学习熟练掌握各类数字健康技术的使用方法。例如：利用体脂秤管理体重，利用智能手环监测健康状况，利用各类健康管理app进行自主健康管理和利用在线诊疗服务改善健康状况等。这种由"关注信息"向"关注技能"的转变，促使公众健康信息素养的内涵越来越丰富，将"健康信息素养"这一理念融入公众的日常生活。

（二）公众健康信息素养是未来公众健康教育与健康促进的重要方面

随着全社会对健康信息价值认知的深入，公众健康信息素养的教育工作已经成为未来提升我国公众健康素养水平的重要发展趋势。从教育内容上来看，提升公众的健康信息素养水平，不仅是为了有效传播健康知识，也是为了能够让公众掌握获取健康知识的途径和方法，这与传统的健康知识教育有本质区别。从教育途径来看，公众健康信息素养教育除了要利用好传统的纸质媒体、电视、广播、海报展板等健康教育途径以外，还应该充分发挥新媒体在信息传播领域的重要作用，通过政府、医院、社区、图书馆的官方新媒体平台，以动画、短文、视频等公众喜闻乐见的信息传播途径开展公众健康信息素养教育。从教育主体上来看，应该充分发挥政府、医院、学校、图书馆和社区卫生服务站等各级、各类机构的作用，将公众健康信息素养教育工作融入全民健康教育体系中，通过多机构、多部门、多主体的协同合作，共同提高公众健康信息素养水平。

（三）公众健康信息素养是未来公共健康问题研究的重要内容

公众健康信息素养是在信息技术快速发展背景下公众科学素养的新体现。虽然一些科研机构从横断面调查的角度开展了一些公众健康信息素养理论和评价方面的调查研究，但是由于公众健康信息素养问题内涵丰富、影响因素繁多，现有的研究仍然是不足的。未来公众健康信息素养的研究趋势主要体现在两个方面：第一，从用户的角度来看，需要针对社会特定人群（例如：学生、老年人、农民、医生等），重点人群（例如：慢性病病人、危重病人、罕见病病人等）和特殊人群（例如：同性恋者、吸毒者、自杀未遂者等），在深入剖析健康信息素养内涵的基础上开展横断面调查，分析和解决公众在有效获取健康信息、合理评价和利用健康信息等问题上面临的障碍。第二，从信息环境的角度来看，开展健康信息环境质量的监督和控制，也是未来公众健康信息素养研究的一个重要方向。这里的健康信息环境包括涉及健康信息的各类网站、微博、微信公众号和各类新媒体平台。

第三节　公众健康信息素养评价

一、公众健康信息素养评价流程

评价是开展公众健康信息素养教育和促进的前提，专业人员通过对健康信息素养进行全面而准确的评价，有助于发现公众在健康信息素养方面存在的不足之处，从而提出合理的改进方案。公众健康信息素养评价流程包括评价指标体系设计、调查问卷编制、信度/效度评估和正式调查四个部分。

（一）评价指标体系设计

评价指标体系的设计一般应该基于具有较强公信力的理论框架来展开。理论框架是指对某个研究问题所设定内涵范围和隶属层级的具体界定。在该内涵范围内可以包含多个子理论框架，称为维度或一级指标。在子理论框架下还可以包含更多的下一级框架，称为二级指标、三级指标……。如果某个指标下没有更详细的划分，我们称这样的指标为观测指标。理论框架的选择可以是基于已公开发表的具有较高学术价值的科研论文，也可以是基于研究者前期开展的定性调查结论的总结性概括。在确定好理论框架之后，就可以基于该框架的观测指标设计评价方案。

一般来讲，理论框架下所有的观测指标权重应该相等。但是在具体研究中，如果某项观测指标相对于其他指标来说更加重要，就要考虑指标权重的设计了。常用的指标权重评价方法包括层次分析法和基于结构方程模型的路径系数法。层次分析法是依据专家对不同指标重要性的两两比较来计算所有指标的权重系数,其优点是开展一轮专家函询即可获得指标权重,缺点是所有指标权重都是根据专家的主观判断计算得到的,主观性较强。基于结构方程模型的路径系数法是通过计算每个观测指标路径系数占全部路径系数之和的比例获得指标权重,其优点是具有较强的客观性,缺点是需要开展前期的横断面调查,并且可能面临结构方程模型拟合较差的情况。在研究实践中,可以根据具体情况和要求选择使用。

在公众健康信息素养的评测实践中,理论框架的选择根据具体的研究对象而有所不同。对于普适性的公众健康信息素养评价工作,可以从公众健康信息素养的内涵框架(健康信息认知、健康信息获取、健康信息评价、健康信息应用和健康信息伦理五个方面)来设计健康信息素养的评价指标。而对于特定人群的健康信息素养评价则可以结合特定的需求来设计健康信息素养的评价体系。例如,针对慢性病病人的健康信息素养评价,就可以从受访者掌握健康知识的情况,获取慢性病相关信息的能力和应用这些信息改善健康状况的能力等方面来开展评价工作。

（二）调查问卷编制

设计好的评价指标体系往往是比较抽象和概念化的,不能直接用于调查,而必须通过设计具体的问题,来使之易于付诸调研实践,编制调查问卷就是为了实现这一目标。问卷条目的评分机制可以采用 Likert 五级评分法,也可以根据具体的情况自定义。调查问卷条目的编制需要充分考虑数据采集的需要,但是也不是数量越多越好。一份过长的调查问卷会让受访者感到倦怠从而降低配合度,数据采集质量也得不到保障。一份调查问卷的完成时间一般控制在 10min 左右,对于健康信息素养的评价来说,如果涉及实践操作能力的测试,调查时间可以适当延长,但不建议超过 30min,并注意受访者的配合情况。

早期的健康信息素养评价研究多采用受访者自评的方式开展。但这种方法的问题在于主观性较强,对样本量的需要也提出较高的要求。针对公众健康信息素养评价的实际情况,未来的健康信息素养评价工作应该从实践能力评价的角度出发,通过设计操作性条目,重点对受访者的健康信息技能进行评价,从而得到更加客观、准确的健康信息素养评价结果。

（三）信度/效度评估

对问卷进行信度和效度评价是做好公众健康信息素养评价工作的前提和保障。信度(reliability)是指测量结果的可靠性、一致性和稳定性,即检测结果反映了被测对象的稳定的、一贯的特性。信度的评价指标有很多,一个最常用的指标是克朗巴赫 α 系数(Cronbach's α coefficient)。克朗巴赫 α 系数是评价问卷内部一致性的一个参数,用于评测问卷的所有条目测量的是不是同一个概念,也就是评价这些条目之间的内在一致性如何。当该系数大于 0.7 时,表明问卷内部一致性评价结果是较好的。另一个比较常用的信度评价指标是重测信度(test-retest reliability),该指标反映了某项测试跨越时间的稳定性和一致性,即应用同一问卷对同一组人在不同时间测试两次,然后计算两次测量得分的相关系数。相关系数越大则该问卷的测量稳定性越好。其他的信度测量指标还包括折半信度、复本信度等。信度的计算通常是基于横断面调查得到的,是定量分析的结果。

效度(validity)是指某个调查工具能准确测量出所需测量事物的真实性和有效性程度,反映了测量结果能否反映所想要考察内容的程度。测量结果与要考察内容的一致性越高,则效度越高;反之,则效度越低。在公众健康信息素养的评价研究中,常用的效度评价指标包括内容效度、结构效度、校标效度三种。内容效度(content validity)是指测量工具对欲测量内容或行为范围取样的适当程度,即测量内容是否符合预设的测量目标。内容效度通常采用德尔菲法,根据专家咨询的结果计算而来。结构效度(structure validity)是指测量工具实际测到所要测量的理论结构和特质的程度。结构效度通常采用探索性因子分析法或验证性因子分析法,基于横断面调查数据计算得到。校标效度(criterion validity）是指测量工具的测量分数与效标分数之间的相关程度,反映某种测验方法在某种情境下行为表现的有效性程度。

在公众健康信息素养评价工作中,信度和效度常被用于评价健康信息素养测量问卷的可信度和有效性,是开发公众健康信息素养评价工具所必须开展的一项重要工作。同时,信度和效度评价结果也为公众健康信息素养评价工具的修订和调整提供了理论支撑和决策依据。

（四）正式调查

在确定了评价指标体系,编制了调查问卷并对问卷开展信度和效度分析之后,就可以开展公众健康信息素养的正式调查了。正式调查的实施一般包括如下四个步骤:第一,确定调研对象,依据调查研究的目的制定明确的调研样本纳入标准和排除标准;第二,确定抽样方案,依据研究设计和经费预算来确定是采用概率抽样、非概率抽样还是两者兼有,以及如果采用多阶段抽样,每一阶段如何抽取样本等;第三,培训调查员,做好质量控制,确保调研过程的一致性和数据的可比性;第四,分析调研数据,依据回收数据的分布情况,选择合适的描述性指标和适用的统计学方法开展数据分析工作。

二、公众健康信息素养评价工具

（一）国外健康信息素养评价工具

国外的健康信息素养评价工具主要分为功能性健康信息素养评价工具、交互性健康信息素养评价工具和批判性健康信息素养评价工具三类。

1. 功能性健康信息素养评价工具   对于功能性健康信息素养的评价主要是通过对被评估者完成相关测试任务来评价他们的健康信息素养水平。医学术语简易测评量表（simple measure of gobbledygook,SMOG）就是一个典型的功能性健康信息素养评价工具。该工具主要是通过计算医学术语单词中所含音节的平均数量、句子中所含单词的平均数量及文章中所含句子的平均数量等指标,对文章的可读性进行评分,SMOG 的分值范围是 0～100 分,得分在 30 分及以下被认为阅读起来"非常困难",得分在 90 分及以上被认为阅读起来"非常容易"。

此外,其他的一些健康素养评估工具也被广泛应用于公众健康信息素养水平的评估。例如:成人医学素养快速评估表（rapid estimate of adult literacy in medicine,REALM）和成人功能健康素养测试（test of functional health literacy in adults,TOFHLA）。REALM 量表主要用于测试个人对医学术语的阅读、写作能力及医学文化知识水平;TOFHLA 共 67 个条目,包括 17 个数字计算题和 50 个完形填空题,主要用于测试个人对健康相关文章的阅读理解能力和数字计算能力。有学者根据 TOFHLA制定了一个简版成人健康信息素养测评工具（short-TOFHLA,STOFHLA）,由 16 个健康素养筛选问题组成,采用 Likert 量表的形式进行评价。

2. 交互性健康信息素养评价工具   典型的交互性健康信息素养评价工具主要包括:研究准备自我测评工具（research readiness self-assessment tool,RRSA）、日常健康信息素养筛查量表（everyday health information literacy screening tool-10items,EHIL-10）及日常健康信息素养自评问卷（everyday health information literacy questionnaires,EHILQ）等。其中,RRSA 以《高等教育信息素养能力标准》为基础,构建了衡量大学生在网络上的信息寻求技能,评价获得健康相关信息的能力;教授在校大学生获取图书馆最新资源的技能,同时为他们撰写高质量的论文做准备。EHIL-10 是基于美国医学图书馆协会（MLA）定义的健康信息素养概念构建的,该量表由 10 个条目组成,信度和效度较好,已经被编译成多国语言在全世界广泛使用。EHILQ 主要用于测评老年人的健康信息素养,由 8 个条目组成,可以探究人口统计学因素、兴趣、寻求行为、自评健康状况与健康信息素养的不同维度（包括需求、寻求和使用健康相关信息）之间可能存在的关系。

3. 批判性健康信息素养评价工具   交流和批判性量表（communicative and critical scale,CACS）

是典型的批判性健康信息素养评价工具之一。该量表是根据世界卫生组织对交流和批判性健康信息素养的定义编制的,用于评价受访者健康信息交流和批判性评价能力。CACS 量表包含 5 个条目,内容简洁,用时很短,是一种评价健康信息素养的普适性工具。目前,该量表已有包括英语版在内的多个版本,在世界许多国家广泛应用。

除了这些被大量使用的健康信息素养评价量表,一些学者还开发了特异性健康信息素养评价量表。一个典型的例子是糖尿病病人健康信息素养量表,该量表包含 14 个条目,具有较好的信度和效度,已被用于多项研究工作和临床实践工作。另一个专门用于评估双性恋者健康信息素养的量表也被广泛用于各类研究中,该量表包含 20 个条目,其中 10 个条目与一般健康素养相关,另外 10 个条目与双性恋特定的健康信息及其技能相关。

(二)国内健康信息素养评估工具

我国学者通过借鉴国外的健康信息素养评价量表,编译和编制了许多适合中国国情的健康信息素养评价工具,例如《全国居民健康素养监测调查问卷》和《日常健康信息素养评估工具 -14》。

《全国居民健康素养监测调查问卷》由原卫生部组织编制,该问卷内容包括调查对象的基本情况和健康素养的 3 个维度,以及 6 类健康素养问题。其中,居民健康信息素养部分包含 10 个条目,共 13 分,得分在 10 分及以上的居民被认为具备较高的健康信息素养。

《日常健康信息素养评估工具 -14》是在国外学者编制的量表(everyday health information literacy-10,EHIL-10)的基础上,根据中国居民信息行为习惯改编而来。该量表包含 14 个条目,从健康信息意识、健康信息获取、健康信息评价、健康信息应用四个方面评价个人健康信息素养水平,具有较好的内部一致性、重测信度和结构效度。该量表不仅在维度划分上更加契合 MLA 提出的健康信息素养概念,对健康信息素养的考查指标也更广泛,适用于评价中国人群的健康信息素养水平。

除了以上具有普适性的评价工具以外,我国学者还开发了一些针对特定疾病人群的健康信息素养评价工具,例如糖尿病病人健康信息素养评价指标体系、中医养生健康信息素养量表和慢性肾病健康信息素养问卷等。糖尿病病人健康信息素养评价指标体系共有 3 个一级指标(健康信息意识、健康信息知识和健康信息能力)、9 个二级指标和 39 个三级指标。中医养生健康信息素养量表是基于中医养生权威问卷改编的,包括 5 个维度的 36 个条目。慢性肾病病人健康信息素养问卷是以慢性肾病理论研究为基础编制的调查工具,包括 6 个维度的 24 个条目,能够有效地评估慢性肾病病人的健康信息素养水平,对慢性肾病病人自我管理与照护具有积极的指导意义。

国内外在健康信息素养评价工具方面的研究普遍存在以下两方面问题。一方面表现在缺少对特定人群和特定疾病的健康信息素养评价工具的研究。虽然已有多种针对特定疾病和人群的健康信息素养评价工具,但是由于公众健康信息素养的影响因素繁杂,现有的健康信息素养评价工具仍有待完善。因此,开展更多有针对性、特异性评价工具的研究仍然是未来公众健康信息素养评价研究的重要方向。另一方面,随着信息时代的来临,人们与互联网的联系越来越密切,数字技术的快速发展使人们可以随时随地通过互联网传输或检索健康信息。但是基于互联网的公众健康信息行为评价研究仍然没有得到足够的重视。公众对在线健康信息的认知水平,通过网络获取健康信息的能力,评价在线健康信息质量的能力,以及应用在线健康信息的能力,都应该被纳入公众健康信息素养的评估范畴。

三、公众健康信息素养评价现状

(一)国外特定群体的健康信息素养评价研究

国外健康信息素养评价研究主要使用 EHIL-10、REALM-R、TOFHLA 以及根据这些量表改编的各类健康信息素养调查问卷,相关研究涉及不同文化背景的受访者,包括大学生、老年人、社区居民、卫生专业人员等。

　　塞尔维亚的一项横断面调查为评估 65 岁以上互联网用户的在线健康信息素养水平,在贝尔格莱德一个社区卫生中心招募了 354 位社区居民,通过自编的健康信息素养调查工具对他们进行调查。结果表明,相对于女性,男性访问网络健康信息的可能性更大,浏览健康网站的主题主要是与他们所患慢性病相关的治疗药物和营养方面的信息。年轻的、家庭成员较少的、受过高等教育的、收入较高的以及并发症较少的受访者对电脑的使用率较高。

　　另一项横断面调查是使用 EHIL-10 调查了 500 余名芬兰和纳米比亚青年人的健康信息素养,结果表明,两国青年人的健康信息素养水平没有显著区别。此外,沙特阿拉伯的一项研究使用 REALM-R 量表,在随机选择的 500 多位居民中进行调查,结果发现,大多数受访者的健康信息素养水平为"基本"和"中等"。与女性相比,男性占据"基本"和"中等"健康信息素养水平的比例更高,且一半以上的受访者表示难以找到健康信息。

　　除了研究一般人群的健康信息素养水平,国外针对特殊人群的健康信息素养问题也开展了大量研究。为了调查照顾气管切开术后患儿的护理人员的健康信息素养水平,有学者应用成人功能健康素养测试(TOFHLA)对 50 名护理人员进行了横断面调查。结果显示,根据 TOFHLA 的评分标准,在接受调查的护理人员中,有 85% 的护理人员的健康素养水平是合格的。另一项研究使用自编的糖尿病病人健康信息素养问卷,对埃塞俄比亚某诊所 432 名糖尿病病人进行了调查,结果表明,只有 41.6% 的受访者会搜索糖尿病相关的信息,糖尿病病人主动寻求信息的概率较低。另外,受教育程度较高、居住在城市社区和存在并发症的糖尿病病人,其健康信息搜索行为表现得更加积极。

（二）国内健康信息素养评价研究

　　国内健康信息素养评价研究使用的调查工具,主要来源于编译国外的量表或者针对特定目标人群而自行编制的调查问卷。调查对象主要包括在校大学生、中老年慢性病病人等。

　　一项全国性的关于健康信息素养的横断面调查抽取了全国共 336 个监测点作为调查地点,调查对象为 15～69 岁非集体居住的常住人口,使用的调查工具是根据《中国公民健康素养——基本知识与技能(试行)》和《中国公民健康素养——基本知识与技能释义》共同编织的调查问卷。调查结果表明,我国居民健康信息素养水平普遍较低,东部地区居民的健康信息素养水平高于西部地区,女性的健康信息素养水平整体高于男性,文化水平与健康信息素养水平呈现正相关。另一项区域性研究选取了某高校一千余名在校大学生,采用自行编制的问卷进行调查,结果发现,医学专业与非医学专业的学生其健康信息素养水平存在显著差异,性别、生源地和专业的不同是造成这种差异的主要原因。

　　除了研究一般人群的健康信息素养水平以外,一些学者针对特殊人群的健康信息素养水平也开展了调查研究。一项横断面调查使用《中国居民健康信息素养自评量表》对在门诊就诊的老年慢性病病人进行调查,结果发现,老年慢性病病人的健康信息素养得分整体处于中等水平,年龄、文化程度、家庭年收入和慢性病患病时间是影响受访者健康信息素养水平的主要因素,其中,年龄与健康信息素养水平呈负相关,文化程度、家庭年收入、患慢性病的时间与健康信息素养水平呈正相关。

第四节　公众健康信息素养教育

一、公众健康信息素养教育概述

（一）公众健康信息素养教育的主体和客体

1. 主体　公众健康信息素养教育的主体分为七类。

（1）政府:主要指与医疗卫生服务和管理工作相关的各类各级政府行政管理部门。他们开展公众健康信息素养教育主要是通过其网站来实现的。例如：国家卫生健康委员会及其直属机构网站发布的各类管理规章制度，中国卫生人才网和各省、市、县卫生健康委员会网站发布的各类地方性健康教育、健康管理方面的政策、措施等。政府在公众健康信息素养教育工作中的职责主要是制定健康信息发布的相关政策措施，提供健康政策、健康资讯、食品药品等权威信息，引导和监督各类健康信息服务机构的正常运营。

（2）图书馆：图书馆是公众了解、学习各类健康信息的资源中心，是权威、高质量、全面性的健康信息来源。提供健康信息服务的图书馆包括高校图书馆、公共图书馆、社区图书馆和各种类型的民办图书馆。这类图书馆的服务对象除了在校教职工、学生之外，对于公众来说，也是获取健康信息最可靠和最有效的途径。

（3）医学与公共卫生机构：主要包括各级医疗卫生服务机构和其他的专业卫生服务机构（如妇幼保健院、疾病预防控制中心等）。大型医疗卫生服务机构作为传统的健康信息服务的主要来源，专业的医务人员可以为大众提供较为权威的健康信息，缺点是其受众有限，主要表现为病人、家属及医务人员之间的健康信息交流。而社区卫生服务站和村卫生室可以为隶属本社区管理范围内的居民提供比较基础的健康信息服务，如流行病的防治、计划生育技术指导、慢性病预防知识宣教等。基层医疗卫生服务机构在公众健康信息素养教育中扮演重要的角色。

（4）健康网站：可分为专科健康网站和综合健康网站两类，专科健康网站是某个专科医院建设的网站，或者研究机构、科研院所针对某类疾病建设的网站，提供某类健康主题信息服务，如某种疾病的预防、治疗、保健和康复信息。专科健康网站的特点是健康信息的应用价值高，针对性强。而综合健康网站主要是各门户网站的医药健康频道和一些大型的专业健康类网站，提供各类健康信息的综合发布，包括各类疾病治疗、运动健身、养生膳食、科普知识等，综合健康网站的特点是健康信息覆盖面广，健康信息更新快。健康信息是互联网搜索量最大的信息类型，健康网站的普及正在改变公众获取健康信息的方式和习惯。

（5）传统媒体和新媒体：包括报纸杂志、广播电视、社交媒体（微博、微信等）、短视频平台、医学健康类 app 等，都可为公众提供健康信息服务。在大众广泛参与的新媒体时代，传者和受者之间的角色界限逐渐模糊，非专业的健康传播主体也占据了一席之地。

（6）企业或非营利组织：包括医疗器械公司或医药公司通过产品、广告等方式为大众提供的与医疗器械和药品相关的健康信息；出版社和书店出版或销售的健康相关书籍、音像制品等出版物；与健康相关的各类社会群体提供的疾病预防、治疗方面的健康宣教知识；健康培训机构提供的运动指导、养生保健等方面的信息服务。

（7）健康信息专业人士：是指通过专业的医疗培训，且对获得的健康信息具有加工、处理、分析、传播的能力，并遵守健康信息伦理道德要求的人。在健康信息服务的过程中，健康信息专业人员起着中介的作用，他们通过各种途径向公众开展健康科普教育工作，并帮助受教育对象合理、有效地利用各类健康信息。

2. **客体**　公众健康信息素养教育的客体分为个人和群体两类。

（1）个人：包括健康的人和病人。个人对于健康信息素养教育的需求是最为广泛的和复杂的，如何最大程度地满足他们的健康信息服务需求也是最困难的。因为这不仅需要公众健康信息服务主体提供高质量的健康信息，同时还要求个人具备一定的健康信息素养水平，以便更好地查询、理解和应用健康信息，从而做出合理的健康决策。

（2）群体：一般是指具有共同健康信息需求的一群人，例如高血压病人群体、自闭症病人群体等。这类人群对于健康信息服务往往具有特殊的要求，针对性更强、专业性也更强。对于这类人群，往往需要专门的医疗机构或团队组织，以便提供高效、高质量和高针对性的健康信息服务。

（二）开展公众健康信息素养教育的必要性

1. 国家宏观规划的需要   健康中国行动推进委员会于2019年印发的《健康中国行动（2019—2030）》将健康知识普及作为实现"健康中国"总目标的重大行动之一。而获取和理解基本的健康知识，并据此做出正确的健康决策，以维护和促进自身健康状况，就要求公众必须具备应用健康信息的能力。提升个人健康信息素养是帮助公众获取这一能力的重要保障。因此，开展公众健康信息素养教育具有时代紧迫性和必要性，同时契合国家宏观发展战略要求，是丰富和完善我国健康素养教育体系的重要举措。

2. 维护国民健康的需要   近几年，尽管我国居民健康信息素养水平呈现稳步增长趋势，但是与发达国家相比仍有明显差距。随着我国居民生活水平的提高，公众越来越关注个人健康问题。尤其近二十年来，全球公共健康危机事件频发，使得整个国际社会对预防疾病、治疗疾病和了解流行病学动态等健康信息产生了强烈的信息需求。此外，随着我国国民素质的普遍提升和老龄化社会的发展，人们对于健康的关注不只停留在疾病诊疗，而是已经拓展到健康保健、疾病预防等多个方面，人们对于健康信息的获取和应用需求正持续提升。

3. 解决健康信息高需求和健康信息低效利用矛盾的需要   智能手机具有携带方便、实用性高、可操作性强、能及时满足用户信息需求等特点，已经成为社会公众获取健康信息的重要途径。但是用户的健康知识储备或认知水平等个人因素差距较大，缺乏权威的健康信息搜寻工具，同时在线健康信息真假难辨，信息冗余和信息过载，以及健康信息服务针对性弱等问题严重影响着公众对健康信息的有效利用。开展公众健康信息素养教育能够有效提高我国公众健康信息素养水平，有助于满足公众对健康信息的高水平需求，并逐步缩小公众的健康信息认知与实践能力之间的差距。

二、公众健康信息素养教育内容

健康信息素养教育是公众健康教育工作的重要内容。公众健康信息素养教育是指通过系统、有效的健康教育课程，向公众传播健康信息素养的相关知识，支持公众建立良好的健康信息价值观，培养公众搜索、评价和应用健康信息的相关知识和技能。

公众健康信息素养教育的重点考察内容是公众是否掌握基本的获取、评价和应用健康知识的能力，是否形成对健康信息的正确认知，并遵守基本的信息规范和信息道德。结合健康信息素养的内涵要求，公众健康信息素养教育的内容包括健康信息认知教育、健康信息技能教育、健康信息知识教育和健康信息伦理教育四个维度（图8-2）。

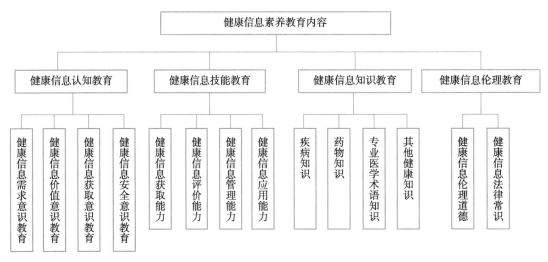

图8-2   健康信息素养教育内容

1. **健康信息认知教育**　健康信息认知教育的目的是培养公众对各种健康信息的自觉心理反应，也是健康信息素养教育体系的基础。公众的健康信息认知能力包括清楚地认识到自己的健康信息需求，认识到健康信息对于健康维护与改善的价值，具有获取健康信息的意愿和评估健康信息安全的意识。

（1）健康信息需求意识教育：要求公众能够认识到自己对于某方面健康知识的缺乏，或者围绕某个健康问题而产生的对于健康信息的需要。这种需要在健康人群体和病人群体中是存在差异的。一般患有慢性疾病、特殊疾病的病人及其家属会更加清晰地认识到健康信息需求，而对于健康人群来说，则往往很少关注自己的健康信息需求。这就要求在开展公众健康信息需求意识教育时，应该有针对性地对不同人群设计教育方案和内容。

（2）健康信息价值意识教育：是指公众能够了解到健康信息的价值，即要求公众对健康信息的作用和功能及其对于个人健康的价值有充分的认识。健康信息价值意识的有无和强弱，是公众进行健康信息评价和健康信息利用的前提条件。

（3）健康信息获取意识教育：健康信息获取意识教育包括培养公众获取健康信息的意识和有效传播健康信息的意识两个方面。在网络时代，公众获取健康信息的主要途径已经由传统的平面媒体转向各类网络新媒体，因此，认识到互联网在健康信息搜寻中的价值是培养公众健康信息获取意愿的重要内容。此外，帮助公众认识到健康信息对于改善个人健康的重要作用，也将促使公众将自身的健康信息需求意识和价值意识转化为具体的健康信息行为，进而提高他们主动获取健康信息的意识。

（4）健康信息安全意识教育：公众健康信息安全意识包括客观安全意识和主观安全意识两个方面。客观安全意识要求公众在浏览和利用健康信息过程中能够具备识别错误或无价值健康信息的意识，避免虚假健康信息、健康信息隐私泄露和信息诈骗等问题带来的损失。主观安全意识要求公众能够遵从信息道德的相关要求来约束自身的健康信息行为，不编撰虚假健康信息，不传播未经证实的健康信息。对公众开展健康信息安全意识教育，有助于抵制不良健康信息的广泛传播，降低虚假健康信息对公众健康造成的不良影响，营造可靠的健康信息传播环境。

2. **健康信息技能教育**　健康信息技能要求公众能够选择合适的健康信息源，具备获取健康信息并对获取到的信息进行归纳总结的能力。健康信息技能主要由健康信息获取技能、健康信息评价技能、健康信息管理技能和健康信息应用技能组成。

（1）健康信息获取能力教育：健康信息获取能力要求个人不仅要具备基本的信息检索能力，还要具备从各种渠道获得信息的能力。健康信息获取主要有三大路径，即主动获取、无意间获得和被动告知，主动获取行为是指人们带有较强的目的性获取健康信息的行为，是健康信息获取过程中的关键环节。

（2）健康信息评价能力教育：即对健康信息的质量进行评价。在对获取到的健康信息评价时，对于该信息的理解是认识健康信息价值的基础，包括健康信息来源的可靠性和信息质量、信息实效性，以及健康信息来源的权威性等。

（3）健康信息管理能力教育：健康信息管理能力又称为健康信息组织能力。有研究指出，健康信息管理能力是健康信息利用的前提，即对获取到的健康信息进行整理且用一定的分类方法组织，从而更好地利用获取到的健康信息。

（4）健康信息应用能力教育：健康信息应用包括健康信息传播和健康决策制定两个方面。健康信息传播主要考虑传播信息的途径和类型；制定健康决策是根据自身健康状况，利用有价值的健康信息协助做出健康决策，进而选择不同的健康行为（如自行服药、就医等）。制定健康决策是健康信息利用非常重要的环节。

3. 健康信息知识教育　健康信息知识是公众健康行为的基础，也是健康信息素养教育的重要内容之一。

（1）疾病知识的教育：要求对疾病的病因、症状、治疗、转归等达到了解的程度，能够掌握日常预防、保健的基本知识。

（2）药物知识的教育：要求公众能够对常规药物的治疗作用、副作用、使用方式、保存注意事项等有一定的知晓度，尤其要能够知道保健品不能替代药品，以及要明确保健品的适应证、正确食用剂量和注意事项。

（3）专业医学术语知识的教育：要求公众了解基本的疾病治疗、健康检查等相关知识。掌握专业医学术语方面的知识，有助于公众就医时理解医学术语，并积极参与到医疗决策中去。

（4）其他健康知识的教育：应该教授公众日常健康生活、安全急救措施等与日常生活息息相关的健康常识，如心肺复苏、中暑解救、骨折固定等急救课程，最好请相关领域的专业人员传授讲解。

4. 健康信息伦理教育　健康信息伦理是公众在传播和管理健康信息过程中需要遵守的规范和准则，由健康信息伦理道德和健康信息法律常识组成。健康信息法律教育要求公众明确健康信息的相关法律规定，如知识产权、隐私权、信息共享过程中自觉标明信息来源、不随意透露自己或他人的健康状况等，保证公众能够合理合法地使用健康信息。伦理道德教育要求公众具备自觉的道德和自我约束意识，例如：不故意传播未经证实的健康信息；不传播可能引起社会骚动的谣言等。

在公众健康信息素养教育过程中，除了要完善以上四个方面的教育内容，我们还需要明确以下三方面的问题：第一，使专业医疗人员和非医学专业人员的健康信息素养水平得到显著提升；第二，以能够切实帮助公众提升自身健康管理水平为原则；第三，构建提升公众健康信息素养的教育体系，离不开培训方案的完善和平台的构建。要敢于打破以知识传授为主的传统健康知识教育模式，引导与鼓励区域临床诊疗中心、医学院校、基层医疗卫生服务机构和在线健康信息发布平台等多方组织、机构参与合作，梳理、整合零碎的健康知识和各类健康信息，逐步在全社会形成一套系统化、多元化、全方位的公众健康信息素养教育体系。

三、公众健康信息素养教育实践

（一）公众健康信息素养教育框架

健康信息素养培训是健康信息素养教育的核心，也是最具性价比和普惠性的方法。以下是一个典型的公众健康信息素养教育框架（图8-3）。

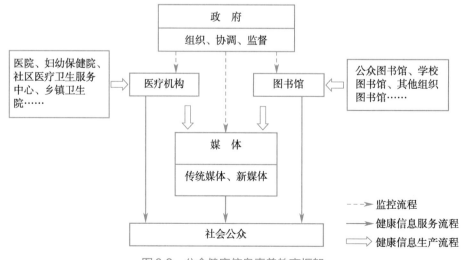

图8-3　公众健康信息素养教育框架

在该框架中，公众健康信息素养教育牵涉社会中方方面面的组织和机构。从组织、协调、监督、控制的角度来看，政府在公众健康信息素养教育中处于权威性的地位；从健康信息生产流程来看，医疗卫生机构和图书馆是主力军；从健康信息服务流程来看，医疗机构、图书馆和媒体尤其是各类新媒体，是最主要的健康信息服务提供方。公众健康信息素养的教育工作必须在政府、医疗机构、图书馆和媒体等各类社会组织机构的共同努力下才能有效完成。

（二）公众健康信息素养教育对象

1.大学生　大学生是接受社会新技术、新思想的前沿人群，也是推动国家、社会发展进步的重要力量。由于当代大学生会更倾向于使用互联网来获取健康相关知识，因此健康信息素养对于大学生养成健康生活方式，形成疾病预防的理念尤为重要。对于大学生群体来说，如何获取健康信息可能并不是主要的问题，年轻群体善于运用新媒体技术来获取健康信息，而健康知识和经验的缺失，以及健康信息过载才是其最薄弱的环节。学校的健康教育课程和健康促进活动是培养在校大学生良好健康信息素养的有效措施。因此，开设健康教育相关的选修课和宣传教育活动，通过提高健康信息的可及性减缓健康信息过载，是帮助高校大学生有效利用健康信息的重要措施。

2.中老年人　中老年人的健康信息素养问题正在引起社会各界的广泛关注。随着新媒体的普及和广泛使用，微信、微博等社交类 app 已经成为网络信息发布和传播的重要平台。中老年人更需要提高健康信息素养水平，尤其是提高健康信息质量判断能力，以解决生活中的健康信息需求问题。国内的相关研究尚未有完整的健康信息素养教育内容框架。因此在现阶段，如何有效地提升中老年人的健康信息素养仍旧是研究热点。但总体来说，中老年人对互联网的应用能力较弱，对新事物的认识过程也需要较长的时间，代际之间巨大的数字鸿沟仍客观存在。所以，需要特别加强对中老年人等特殊群体的关注度，要联合政府机构、家属、社区、图书馆等多部门，共同制定全面、系统和有效的解决方案。

3.农民工　农民工群体普遍属于健康信息的"弱势群体"，长年累月的高强度工作，抚养儿女和赡养老人的经济压力，使亚健康状态在该人群中普遍存在。但他们受学历、经济条件和社会地位等因素的影响，普遍存在健康意识弱、获取健康信息和资源的能力不足等问题。因此关注和提高农民工群体的健康信息素养水平意义重大。

4.其他公众　健康信息素养教育对象还包括母婴、特殊行业的技术工人、慢性病病人等。总之，要结合群体特点和群体需求有针对性地开展健康信息素养教育工作。

（三）公众健康信息素养教育机构

1.政府　在国家大力倡导使用"互联网＋医疗健康"建设的时期，网络不良行为会使公众对在线健康信息失去信任，阻碍国家实现全民健康的进程。国家信息安全部门已经陆续出台了一系列的信息安全规范和要求，为我国构建健康网络环境护航。同时，政府相关部门也越来越重视组织构建健康信息素养教育方案和培养健康信息素养教育专业团队，从而提高公众的健康信息素养水平。

2.图书馆　主要包括社会公共图书馆和校内图书馆两类，即面向对象为学生、教师、居民或其他的公众群体的图书馆，是向公众提供权威的、可靠的健康信息的重要场所之一，通过免费上网、咨询服务和其他电子或纸质三种服务方式提供健康信息。

（1）明确图书馆的角色：作为健康信息的传播者，图书馆馆员主要承担着以下角色：①紧急信息（如公共卫生事件）警告和预防的通知者；②帮助公众养成健康生活习惯的协助者；③亟待解决的健康信息的收集者；④解决公众存疑的、提出的健康问题的答疑者；⑤专业医务人员和公众之间的连接者；⑥健康信息发布会、小组在线讨论会工作的实施者。目前，图书馆馆员亟须提升的能力包括正确理解不同类型用户的信息需求，了解不同人群的文化水平，以及检索、获取、评价、分享最满足需求的、可靠的、可信的健康信息。

（2）发挥公共图书馆的作用：相较于专业的图书馆而言，公共图书馆和高校图书馆的读者更针对公众，因此公共图书馆在参与全民健康素养教育的过程中，应针对不同群体提供不同的健康信息服务。如可以利用物联网技术和大数据技术建立健康信息服务中心网络平台，从而达到提供针对性健康信息服务的目的。

（3）拓宽服务方式：当前许多人尚未意识到自身缺乏健康信息素养，因此也就没有产生利用图书馆的健康信息服务的意识，公共图书馆如何提高公众的健康信息学习意识是当前帮助公众提升自身健康信息素养的至关重要的一步。最受公众欢迎的是在线自学教程和面对面的内部培训两种方式。

（4）提升人才队伍的整体素质：与欧美等国家的公共图书馆相比，我国的公共图书馆缺乏与各类医疗相关组织和机构的横向联系，导致公共图书馆的健康信息服务存在能力弱、服务不到位等问题，也使公共图书馆的全民健康信息知识服务没有得到社会大众的认可。而要改变这一现象，必须加强公共图书馆的专业人才队伍建设。

（四）公众健康信息素养教育的实施者

1. 医疗服务从业人员　医疗服务从业人员是开展公众健康信息素养教育的首要实施者。通过与病人或社区居民的沟通，通过潜移默化的教育和干预，把健康信息素养教育融入公众的寻医行为和健康实践中。帮助公众掌握获取、评价和应用健康信息过程中必要的操作技能和知识。医疗服务从业人员开展公众健康信息素养教育的另一个优势就是针对性强，尤其是针对健康重点人群、社会弱势群体和其他特殊的低健康信息素养人群。医疗服务从业人员在这类人群的健康信息素养教育中将发挥重要的作用。

2. 健康信息专业人士　健康信息专业人士在教育体系中的角色主要是健康信息的连接者，专业人士可以通过使用面对面或网上在线的交流方式，帮助用户找到他们需要的健康信息，并教授公众提高自己的信息技能和形成自我负责态度。健康信息专业人员的培训技巧包括：①明确公众有健康信息需求；②确认公众需要了解相关知情权和使用权；③构建有效服务的计划与原则；④确认公众健康信息评价标准和相关内容。

3. 专业教育机构工作人员　这类人员可以通过有计划、有目的的培训课程，有效提高公众健康信息素养水平。应该细化健康信息教育内容，明确培训目标。常见的健康信息素养专业教育内容包括：①使用合适的检索词在互联网中搜寻、获取需要的健康信息；②应用公众熟悉的途径获得健康信息；③鉴别各类网站提供的健康信息发布者是否权威；④提供专业的评价指标来帮助公众评价健康信息的权威性和专业性；⑤确认发布信息的初始来源（例如提供可以找到信息源的链接，如政府机构、专业学会等网址链接）；⑥检查所获得健康信息的时效性、可信性和适用性；⑦提供简明扼要且易于理解的健康信息。

4. 媒体　我国数量巨大的健康网站、健康类电视节目、自媒体群、社交媒体（如微博、微信公众号等）构成公众获取健康信息的重要途径和渠道。对这些新媒体的管理，需要重点做好以下几个方面的工作。

（1）杜绝健康信息乱象：现阶段在国内已经有一批专业性、服务性强的健康网站，在近几年重大公共卫生事件突发的情况下，"互联网+医疗"为解决卫生不可及问题提供了重要的助力。但是，互联网内容的真假难辨依旧是公众有效利用在线健康信息服务的主要障碍。虚假的健康信息一旦被公众接受，无论是对公众健康还是对社会稳定都有极大的危害。大量的假信息充斥着互联网，使公众不知道如何进行鉴别和利用健康信息，由此导致公众对于互联网健康信息的信任度极低。

（2）保证平台易用性：媒体在保证发布的健康信息内容有效、真实和及时的前提下，要保证操作页面的简洁、稳定和易用性，尤其是面对全体大众的在线平台，不能因为网页或软件的操作复杂性而将用户拦在门外，可以设计健康导航等简易操作功能方便用户使用。

（3）提高在线健康信息质量：国内外的健康教育都是通过线上和线下的方式进行。从培训内容上看，国外的教育内容包括健康基本知识以外的技能。如美国国家医学图书馆提供如何鉴别健康信息网站的教程，该教程内容包括：明确网站建立者建立该网站的主要目的；查证网站创始人或企业运营者信息；网站是否能被公开联系；网站内的服务是否免费提供；网页是否发布广告；判断网站发布的信息质量，即对所发布的信息来源、作者和时效性等进行审查；重视网站的隐私保护政策等。国内的健康网站可以在现有基础上借鉴该教程内容，完善对在线健康信息质量的监控和管理。

5. 社区　公众健康素养水平参差不齐，努力提高居民的健康信息素养水平是提高社区居民健康素养水平的重要手段。从管理层面看，培养专业的社区健康信息服务人员，有针对性地选拔、招聘、培养健康信息管理人员，是开展社区居民健康信息素养教育工作的基本保障。从服务层面看，实施精准健康信息服务，以需求为导向细分健康信息用户群体，有针对性地通过不同方式提高社区居民健康信息素养水平，是确保社区居民健康信息素养教育效果的有效手段。从组织层面看，开展健康信息服务部门多方合作，充分发挥媒体、社区、医疗机构等在公众健康信息素养教育中的主观能动性，是提高社区居民健康信息素养教育质量的内生动力。从技术层面看，社区应结合自身实际情况，有针对性地提供高质量的健康信息资源，满足社区居民健康信息需求。

（王辅之）

思考题

1. 简述健康素养、信息素养、健康信息素养三者之间的关系。
2. 简述公众健康信息素养内涵。
3. 试述公众健康信息素养水平的影响因素。
4. 简述公众健康信息素养评价的流程。
5. 简述公众健康信息素养教育内容。

第九章

公众健康信息服务

《"健康中国2030"规划纲要》指出，建设健康中国需要以落实预防为主，推行健康生活方式。现代社会对于健康服务的需求，更多地表现为对健康信息的需求。随着城镇化、人口老龄化、信息化以及疾病谱的变化，我国公众的健康信息服务需要演化明显。同时，近年来"互联网＋医疗健康"发展日新月异，已成为当代健康信息服务体系的重要组成部分。因此，面向公众的健康信息服务，表现出以面向对象的需求为出发点，以国家、区域卫生信息化建设为基础，以互联网、智能手机、新媒体为载体的综合特点。

本章主要介绍公众健康信息服务的内涵、服务主体和客体及其发展，详细介绍面向医务人员、面向病人、面向社区居民以及面向特殊人群四类公众健康信息服务的特点、服务内容及形式，并以大量实例的形式介绍面向不同对象的公众健康信息服务，对公众健康信息服务发展具有重要的现实指导意义。

第一节　公众健康信息服务概述

一、公众健康信息服务的内涵

公众健康信息服务（consumer health information service）指信息服务机构通过一定的方式，向公众提供医疗健康服务、健康教育、健康科普等，并为公众提供健康建议以引导其决策，从而满足公众健康信息需求的服务活动。

传统的健康信息服务通常依赖有线广播、新闻通讯、宣传册、广告等方式进行相关信息的传递。随着互联网的发展，公众的信息需求复杂多变，公众获取健康信息的方式呈现多样化的特点，传统的健康信息传播方式已经不能满足公众对健康信息的需求。因此，依托互联网来获取健康信息，是满足公众多元个性化健康需求的重要方式。于是网络健康信息服务越来越受到公众的青睐，也使得健康信息得以更加合理地利用，健康信息服务方式升级为"互联网＋医疗健康"的区域性、全域性大健康服务模式。"互联网＋医疗健康"有助于解决公众健康服务面临的许多技术难题和社会问题，改善公众生活方式与就医方式，尤其是在遇到重大公共卫生突发事件时，"互联网＋医疗健康"在疫情防控的状态下能够发挥积极的作用。目前，各公立医院正在着手推进医院微信公众号、app、线上就诊服务等模块的建设，涵盖预约挂号、线上检查、药品邮寄、健康教育、医疗政策宣传等功能。

二、公众健康信息服务的主体和客体

（一）公众健康信息服务的主体

公众健康信息服务的主体是指健康信息的提供者，具有健康信息的生产、组织、管理、传播等职

能,包括图书馆、政府机构、医学与公共卫生研究机构、企业或非营利组织、健康信息专业人士(个人)等,主体之间彼此独立而又相互联系。

1. 图书馆 是公众获取高质量、全面、可靠、可信的健康信息的重要途径,越来越多的人利用图书馆参考咨询服务来提升自身健康信息素养,以更加准确地做出医疗决策。提供健康信息服务的图书馆包括公共图书馆、高校图书馆、社区图书馆以及民间图书馆。这些图书馆除了提供传统的健康信息服务(如健康书刊借阅、健康信息咨询以及推广服务),还可以提供医疗保健服务(如聘请卫生专业人员、提供卫生保健空间)、参与式运动健身服务(如各类健康保健活动)、心理健康服务(如心理健康咨询活动)以及从宏观层面提高社会健康程度的全民健康服务(图书馆与政府和其他机构的合作)。

2. 政府机构 包括国家卫生健康委员会及其直属机关、各地卫生机构等。主要对健康信息的宏观调控起到组织、领导和指导作用。政府机构提供的公众健康信息服务内容包括发布卫生政策、卫生动态、健康资讯、食品药品的最新政策标准和检疫信息,调控各级健康信息服务机构的稳定,统筹规划卫生资源配置和收集建设性意见等。

3. 医学与公共卫生机构 包括医院(综合性医院、专科医院、护理机构)、基层医疗卫生机构(社区卫生服务中心、门诊机构、医务室、民营医疗单位)和专业公共卫生机构(疾病预防控制中心、妇幼保健机构)。该类机构提供的健康信息较为权威,如大型综合性医院负责所辖区域群众的临床诊疗、急救、预防保健任务,承担应对突发公共卫生事件、重大灾难事故医疗救治的医学保障任务,同时又是基层卫生人才的培训基地。社区卫生服务中心可以为社区范围内居民提供基本健康服务,包括预防、保健、康复等医疗服务和健康教育。

4. 企业或非营利组织 医药公司为公众提供医疗器械、药品及健康信息;出版社出版医药卫生领域的图书、期刊、报纸、音像制品、电子出版物等。在线健康社区向公众提供健康信息或者搜索工具,甚至健康记录工具。用户通过输入个人的健康信息,实现对个人健康信息的管理,帮助用户做出健康决策。在线健康社区提供的健康信息服务通常是开放共享的,医生、护士经允许可以查看用户的健康信息记录。此外,这些企业或非营利组织还可以和医学与公共卫生机构合作提供预约挂号、智能导诊服务等。

5. 健康信息专业人士 是接受过系统的医疗培训和信息技术教育的专业人员,具有健康信息获取、加工整理、组织和存储、分析、评价和利用的能力,注重健康信息道德和法律。这类人员能够帮助公众获取其所需的健康信息,帮助公众理解晦涩的医学术语,满足其健康信息需求。还有一部分专家利用自己的社交平台以短视频的方式向公众进行健康科普和健康促进。

（二）公众健康信息服务的客体

公众健康信息服务的客体是指公众健康信息服务的对象。"互联网 + 医疗健康"在健康领域的应用已经改变了医疗供给模式,从以前的传统医院服务转变为线下线上一体化闭环服务,从而促进了医疗资源的均等化、扁平化。医疗健康知识的普及催生了更多的健康服务需求,居民利用便捷的健康服务终端和智能可穿戴设备记录个人健康信息,促使健康服务需要转化为个性化健康信息需求,进一步扩大健康服务需要和健康信息需求的范围。

公众健康信息学中的"公众"不仅包含病人、社区居民,还应该考虑具备专业信息需求的医务人员。因此,本章所讨论的公众健康信息服务,表现出以面向对象的需求为服务出发点,以国家、区域卫生信息化建设为基础,以互联网、新媒体为载体等特点,包含以下四个方面的范畴:基于医疗信息化面向医务人员的专业健康信息管理与传递;基于健康服务平台和终端及可穿戴设备面向病人的个人健康信息管理;基于互联网和新媒体面向社区居民的医疗健康科普;面向特殊群体的健康信息服务。

三、公众健康信息服务的发展

（一）国外公众健康信息服务的发展

公众健康信息服务最早起源于美国的公共图书馆。自 19 世纪后半期，美国公共图书馆就将提供健康信息服务纳入其服务宗旨和社会使命，即为公众提供健康书籍。例如为妈妈们提供婴幼儿养育方面的书籍来教会她们如何科学喂养婴儿等。后来公共图书馆与其他图书馆和社区组织开展合作，如1918 年美国公共图书馆与美国劳工部的"儿童年"（Children's Year）倡议活动进行合作，提供了很多有关社会卫生、婴儿护理等方面的书籍，使健康信息服务融入图书馆和其他实体机构当中，从而为公众提供大量的健康信息服务。20 世纪 30 年代，公共图书馆在抚慰公众心理健康方面发挥了积极作用。

20 世纪 40 年代至 60 年代，部分学者逐渐试图定义公共图书馆在公众健康信息服务中的角色和作用。社会服务机构认为公共图书馆可以提供家庭生活教育，也可以通过解答、咨询和其他间接方式发挥作用，以弥补普通学校健康教育的不足，并参与解决社区面临的居民身心健康问题。一部分公共图书馆继续强调提供家庭健康生活信息，其他公共图书馆开始拓展建立健康信息计划。20 世纪中后期，美国公共图书馆体系逐步完善和流动图书馆的出现将更多卫生书籍带到偏远地区或农村，通过流动图书馆传递书籍、宣传册，并配备一名护士来宣传妇产科知识、分娩和育儿信息等，给公众带来更多健康信息资源和健康知识。总体上，公共图书馆已经从提供健康信息与借阅服务转变为提供健康信息资源和向公众宣传普及健康知识。

20 世纪 70 年代至 80 年代末，由于现代医学的发展和进步，一些疾病已经能够得到及时治疗，避免了严重后果的发生。与此同时，慢性疾病问题凸显，公众对健康相关的因素（如疾病预防和整体健康之间的关系）有了更深入的了解。其中值得重点关注的是公众健康信息（consumer health information，CHI）运动。CHI 运动反映了一种不断增长的健康意识，即对个人生活的影响因素施加控制。随着美国医疗保健系统的变化，公众健康信息的利用问题变得尤为突出。公众健康信息的重要性在于帮助个人了解健康的各个方面并做出与健康相关的决策。20 世纪 80 年代后期，公众健康信息的概念已经普及，并成为公共图书馆服务的优先事项。

20 世纪 90 年代以来，信息技术的发展促进了公众健康信息的传播，尤其是进入 21 世纪以后，互联网出现大量健康信息。每个拥有移动设备和互联网连接的人都可以随时访问和获取各种医疗信息。与此同时，与健康有关的组织也为病人和普通公众提供大量信息，通过网络搜索获取健康信息已成为一项经常性活动。专业医学图书馆为公众提供健康信息服务的能力逐渐增强，美国国家医学图书馆（NLM）从关注科研信息服务转为"助力科研与向公众提供健康信息服务"并重的路径，尤其是通过网络大大促进了健康知识的传播。专业医学图书馆的发展并没有削弱公共图书馆为公众提供健康信息服务的势头。相反，各类公共图书馆通过与美国国家医学图书馆合作，进一步促进了公众健康信息服务的发展。

健康信息服务不仅仅局限于公共图书馆发挥的健康教育作用。2015 年以后，国外学者深入开展了对健康信息服务的多方面研究。在政策方面，探讨政策干预对健康信息交流的正向影响；在技术方面，有学者采用贝叶斯理论、地理学和动力学模型方法重建甲型 H1N1 流感 pdm09 在巴西等国家的历史情形，建立流感病毒迁移预测模型；在教育咨询方面，有学者对在线医药咨询进行研究并指出该技术能通过互联网整合有效信息，推动病人与医生在临床接触中共创价值。

（二）我国公众健康信息服务的发展

2007 年，我国公共图书馆开始涉及健康信息服务。有学者将健康信息服务主体分为图书馆、政府机构、医学与公共卫生研究机构、企业或非营利组织、个人等 5 种类型，但在我国仍以公共图书馆、医学院校图书馆和高校图书馆等为主，其他类型的主体比较少见。其中医学图书馆相较于其他类型的图书馆,更具有提供健康信息服务的潜能和优势,尤其是针对妇女、儿童、青少年、老年人、残疾人等特殊群体,高校图书馆是开展健康信息服务活动的重要场所,对于满足高校学生及教职工的健康需求、提升该类群体的健康素养都发挥着重要的作用。

近年来,我国学者提出健康信息服务机构应该将重心转移到移动终端上来,通过医疗专业人士参与健康信息服务,改变健康信息组织方式等提高用户体验,开展精准健康信息服务。健康信息服务归根结底是针对用户的个性化服务,只有充分了解用户的信息需求,才能开展有效的服务。

《数字中国发展报告(2020 年)》指出,国家、省、地市、县四级全民健康信息平台基本实现互联互通,不同类别医疗机构间的信息授权使用和互认共享加快推进。截至 2020 年年底,全国与省级全民健康信息平台互联互通的地市 / 县区平台已达 333 个,接入区域全民健康信息平台的二级及以上公立医院达到 7 053 家。全国 1 900 多家三级医院初步实现院内医疗服务信息互通共享,258 个地级市实现区域内医疗机构就诊"一卡通"。国家医保服务平台建成运行,医保电子凭证全面应用,截至 2020 年年底,医保电子凭证用户量达到 3.76 亿,累计支付 7 218.4 万笔。跨省异地就医管理系统上线运行,广泛覆盖全国 31 个省(区、市)和新疆生产建设兵团、400 多个医保统筹区、29 317 家医疗服务机构,全面实现跨省异地就医自主备案和住院费用直接结算。"互联网 +"防疫科普、在线咨询、远程会诊、药品配送等健康服务新业态迅速普及。

第二节 面向医务人员的健康信息服务

一、面向医务人员的健康信息服务特点

(一)顺应医务人员工作效率和科研创新的要求

普通公众对健康信息需求的不断增长,给医院及医务人员带来了更多额外的工作量,医务人员要承担繁重的临床医疗护理任务,科研创新的时间有限,医学文献数据如果不能及时共享更新,将严重影响医务人员的工作效率和科研创新。在此背景下,催生了"互联网 +"多种医药卫生新模式、新业态和新技术,如区域卫生信息平台、移动医疗、互联网医院、医疗网站、远程医疗、医联体和医共体及专科联盟等,大大提升医疗机构的工作效率和科研创新。我国医疗信息化和分级诊疗正在逐步完善,而大数据、人工智能将协助医生完成区域医疗数据的整合,减轻医生工作负担,辅助医疗诊断,优化医疗资源,提升协同创新。

(二)缩小医务人员信息素养与工作需求之间的差距

医务人员需要有能力帮助病人和照护人员解读健康信息,帮助其理解和应对病情,在诊疗方面做出更明智的选择。医务人员常常需要更快地获取健康信息,并且更好地传播健康信息。因此,医务人员在具备专业素养基础上仍需不断提高信息素养,以满足他们工作中日益增长的信息需求。在学科建设和人才培养过程中,要充分认识到医务人员信息服务的特殊性,构建由高校图书馆、各医院图书馆和教学医院单位组成的医学图书馆联盟,适应医学教育、临床与科研事业的发展,合理利用医学信息资源。

(三)缓解医学信息更新速度快的问题

随着生命科学和医学快速发展,医学不仅与自然科学、社会科学与人文科学日益交叉融合,还与更多学科技术相互渗透互动,如生物学、生物化学、遗传学、光学、核科学、计算机科学、人工智能等。人类对自身和疾病的认识越来越深刻,医学专业文献半衰期缩短,医学知识更新加快。例如,世界著名的医学教材《西氏内科学》(*Goldman-Cecil Medicine*)和《哈里森内科学》(*Harrison's Principles of*

Internal Medicine）保持着每 4 年一次大改版的频率。因此，医务人员的信息素养要适应迅速更新的医学知识，能够及时获取最新的医学信息，提高自身的专业技能水平，了解最新的医学进展。

二、面向医务人员的健康信息服务内容及形式

（一）基于医疗信息化的健康信息服务

美国《福布斯》（*Forbes*）双周刊列出了 2022 年医疗健康领域的五大技术趋势：远程医疗、个性化医疗、基因组学、可穿戴设备以及数字孪生等领域将迎来高速增长。业界将进一步融合人工智能、云计算、增强现实和物联网等技术，提供更好的医疗服务。

1. 基于远程医疗的健康信息服务　远程医疗是指通过计算机技术、通信技术以及多媒体技术在不同医疗机构之间交换病人信息并提供服务的一种模式，包括远程会诊、远程诊断、远程监护等，其特点是跨越空间障碍，提供非现场的医疗信息和服务。1994 年，国际电信联盟（International Telecommunication Union, ITU）的远程通信发展局在世界远程通信发展会议上，首次提出远程医疗的概念。随后世界各国兴起了远程医疗技术的开发和应用。我国的远程医疗起步较晚，1988 年，解放军总医院通过卫星与德国一家医院进行了神经外科远程病例讨论，这是我国首次现代意义上的远程医疗活动。21 世纪以来，我国远程医疗建设和应用快速发展。2020 年，在 5G 技术的支持下，远程医疗得到广泛的应用，如四川省某综合性三甲医院与省级传染病专科医院首次实现两例新型冠状病毒肺炎 5G 远程会诊；"5G 远程医疗小推车"在武汉火神山医院启用；一些地区推出了"5G 红外热成像测温"应用，实现对多人同时扫描测体温等。

2. 基于电子病历的健康信息管理服务　电子病历（electronic medical record, EMR）也叫计算机化的病案系统或称基于计算机的病人记录。医院信息化建设过程中，电子病历数据作为标志性产物，不仅完成了病例记录形式上的转变，还承载着医疗领域的信息化共享平台的功能，连接起医院各个部门、各级医院、各级卫生管理系统，搭建起卫生信息系统的信息网络。电子病历除了能直观提供病人诊疗过程中的各项指标数据，其中还蕴含着大量有价值的信息，比如某种疾病患病危险因素、易发年龄、未标明的药物副作用、疾病与疾病之间隐含关联等。目前电子病历主要应用于以下几个方面：①临床治疗方面，能够起到辅助医生诊断治疗，减轻医生工作量，降低医疗差错率的作用；②医院管理方面，优化医院工作流程，各部门各司其职，部门间衔接方便快捷，实现一体化的工作模式；③卫生事业管理方面，实时获取各地区各机构的最新信息，有助于突发事件宏观调控，对于慢性病、传染性疾病的实时监控有很大帮助；④科研方面，随着时间推移积累了大量数据，为数据挖掘工作奠定了坚实的数据基础。

（二）面向健康专业人员的文献服务

该类服务一般以医学院校图书馆提供学科服务的形式实现。由于医学具有自然性与社会性、实践性与探索性、学科知识的系统性与个体性、实践过程的风险性与职业道德等基本特征，医学学科服务有别于一般的学科服务，需要对医学文献需求的各个环节进行具体分析，涉及医学信息利用、专业学习、医院实习、课题研究、新技术应用等环节，最大程度地满足医学教学科研的文献需求。同时，学科馆员也需要注重个人信息素养的提升，不断自我学习和完善，更好地熟悉和了解医学生和医学科研人员的信息环境。具体包括以下 3 方面。

1. 面向知识服务的医学学科资源建设　在医学学科建设过程中通常有大量原创资料，如教学过程中的教材、讲义、课件、教学音视频，以及科研过程中的实验方法、数据等，都是宝贵的资源。图书馆应依托机构知识库平台对这些教学资源、科研资源进行收集、整理、保存和传播，这样不仅可以避免信息孤岛，促进医学特色资源的共享，还可以实现特色资源的保存和传承。

2. 全方位开展医学信息素养教育　美国图书馆协会指出"信息素养是信息时代的一种生存技

能,具备信息素养的人能认识到何时需要信息并能检索、评价和有效地利用所需的信息"。医学是一门知识密集型学科,对信息的依赖性极高,这就决定了医生是一个需要终身学习的职业。因此,有必要开展以具备终身学习能力为目标的医学信息素养教育。

3. 加强与医学科研人员合作 学科馆员与医学科研人员应加强学科服务的方法与技巧的合作,以提高学科服务质量。学科馆员应走进医院,上门解答临床医生提出的文献相关问题,提高临床医务人员的信息检索技能,帮助他们掌握文献信息相关知识,提高医学信息素养和创新能力,更好地完成科研任务。

三、面向医务人员的健康信息服务实例

(一)互联互通远程医疗云平台

广东省某妇幼医院于 2018 年 8 月启动互联互通远程医疗云平台项目,旨在通过平台把各协议医院连接起来(图9-1),开展远程会诊、远程预约、远程双向转诊、远程影像诊断、远程心电诊断、远程医学教育、远程重症监护、远程病理诊断、远程手术示教、远程超声指导、远程视频会议、疑难病例讨论、交接班/会议直播、救护车移动网络会诊平台等协同工作,提升协议医院的服务能力,为协议医院区域内病人提供优质医疗服务,让更多病人在家门口就能享受到高水平的医疗服务。在省级医院的两院区设立两个双向转诊中心,统一两个院区的专家号源和床位资源,由医院客服中心管理,面向 53 家协议医院开放。基层医院通过授权账户登录平台进行转诊申请,后台自动调配门诊号源,支持门诊转诊预约挂号和住院转诊床位申请,并调取基层医院转诊病人病历进行住院转诊申请的审核,支持绿色通道快速转诊,支持急危重症病人向上转诊,支持慢性病康复病人向下转诊。提高了该院及其协议医院整体医疗服务水平及管理水平,使病人在基层就能够享受到省级三甲医院权威专家的诊疗服务。

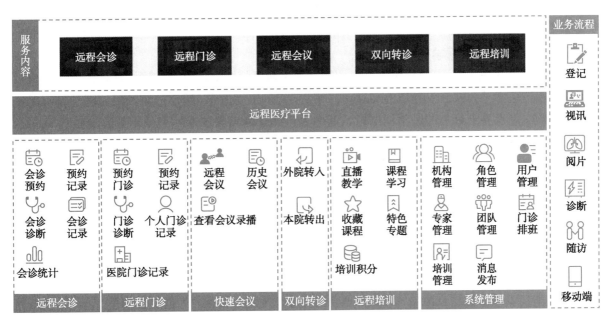

图9-1 远程医疗平台功能结构

(二)电子病历系统建设

北京某医院作为全国最早实施全院医院信息系统的医院之一,其电子病历系统建设是全院级(包括两个外部院区)项目,使用人员覆盖医院所有 34 个临床科室,45 个病区的医生工作站。门诊电子病历包括浏览录入,以及从住院医生到病案室的完整病历流程管理,其他特色功能还包括眼科的日

间病历以及生殖医学中心特色病历管理、基于结构化电子病历数据的科研检索系统、基于电子病历系统的医院传染与感染监控系统等（图9-2）。

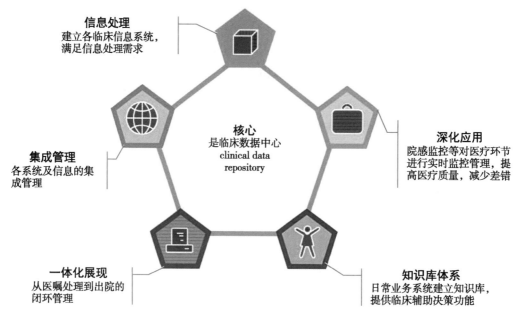

图9-2　北京某医院临床数据中心功能

2019年，该院通过了电子病历系统功能应用水平最高评审等级。为了满足医院各个科室的科研和教学任务，电子病历数据的元素级科研检索需求受到极大的重视。基于电子病历的科研检索需求详细构建了不同专科的结构化病历模板，该功能可以将结构化病历数据的XML文件进行打散，并可以由用户自行定义组合所需检索的元素条件，对打散后的病历元素数据进行检索，用户亦可自行定义需要输出的结果元素列表，系统将按照所定义的条件进行检索，将结果元素列表输出为通用格式文件。

（三）医学图书馆的医学文献服务

美国国家医学图书馆（NLM）隶属于美国国立卫生研究院（NIH），是基础医学、临床医学、药学、护理学、预防医学与公共卫生领域的文献信息中心，提供生物医学、医疗健康领域的医学科研文献资源和服务，是世界上最大的医学图书馆。其中PubMed是美国国家生物技术信息中心（National Center for Biotechnology Information，NCBI）开发的医学文献检索系统（图9-3），该系统通过网络免费提供包括Medline在内的来自全世界70多个国家生物医学文献的书目索引和摘要，迄今为止，已收录了3 300多万篇，提供部分免费和付费全文链接服务，同时也提供部分来自第三方的生物学数据、序列中心的数据等。

（四）英国"eICE计划"

将信息学嵌入临床教学计划（embedding informatics in clinical education，eICE）是英国卫生服务局建立的一项对医务人员（包括医生、护士、助产士及相关的卫生专业人员）进行信息学教育的计划，包括注册前后教育。该项目由卫生信息学发展团队领导，由一个多学科的指导团队（包括临床领导者、临床教育者、专家团的代表和教育委员）支持。eICE提供的支持主要包括课程导航、免费在线资源和健康信息学教育者论坛。

1. **课程导航**　eICE出版了课程导航"学习管理健康信息"（learning to manage health information）（2012），以帮助临床教育工作者将信息学纳入临床教学。本课程概述了临床医生在健康信息学方面的建议学习成果。它为临床教育工作者、临床教育专员和政策制定者提供支持和指导。其主要目的是确保临床工作人员能够理解卫生信息学，不是为了培养卫生信息学专家，而是支持临床医生使用

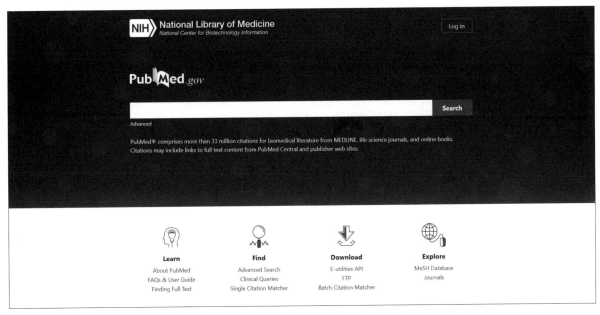

图 9-3 美国国家医学图书馆 PubMed 检索页面

新的信息学工具进行高质量且安全的临床实践。导航分成七个主题进行介绍，每一个主题都提供一份主题描述，一组学习目标以及一页有用的信息资源和附加信息。

2. **免费在线资源** eICE 网站提供在线学习与培训工具，注册后即可免费学习，通过这些资源，用户可以学到更多临床教学中的信息学知识。这些资源是面向临床教育者、教育委员、政策制定者和管理者以及专门团体的，教学内容包括 7 个方面主题：对个人和组织的保护；数据、信息和知识；交流与信息传递；卫生和保健记录；卫生语言：临床编码和词表；临床系统及其应用；eHealth：临床诊治的未来方向。

3. **健康信息学教育者论坛** 建立健康信息学教育者论坛的目的是让教育者能够讨论临床医生在信息教学中发现的问题，在论坛中和其他人交流，寻求更好的解决问题的方法，提高临床教育中信息教学的效果（图 9-4）。

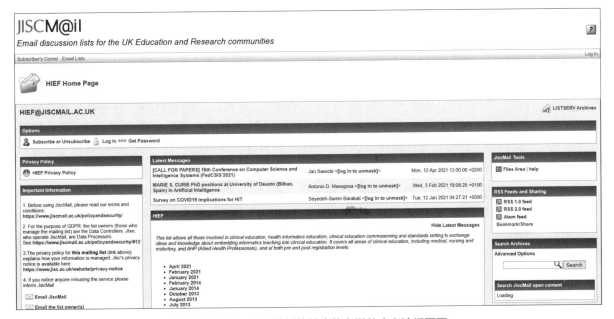

图 9-4 英国 eICE 计划的健康信息学教育者论坛页面

第三节　面向病人的健康信息服务

一、面向病人的健康信息服务特点

（一）顺应就医模式的改变

传统就医模式主要是指病人的线下就医模式，但随着医学信息时代的到来，线下就医已经不能完全满足病人的需求，"互联网＋医疗健康"成为新型就医趋势。线上就医可以消除部分健康服务的利用障碍，如艾滋病、乙型肝炎等传染病病人对线下医院就诊的顾虑。同时新型就医模式提高了健康服务的及时性，如智能可穿戴设备会识别异常指标提醒病人去医院就诊，避免"小病拖大"。互联网新型就医模式更是促进了病人利用健康服务的可及性，比如新疆的病人通过线上服务平台咨询上海三甲医院的专家，打破了时间、空间壁垒，满足了居民过去由于地理和经济可及性较低而不能满足的需要。

（二）满足不同病人的需求

根据调查结果显示，不同疾病的病人具有相对不同的健康信息需求，例如罕见病病人的信息需求主要是诊疗知识、相关政策、前沿资讯；鼻咽癌放疗病人的信息需求主要是治疗知识、护理知识、疾病知识；抑郁症病人的信息需求主要是疾病基本知识、社会生活、自我管理。不同疾病的病人对于获取疾病相关信息的平台也不同，例如罕见疾病病人获取相关信息的主要途径为线上公众号、身边病友、医护人员；鼻咽癌放疗病人获取相关信息的主要途径为医务人员口述、专业书籍、团体讲座；抑郁症病人获取相关信息的主要途径为相关论坛。由于病人的健康信息需求是多样化的，应根据不同病人群体的信息需求特点为他们提供精准的健康服务。

（三）满足慢性病病人的健康管理服务

伴随着我国经济的快速增长以及环境和生活方式的改变，以心脑血管疾病、癌症和慢性呼吸道疾病为代表的慢性病患病率正在快速增加，其造成的死亡对我国居民的生命健康形成巨大威胁。在这样的情况下，对慢性病病人进行有效的健康管理十分重要，通过早期发现并消除慢性疾病相关的致病危险因素，及时评估病人的健康状况并提供有针对性的健康指导，可促使慢性病病人提高健康意识，从而达到预防慢性病发生、发展的目的。慢性病病人健康管理服务包括两个层面，第一，从医疗机构层面，需要对病人进行指导。对确诊的慢性病病人进行登记管理，定期随访，进行体格检查及用药情况、饮食情况、运动情况、心理等健康指导；第二，从慢性病病人层面，需要进行同伴教育。许多慢性病病人会长期居家服药及自我管理，必要时返院进行相关检查治疗，但是部分病人由于距离医院较远，自我管理能力差，医疗知识缺乏，治疗依从性差，导致慢性病的健康管理效果不佳。同伴教育可以作为社区医疗和延续护理的补充，为慢性病病人提供帮助。在同伴教育过程中，病人能更好地掌握相关的知识，提高治疗和健康行为依从性，促进其建立良好的生活方式，使疾病发生的危险因素大为减少。另外，同伴教育可以较好地改善病人的心理状况，缓解其焦虑和情绪障碍，促进睡眠，提高生活质量。

综上，有效的健康管理服务可提高居民的健康意识和改变不良的生活方式，使居民逐步树立自我健康管理的理念，同时也可减少主要的健康危险因素，有效预防和控制传染病及慢性病的发生和流行，提高公共卫生服务和突发公共卫生事件应急处置的能力。

二、面向病人的健康信息服务内容及形式

在面向病人的健康信息服务中，"互联网＋医疗健康"是目前的发展趋势，它利用在线问答、实时

通讯、图文传输等网络手段将健康咨询、预约挂号、病症诊断等线下医疗服务转移到线上。其表现形式包括线上医疗服务平台、移动医疗 app、健康可穿戴设备、远程医疗等,服务内容包括预约挂号、线上问诊、在线取药、健康监测管理服务等,主要着眼点在于优化医疗服务流程。

(一)以基本医疗服务为目标的线上医疗服务平台

线上医疗服务平台是"互联网+医疗健康"医疗的一种应用形式,它是基于线下实体医院的资源形成的网络虚拟医院,提供在线问诊、智能问药、开具处方、药品配送、慢病管理等服务,一方面实现需方(病人)的便捷就诊,另一方面利用了供方(医疗机构)的卫生资源,提高体系的供给效率。比如云南的病人通过线上挂号,预约北京协和医院的专家问诊,医生在线开具电子处方,平台提供药品配送,病人还可以联系该专家进行二次复诊。

线上医疗服务平台有两种类型,一类是网站平台,将包括病人、医生和医院在内的医疗生态系统以社区网络的形式表现出来,提供多样化的信息服务,包括在线咨询、预约挂号、化验取药、二次就诊、健康咨询等服务,该类型平台重点解决的是空间距离的问题,为病人和医生提供以医疗信息为核心的交流平台。另一类以实体医院为基础,开展互联网医疗服务,打通医院内部和不同医院间的医疗资源和病人数据路径,如各医院研发的微信公众号、各地政府构建的区域健康平台,内嵌各医院挂号与专家信息,这类平台基于公立医院的公信力和周边居民的信任感,有很大的应用基础。线上医疗服务平台、医院、医生、药店形成一站式闭环服务链,病人足不出户即可享受线下优质资源,便捷的医患互动也有助于提升医患信任度。

(二)以便捷医疗服务为目标的移动医疗 app

移动医疗 app 是指基于 IOS、安卓等移动终端系统运作的医疗健康类 app,可以实现将院内服务向院外延伸。移动医疗 app 利用信息技术将医院、医生、病人整合到移动医疗服务平台,使病人通过移动智能终端随时随地获取诊前、诊中、诊后一站式医疗服务信息,从而建立病人与医院之间持续、连贯的沟通新渠道。它与线上医疗服务平台的共同点是构建了新的医疗服务发生场景,但两者除了形式差异外,线上医疗平台可以提供更加深入详实的在线问诊、精准转诊服务,而移动医疗 app 主要是优化医疗服务流程,提供轻问诊服务,病人通过手机 app 客户端享受方便快捷的医疗服务,缩短在医院的停留时间,提高就诊效率,同时也为医院的市场开拓创造有利条件,提升医院自身的品牌形象。移动医疗 app 一般用于诊前挂号、诊前咨询,是线上预约咨询和线下门诊的结合,主要业务包括预约挂号、医生咨询、智能分诊、院外候诊、病历管理等功能,其不仅是医院推出的便民服务,也是数字化医院建设的措施之一,更是今后医院发展的大趋势,应分别面向医院医务工作者和社会大众推广使用。

三、面向病人的健康信息服务实例

(一)基于互联网开放架构区域性的健康信息服务平台

1. 瑞典国家 HIE 平台 瑞典开发了国家卫生信息交换平台(health information exchange,HIE)。该平台提供了必要的构建模块,允许病人在碎片化和分布式的医疗系统中在线访问他们的健康信息,使不同的卫生信息系统之间能够进行信息交换(图 9-5)。瑞典国家 HIE 平台为客户应用程序提供了一个单点连接,其客户应用程序可以针对病人、专业人员、研究人员、付款人等不同类型用户,使所有瑞典电子健康档案成为一个国家虚拟电子健康档案。同时,平台允许根据国家定义的服务合同在不同的 HIE、护理组织、政府机构、病人社区和病人之间交换医疗数据。总之,瑞典国家 HIE 平台将来自系统或服务的请求信息转发到适当的源系统,通常是由不同医疗服务提供者使用的电子健康档案系统,并返回可能来自多个系统的响应。该模式促进了不同卫生信息交流平台和电子卫生服务之间的信息交换,提高了医疗服务效率和医疗服务可及性,同时也降低了医疗成本。

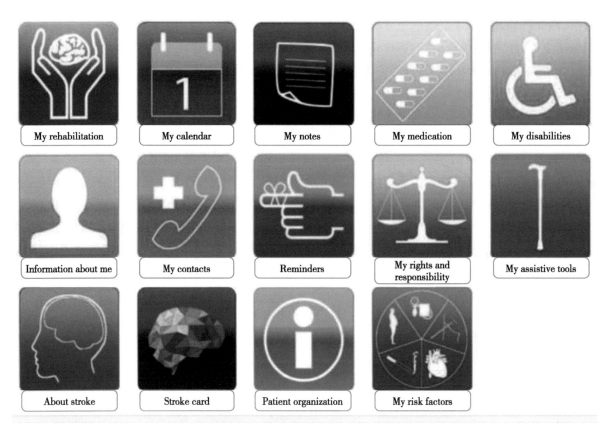

图 9-5　HIE 的 My care Plan 页面

2. **重庆 12320 平台**　由重庆市卫生健康委员会主管，重庆市卫生信息中心主办，信息中心以信息化资源为依托，结合各级医疗机构及专家资源，通过收集真实、准确的医疗健康资源信息，同时与原有预约挂号系统对接，构建"一站式"医疗健康服务（图 9-6），满足市民对卫生信息方面的强烈需求，以便为市民提供医疗健康信息资源，更好地服务于百姓。现有的服务形式为挂号功能、健康知识

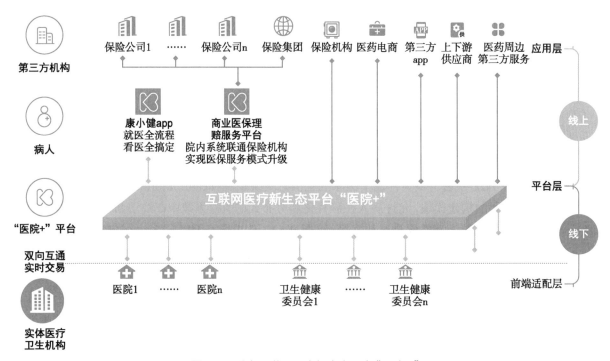

图 9-6　重庆互联网医疗新生态平台"医院 +"

信息查询功能、卫生政策信息查询功能、卫生统计数据信息发布及专题策划、医疗相关产品查询等五大功能模块。对于病人，该平台改善就医体验，减少排队时间、优化就医流程，减少医患矛盾，便捷用户交流；对于医院，该平台建立互联网服务窗口，打造品牌、优化就医流程，便捷支付缓解医院窗口工作压力，降低医院运营成本；对于卫生健康委员会等管理部门，该平台整合优化医疗资源，增强区域管理协助，提升区域医疗信息化程度。

（二）基于互联网开放架构的广域健康信息服务平台

1. **寻医问药网**　某寻医问药网通过网上商城销售药品及医疗器械，为病人购买药品带来了便捷性。线上药品平台建立24h线上服务系统和24h药品配送服务机制，满足了病人在不同时间/不同地点对于专业治疗药物的需要。

但是，线上药品平台也有一定弊端。一方面是对于电子处方的监管，2018年4月，国务院办公厅发布《关于促进"互联网＋医疗健康"发展的意见》提出，医师掌握病人病历资料之后，可以在线开具部分常见病、慢性病处方。但是电子处方乱开、处方药滥用等风险较高，网上购买处方药这种特殊品，会因沟通不畅带来医药安全隐患。另一方面是目前的网上售药运输存在漏洞，第三方平台的快递员将药品像普通商品一样运送，无法满足部分药品低温运输的要求，并且运送前后没有对药品进行拍照确认，存在中途换药的风险。药品从药房到病人手中，只有加强各流程的监管，才能提供令用户放心的高质量网络购药服务。

2. **在线医疗**　在线医疗网站聚焦于为国内病人提供就医参考信息，建立了互联网上实时更新的门诊信息查询系统。截至2021年10月，某在线医疗网站收录了国内9 780家正规医院的86万名医生信息。其中，24万名医生在平台上实名注册，直接向病人提供线上医疗服务。实名注册的三甲医院的医生占比超过70%。在线医疗网站拥有就医经验发布平台，病人可以为自己喜爱的医生投票、撰写感谢信、分享如何选择医生、交流就医经验，共同对抗疾病。同时该网站设置了"按需分配"的门诊预约系统，允许病人直接向医生提交病情，预约门诊号，在分诊体系的帮助下，保证病情需要的病人优先获得医生的门诊机会，而医生也能把宝贵的时间、精力用于自己擅长的病例上。

3. **医生在线问诊网站**　一些医生在线问诊网站具有互联网医院职业资格执照。如某医生在线问诊板块基于其优质医生资源，仅允许三甲医院主治及以上的医生注册，新医生须通过专业技能测评及服务培训方可入驻，覆盖全部科室。用户可选择多种问诊形式，包括图文沟通模式或60s接通的语音急诊模式。图文问诊一次付费可提问三次，医生回答不限次数。医生问诊板块服务对象包括老年人、孕产妇及慢性病用户等。

以上在线网络问诊平台仍存在一定弊端，虽然可以上传检查结果甚至可以直接电话咨询，但由于无法直接面对病人，因此不能对病人的状态做出良好的评价，不排除误诊及漏诊的可能性。不过在线网络问诊平台仍利大于弊，尤其对于慢性病病人，在线平台提供的便利无可替代。随着网络技术的发展以及在线诊疗的相关政策法规、标准制度的逐渐完善，在线诊疗服务将为更多病人提供高质量健康服务，为医疗资源短缺等问题提供解决方案。

第四节　面向社区居民的健康信息服务

一、面向社区居民的健康信息服务特点

（一）利用互联网广泛开展健康信息科普服务

基于"互联网＋"的医疗服务改变了居民传统的就医模式，当前居民主动产生或被动激发的健康

管理意识愈加强烈，更加重视疾病预防、合理饮食等健康生活方式的养成。以往社会缺乏相关渠道，而当前基于互联网产生的运动类 app 具有健身指导、运动记录等功能；医疗类网站、健康类公众号提供了健康食谱、预防疾病经验、个人心理疏导课程等内容；医药电商提供在线购买保健品服务。在我国社区探索健康信息服务，可充分利用当前的社区平台和资源，促进健康信息服务与医疗的融合，达到提供整合型、连续型服务的目的。

（二）考虑不同类型居民的不同需求

社区健康信息服务要针对不同的对象，灵活选择服务内容和服务方式。服务客体可以以家庭为单位，也可以根据个人健康状况进行重点服务，其服务人群又可分为儿童、老年人、妇女、残疾人、低收入者等。大部分人群都是自身或者身边的人出现了明显的健康问题才会表现出健康信息需求，社区居民中非健康人群往往有着明显的健康需求，为其提供健康信息服务的主体也比较明确；但是亚健康人群处于疾病和健康的灰色地带，如何提高这部分人的健康警觉，以及健康人群如何做好自身保健，这都需要健康信息服务机构对不同用户群体需求进行分类管理，加强健康信息服务的针对性。随着移动健康技术的发展，越来越多的移动医疗应用工具被用来作为辅助干预和补充工具帮助亚健康人群意识到可能出现的疾病问题。

（三）考虑居民判断健康信息质量的困难

信息化促使医疗健康知识遍及互联网各类平台，信息化的发展也增加了居民的网络阅读量，居民在大量的阅读中掌握了更多的健康知识。互联网技术发展使人们获取信息变得更加容易，但多数缺乏检索技能的用户难以获取需要的信息，难以对健康信息质量进行判断。国家卫生健康委员会公布的调查研究显示，虽然 2020 年我国城乡居民健康素养平均水平达到 23.15%（2019 年为 19.17%，2018 年为 17.06%），总体水平稳步提升，但是在城乡、地区、人群间的健康素养水平分布不均衡现象依然存在，农村居民、中西部地区居民、老年人群等的健康素养水平仍相对较低。说明我国公民健康信息素养能力尚有待提高。因此，如何强化对大众的健康教育、如何优化健康信息的传播途径，如何帮助大众更有效地做出正确的健康决策，成为落实"健康中国"这一战略行动的关键环节。社区健康信息服务机构是当前提高人民健康水平，满足社区居民日益增长的健康信息需求的重要保障。健康信息服务机构"预防为主、防治结合"的策略，将有利于提高人群健康水平，把预防保健落实到社区、家庭和个人。

二、面向社区居民的健康信息服务内容及形式

（一）社区居民健康档案管理

社区居民健康档案是由个人基本信息表、健康体检表、接诊记录表、会诊记录表、双向转诊单、居民健康信息卡组成的系统化档案记录，是在社区卫生服务工作中收集、记录社区居民健康信息的重要工具。建立个人、家庭和社区健康档案，能够了解和掌握社区居民的健康状况和疾病构成，了解社区居民主要健康问题和卫生问题的流行病学特征，为筛选高危人群，开展疾病管理，采取针对性预防措施奠定基础，同时可为政府制定政策措施提供信息支持。

（二）健康监测智能可穿戴设备的应用

健康监测智能可穿戴设备是指把力学、热学、气体等信号传感、生理特征识别、无线通信和云服务等技术综合嵌入到日常穿戴设备中，如眼镜、耳机、手环等，并进行移动智能终端管理，实现人体健康监测。其易用性特征使其更容易切入到居民身上，它本质上是一种连接需方和供方并为居民需要提供服务的平台，可以将数据共享给医疗机构，联合医疗机构给予居民最佳健康方案并预测社会疾病风险。健康监测智能可穿戴设备通过采集大量居民健康数据信息和行为习惯，帮助居民实现自身日常健康管理，不仅有利于加强疾病防控，还能从根本上提升公共健康水平。

（三）以新媒体为载体的健康科普

新媒体技术促使健康传播的方式发生巨大变化,通过微信公众号等在线平台进行健康传播成为一种常见的现象。可靠的公众号平台可以解决居民难以对检索得到的健康信息质量进行判断等问题,高质量的健康信息可以在一定程度上指导居民健康行为改变,达到健康生活的目的。可靠的公众号平台同时涉及最新研究成果的转换,即健康类公众号发布的内容中有医学界最新的实验研究结果,并且将这些研究成果转换成易于公众理解的文本内容。根据健康传播的定义,"将医学研究成果转换为大众的健康知识",可有效地提升健康传播的效果。居民通过基于循证医学的健康信息服务可以获知自己的健康状况,从而积极地改变自身健康行为,提升健康素养。

三、面向社区居民的健康信息服务实例

（一）国内社区居民健康信息服务

1. **以慢性病为导向的社区健康管理模式**　我国社区健康管理模式,根据管理对象差异,可分为重点人群健康管理和一般人群健康管理。重点人群健康管理主要由全科医生（团队）提供,上级医疗卫生机构或疾病预防控制机构进行指导,为病人建立健康档案,开展健康宣教、病情监测、中医预防保健等服务,同时实行分级管理、双向转诊等。不同地区形成了各具特色的社区重点人群健康管理模式,如厦门市三师共管模式、北京市昌平区模式、上海市静安区中医模式、上海市闵行区模式等,服务对象主要是慢性病病人或签约家庭医生的居民以及孕/产妇和儿童等（表 9-1）。

表 9-1　我国以慢性病为导向的社区健康管理模式

地区	管理内容	管理组织与提供	管理对象
厦门市	制定慢性病治疗方案,检测病情,对病人进行随访,普及健康知识	一位专科医生、一位社区卫生服务机构的全科医生和一位健康管理师制定慢性病治疗和干预方案,共同提供"三师共管"服务。专科医生根据监测的病情,对病人进行随访,为全科医生制定治疗和干预方案,全科医生实施方案并进行健康监测,普及健康知识,健康管理师负责与病人进行沟通,进行健康宣教	签约家庭医生的居民
北京市昌平区	健康随访,健康教育,高危病人制定一对一方案	昌平区疾控中心进行慢病管理业务指导;社区卫生服务中心定期健康随访,健康教育,高危患糖尿病、高血压、脑卒中患者健康监测,健康宣传,对慢性病人群和高危人群进行分级管理并针对肿瘤、超重肥胖病人制定个性化健康管理方案	糖尿病,高血压,脑卒中,肿瘤,超重肥胖病人
上海市静安区	社区中医药人员培训,慢性病管理,健康评估,中医预防保健	慢性病中医院承担中医预防保健指导工作及"治未病"研究;中医预防保健医疗机构进行健康风险评估、健康咨询;社区卫生服务中心向妇女、儿童、精神病病人、慢性病病人等提供规范的中医保健服务	慢性病病人,老年人,妇女,儿童,精神病病人
上海市闵行区	生理,心理,社会,精神方面的评估	医院的心内科护士、心血管主治医师、心理咨询师及社区医师提供生理、心理、社会、精神方面的服务;由临床经验丰富的医师对社区医师进行培训,社区医师对心脏病术后病人进行评估,并指导病人进行运动康复和心理治疗,制定科学的饮食习惯和生活方式、情绪管理计划	心脏病术后康复人群

2. **以全生命周期为导向的社区健康管理模式**　以全生命周期为导向的社区健康管理的对象是全人群,服务的提供者是全科医师、健康管理师和护士。结合社区健康管理的 4 个环节（风险评估、健康干预、跟踪监测、效果评价）,对人群实行流行病学调查—制定具体方案—实施方案—评估效果—改进干预方式,形成一个完整的无限循环的管理模式,同时制定健康管理方案,考虑生物学、

心理学、社会学和运动、睡眠、体质辨识等因素，全面保障居民的健康。国内主要有 PDCA 循环（计划、执行、检查、处理）的社区健康管理模式、"4CH8"模式、格林模式（precede-proceed model）（表 9-2）。

表 9-2   我国以生命周期为导向的社区健康管理

理论	管理内容	管理组织与提供	管理对象
PDCA 循环的社区健康管理	建立健康档案、风险评估、健康干预、追踪访问、远程监测、效果评价、改进干预	全科医生、健康管理师进行管理：将社区健康管理的 4 个环节与 PDCA 循环的 4 个过程结合，全科医生从 7 个角度（生活方式、睡眠质量、心理、慢性病、运动、功能医学、中医体质辨识）进行风险评估，9 个方面进行健康干预，10 个模块对人群健康进行监测	全人群
"4CH8"模式	建立健康档案、风险评估、健康干预、效果评价	全科医生进行管理：针对健康管理 4 个环节，全科医生建立 4 个健康管理家园（儿童、妇女、老人、慢性病），对 8 个模块检测（生物学、心理学、社会学、睡眠、眼保健、体重、膳食、体质分析）	全人群
格林模式	健康教育、健康促进	社区医师、社区护士进行管理：社会学诊断、流行病学诊断、行为和环境诊断、管理和政策诊断、实施、过程评价、影响评价、结局评价，及时跟踪监测干预效果并改进干预手段	全人群

3. **家庭医生团队签约服务**   家庭医生团队签约服务是以基层医疗服务机构为平台，通过居民与全科医生签约的形式，建立相对稳定的契约服务关系，为居民提供健康管理、医疗、双向转诊、家庭病床、健康评估等服务。家庭医生团队一般有 3~11 人，包含 1 名家庭医生、1~2 名护理人员，部分团队根据居民健康需求及团队签约人数选配了专科医师、检验人员或团队助理。我国的家庭医生签约服务已取得初步进展，各地区借鉴国际先进经验、结合本地实际情况，已经形成了一些典型经验。如上海市的"1+1+1"签约服务模式、浙江省杭州市的医养护一体化模式、江苏省盐城市的个性化服务项目模式、福建省厦门市的"三师共管"模式等（表 9-3）。

表 9-3   我国各地区家庭医生签约服务模式

地区	管理模式	管理结果
上海市	"1+1+1"签约服务模式	实现了医疗资源的联接、服务质量和标准的联贯、健康信息的联通、改革政策的联动
浙江省杭州市	"医养护一体化"模式	落实了签约费用的财政保障机制，签约服务收入不纳入绩效工资总额，调整了签约服务价格，实现了医保的支撑
江苏省盐城市	个性化服务模式	通过检查项目打包优惠政策吸引居民签约，再通过检查结果的个性化解读开展健康管理，提高了居民对医疗服务技术的认可以及全科医生的劳务价值与职业自豪感
福建省厦门市	"三师共管"模式	提高了基层医疗卫生机构的承接能力和工作积极性，发挥了财政补助和绩效考核的作用以及信息化技术的优势

4. **社区居家养老服务**   社区居家养老服务涵盖生活照料、家政服务、康复护理、医疗保健、精神慰藉、法律服务等。《中国城乡老年人口状况追踪调查》询问了 11 项社区养老服务的供给、需求和利用情况，包括上门看病、陪同看病、上门护理、康复治疗、聊天解闷、老年人服务热线、法律援助、帮助日常购物等。不同年龄、健康状况、自理能力、文化程度、经济条件、家庭环境的老人对服务需求内容与需求程度各不相同，但这些需求基本可以概括为生活照料类、医疗保健类、精神文化类服务以及其

他服务，如法律援助、社会参与、自我实现等。进入"互联网＋"时代后，国内的养老服务工作者开始思考一条更符合我国国情的"互联网＋养老"道路。

（二）国外部分国家的健康信息服务

1. 芬兰　20 世纪 60 年代，芬兰心血管疾病的死亡率较高，特别是位于芬兰东南部的北卡累利阿区（North Karelia），其男性冠心病死亡率更高，引起了当地居民的极大关注。为了减少本地区心血管疾病的发病率和死亡率，芬兰于 1972 年启动了北卡累利阿项目（North Karelia Project），旨在降低该地区冠心病、脑卒中等疾病的发病率和死亡率，提高民众的健康水平。项目运用流行病学和行为学的方法对该地区人群的健康、医疗和行为方式进行全面的检测和评估，并以社区为基础成立工作小组，通过健康宣传，协调各方利益相关者，改变人们的饮食结构、开展学校控烟活动、创建戒烟真人秀节目、利用媒体进行宣传等健康信息服务，降低心血管病的死亡率，每 5 年评价 1 次实施效果。

2. 日本　日本图书馆协会于 2004 年设立了健康信息委员会，此后东京中央图书馆、鸟取县图书馆、秋田县图书馆、横滨市中央图书馆等纷纷开设健康医疗信息服务，服务形式包括提供与病魔斗争的笔记、图书清单、医疗机构诊疗指南、公共机关发行的宣传册、地方报纸文章剪报、地方自治书籍列表、当地病人协会等信息资源，在图书馆网站创建健康医疗信息链接，举办展览、健康讲座等活动。

2006 年日本制定了《癌症对策基本法》，在医院内设立"信息支援中心"，为地区居民提供癌症咨询服务。但是医院设立信息咨询窗口后，自发接受癌症检测的居民不多，并且由于人力资源不足等原因，许多医院无法应对院外病人和普通市民的信息咨询。在这种情况下，日本庆应义塾大学的高级生物科学研究所（Institute For Advanced Biosciences，IAB）主导，地区医疗机构和政府共同参与发起了"身体馆癌症信息站"（以下简称身体馆）区域协作项目。从 2014 年开始，身体馆转变为健康综合信息站，提供与癌症和健康相关的各种杂志、宣传册、治疗方针、说明书、书籍资料、与病魔作斗争的经验笔记、基于医学数据的诊疗指导手册以及说明书等信息资源，同时要求馆员为普通公众提供信息支持，举办学习会、病人沙龙等活动。

3. 美国　20 世纪 90 年代末开始，美国国家医学图书馆（NLM）开始向普通居民提供健康信息服务和帮助，实现面向大众的健康信息服务转型。NLM 健康信息服务分为线上与线下两种形式。线上服务是通过 MedlinePlus，为具有一定健康素养者提供权威、准确、完备的信息服务；线下服务是为健康素养低下者提供必需的信息技术设备和健康素养培训，以增强用户的健康信息获取能力、提高其健康素养水平。

（1）线上健康信息服务：通过 MedlinePlus，为具有基本健康素养的公众提供健康信息科普服务，MedlinePlus 突破时间和空间的限制，有助于公众快速、方便地查询所需的健康信息。MedlinePlus 主要有健康专题（health topics）、药物与补充剂（drugs & supplements）、遗传（genetics）、医学检验（medical tests）、视频与工具（videos & tools）等板块。其中，健康专题主要面向公众，提供常见的疾病症状、保健知识、医疗方法等科普信息。比较有特色的是视频与工具，包括健康视频（health videos）、MedlinePlus 视频（MedlinePlus videos）、健康检查工具（health check tools）、互动游戏（games）。此外，MedlinePlus 专门为病人及其家属朋友设计的检索词——健康专题词汇（health topics），包括疾病的医学主题词、同义词和俗称（图 9-7）。

（2）线下健康信息服务：主要是针对普通用户和特定用户的推广活动。美国国家医学图书馆通过全国性的巡回展览和其他合作项目宣传图书馆健康知识服务，提高人们对健康信息服务的认知与利用程度。

美国其他图书馆如什里夫波特（Shreveport）健康科学图书馆，主要以讲故事、创造性实践活动等轻松愉快的方式来促使学龄前儿童从小养成良好的健康习惯；密歇根州特拉弗斯市的蒙森医疗

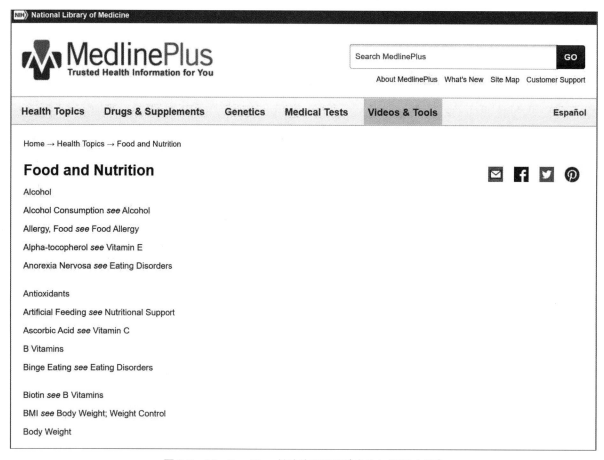

图 9-7　MedlinePlus 健康专题词汇(食物与营养专题)

(Munson Healthcare)社区健康图书馆,通过与社区健康服务中心合作推出的"手袋计划",为老年人提供服务;得克萨斯医疗中心图书馆开展美国邮件计划(U.S. mail program),向该州范围内 45 所监狱的犯人提供药物、疾病等基本的健康信息参考服务。美国一些大学也开展针对学生和教职工的网络健康信息服务,例如哈佛大学,其服务对象主要是哈佛大学的学生、教职工、退休人员以及他们的家属。为了方便用户检索信息,哈佛大学健康服务网站根据用户类别对服务内容进行了分类。此外,该网站详细地提供健康服务的途径,可以使病人清楚地了解自己应该到何处就医、就医流程、可以享受的医疗保险、提供的服务类型、如何预约等,对于健康者来说,提供如何保持健康、健康咨询、疾病预防等信息。

4. **加拿大**　加拿大健康图书馆主要通过与其他健康信息服务主体(政府机构、公共图书馆、健康信息专业人士等)合作,为其病人和用户提供健康素养计划和个性化用户健康信息。加拿大国家和区域卫生信息网主要由 2000 年 9 月成立的 Infoway 机构推动,从 2009 年 50% 的加拿大人建立电子健康档案到 2020 年的全部人口覆盖,为每个病人提供个性化的健康服务。

5. **澳大利亚**　大约有 400 个健康或医学图书馆(包括医院、社区健康信息服务中心、政府机构、大学的健康或医学图书馆)。澳大利亚图书馆和信息协会(Australian Library & Information Association,ALIA)提出 10 多种专题服务,为社区居民提供及时、免费、高质量的健康信息,用户可以通过网络、电话、传真、信件等方式在图书馆或健康信息服务中心获得健康信息服务。

第五节 面向特殊人群的健康信息服务

一、面向特殊人群的健康信息服务特点

（一）老年群体健康信息服务特点

《中华人民共和国老年人权益保障法》将 60 周岁及以上的公民定义为老年人；世界卫生组织（2015）、我国民政部及学术界均将 60 周岁作为老年人年龄区分界线。老年人面临着生理、社会和心理上等方面的挑战，急需在社会和人际关系、心理健康以及与流动性、自我照顾和家庭生活相关的活动中得到信息支持。

1. 传统媒介类信息源是老年人主要信息来源 互联网的广泛普及导致使用手机或电脑搜寻健康信息的老年人逐渐增多，但是部分老年人学习和判断能力下降，较低的健康信息素养不足以支撑其对互联网上纷繁复杂的信息进行真伪辨别。因此，多数老年人并不将其作为主要的信息来源。目前大众媒体与印刷媒体等传统媒介类信息源仍是大部分老年人最主要的信息来源。电视作为可靠的健康信息传播媒介，在老年群体健康信息传播中具有重要作用，它可以减少健康信息的差距并帮助人们（尤其是老年人、贫困人群和文化程度较低的人等）改善他们的健康知识和健康行为。广播也是老年人的一种重要信息来源，部分老年人视力下降，对书籍和报纸等信息源的接触减少，继而转向收听广播和观看电视来获取信息。

2. 老年人偏向于选择人际信息源 一些老年人对亲朋好友非常信任而对其他信息源持怀疑或保留态度。高龄老年人的信息很多来源于家人、朋友，人际信息源通常是老年人的第一选择，接下来才是纸质信息源和网络信息源。

（二）妇幼健康信息服务特点

妇女儿童健康是全民健康的前提，也是全民健康的基础。妇女儿童健康指标是国际上公认的、基础的重要指标，也是衡量一个国家或地区的国民健康素质、经济社会发展和文明进步程度的重要指标。妇幼健康信息服务关系到妇女儿童健康的促进，妇幼卫生信息数据的准确、及时，更关系到妇幼健康服务效率以及政府决策的科学性。妇幼健康信息服务的任务一方面是降低孕 / 产妇死亡率和儿童死亡率，提高妇女儿童健康水平和生活质量的知识传播；另一方面是针对减少危险行为、促进健康行为开展宣传教育。

1. 妇幼健康信息服务的准确性 妇幼健康信息的准确性涉及到孕 / 产妇和幼儿健康问题，错误的信息可能会导致不可逆转的后果，因此，妇幼健康信息的准确性极为重要。对于管理者来说，真实、可靠的妇幼卫生信息资料，为妇幼健康行为的改变提供决策参考。

2. 妇幼健康信息服务的及时性 对于孕 / 产妇和幼儿来说，健康问题往往具有紧迫性，因此，及时性是妇幼健康信息服务的一个重要特征。妇幼健康信息服务不及时，往往会导致妇幼健康问题处理不及时，从而引发不良后果。

（三）残障人群健康信息服务特点

残障人群是一类特殊的群体，由于其身体的原因往往更容易引发各种心理问题。如果得不到及时、有效的疏导，不仅影响残障人群的生活质量，还会影响社会的和谐。因此，残障人群的健康信息服务既要注重生理相关的健康信息服务，也应加强心理健康教育和服务，塑造自尊自信、积极向上的社会心态。同时，残障人群的健康信息服务要特别注意其隐私性，残障人群相较于一般人对个人健康隐私更为敏感，更应注重对其隐私等健康信息的保护。

二、面向特殊人群的健康信息服务内容及形式

（一）智慧社区健康信息服务

随着大数据、云计算、互联网以及物联网的发展，养老逐步向科技化、信息化甚至智慧化的方向发展，智慧社区这种新型养老模式应运而生，通过线上数字化信息服务平台与线下健康服务相结合的模式，提供电子病历、医疗辅助、健康教育与宣传等多方位的信息服务，为老年群体健康管理提供了契机。与传统社区相比，智慧社区充分借助现代信息技术、智能家居等先进手段，实现数字化、智慧化服务，深化传统社区服务内涵，拓展服务内容，以更高效、更便捷的方式推进智慧社区养老服务的发展。当前有关智慧社区健康信息服务的研究主要集中在技术实现、应用以及服务流程等方面，相关理论和实践的发展已较为成熟。同时，随着信息技术和网络技术的发展，养老健康信息管理系统应该充分利用大数据与人工智能等技术，实现老年人群的智能健康监测及预警，将健康信息服务广泛应用于涉老信息的采集、管理和利用等方面。

（二）健康医疗大数据的应用

医疗大数据指的是在医疗卫生领域产生的数据，主要包括临床实验数据、生物医药数据、DNA及基因序列、生物芯片研究等。医疗大数据除了具有大数据的特点之外，还有多态性、时效性、不完整性、冗余性、隐私性等特点。随着人口老龄化加重、城市化速度加快以及传统饮食习惯生活行为改变，慢性非传染性疾病（noninfectious chronic disease，NCDs），以下简称"慢病"，已成为全球面临的主要公共卫生问题，健康医疗大数据尤其对于慢病管理具有重大意义。随着互联网、云计算、物联网等技术的发展，健康医疗大数据可在多个层面对慢病防控提供支持。要实现慢病管理的有效实施，需要从影响健康的全要素出发，包含生物遗传、生活方式、风险评估等方面来搭建健康管理平台。健康医疗大数据平台在对慢病病人、慢病高危人群、健康个体进行健康医疗数据收集和监测的基础上，通过数据挖掘、深度分析、云计算等技术建立慢病预测分析模型，可对导致慢病发生的高危因素进行定位，从而对健康个体给予健康管理指导，对高危人群进行健康危险评估和预警并引导其进行有效的干预，对慢性病病人进行个性化治疗与预后的跟踪监测。

（三）以信息化网络技术为载体的综合性 app

在移动互联网时代，app 已经应用到人们生活和工作的各个方面，并给人们带来许多便利。通过app 进行健康信息传播也成为一种常见的渠道，可靠的 app 可以帮助公众随时随地获取健康知识，实地分享，扩大健康知识的普及面；另一方面能够掌握公众对健康教育的需求，满足不同人群对健康知识的迫切需要。例如针对孕 / 产妇及新生儿母亲群体，可靠的综合性 app 可实现健康教育知识宣传、线上孕 / 产妇学校、线上咨询服务、健康教育调查、办理出生医学证明等功能，可以有效提高健康教育覆盖率，为加强妇幼健康服务能力建设和调整完善生育政策提供科学依据，推进人口健康信息化建设，提高妇女儿童健康水平发挥作用。利用 app 收集办理出生医学证明相关信息，可提升办理出生医学证明的工作效率，降低信息采集人员的劳动强度，提高信息质量，提升服务效率，减轻群众负担，提升群众满意度。针对老年人群体、慢性病病人等特殊群体开发的综合性 app，在一定程度上为这些人群带来了便利。

三、面向特殊人群的健康信息服务实例

（一）"志愿助老、医疗为老"社区健康服务

2022 年 1 月 17 日，国家卫生健康委员会、全国老龄办、国家中医药管理局联合印发《关于全面加强老年健康服务工作的通知》，对老年健康服务提出以下目标："到 2025 年，65 岁及以上老年人城乡社区规范健康管理服务率达到 65% 以上，老年心理关爱项目点覆盖全国所有县（市、区），二级及以上

综合性医院设立老年医学科的比例达到60%以上，85%以上的综合性医院、康复医院、护理院和基层医疗卫生机构成为老年友善医疗机构，三级中医医院设置康复科比例达到85%，65岁及以上老年人中医药健康管理率达到75%以上。"在人口老龄化加快和终身教育的大背景下，老年健康教育是保障老年人健康的重要途径，健康讲座是老年健康教育的常见方式之一。许多医疗机构通过"到医院""进社区""寻合作"等方式开展一系列健康公益讲座，在优质医疗资源和老年人之间搭建了一座坚实桥梁。

1."到医院" 某眼科医院邀请老年朋友到医院参加"老年人常见眼底病"公益讲座，为了帮助老年人理解，眼科专家利用眼球模型为现场听众讲解几种老年人较为常见的眼底病，以及病程前期可能会产生的症状等。讲座结束后，某眼科医院还为每位参与讲座的听众发放了公益"眼底"检查卡。

2."进社区" 某眼科医院白内障科专家带领防盲筛查队伍来到街道居委会开展"光明快车•爱眼行公益活动"，开展"知识讲座+眼科义诊"，并给现场居民进行了视力检查、裂隙灯检查、电脑验光、眼压检查等，针对检查结果，现场给出专业性意见和建议，帮助社区居民了解自己眼睛的健康状况，受到社区居民的好评。

3."寻合作" 福州市老年大学综合系和保健学会邀请某眼科医院联合举办"中老年人如何预防眼睛疾病"的科普讲座和义诊活动。参会中老年人表示，学会组织的活动非常好，不仅详细讲解了白内障、老花眼的预防及治疗，还现场进行了免费的眼睛健康检查，并且给出了许多保护眼睛的意见和建议，受益匪浅。

（二）"互联网+"母子健康服务

随着社会的发展，孕妇保健知识的需求日益增加。开展孕期健康教育可以提高孕/产妇自我健康管理能力，从而帮助孕妇顺利渡过妊娠期、分娩期、产褥期，降低剖宫产率和孕/产妇死亡率，减少孕/产期心理问题的发生。2017年，原国家卫生计生委办公厅印发《母子健康手册》推广使用工作方案的通知，提出《母子健康手册》要以备孕妇女、孕妇、儿童家长自我监测和自我记录为主，同时还提供政府提供的妇幼健康服务内容，记录母子接受医疗保健服务的全过程，以及孕产妇的亲身经历感受和孩子的成长历程等内容。与此同时，杭州市充分利用国家《母子健康手册》试点的契机，开发了电子手册（图9-8）。该系统的作用如下。

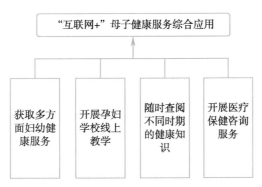

图9-8 母子健康服务综合应用研究系统结构图

1. 获取多方面妇幼健康服务 app版的《母子健康手册》集孕/产妇产前健康教育、儿童健康教育、孕妇学校app网上授课、母子保健咨询与宣传服务及出生医学证明信息的移动app自助登记等功能于一体，用户登录app账号即可获得多项妇幼健康服务，为孕/产妇提供整个生育周期和儿童保健周期的健康服务，让公众享受到更加公平、高效、优质便捷的服务。

2. 开展孕妇学校线上教学 孕期健康教育对孕期保健和分娩选择具有重要意义。孕妇学校是孕妇获取孕/产期相关知识的主要途径，孕妇学校提供多元化、丰富的授课内容和授课方式，显著提高孕妇主动学习的积极性和学习效率。"互联网+孕妇学校"的健康教育模式，利用视频直播的形式帮助孕／产妇居家学习孕妇学校的专业授课内容，将被动学习转变为主动学习，满足孕育和育儿的基本需求，使孕／产妇健康管理大大加强，为母婴健康增加安全保障。利用互联网进行孕妇学校的教学非常有必要，值得大力推广。

3. 随时查阅不同时期的母子健康知识   随着居民文化程度的提高，准父母们对孕／产期保健知识和新生儿护理知识的需求更为迫切。app 版《母子健康手册》有效提高孕妇孕期保健、自我监护、母乳喂养、顺产优势及新生儿护理五方面的母婴健康素养，孕妇的规范产检依从性和自然分娩率明显提升。

4. 开展医疗保健咨询服务   通过 app 提供的在线咨询服务功能，孕产妇和儿童家长在足不出户的情况下就可以得到专业医生的在线帮助，用户只需要将检查报告、孕期情况、产后情况、个人病历、新生儿发育情况及实时情况以拍照或文字信息的形式向在线的医生进行提问。医生通过平台查看信息，进行专业的回复，给予专业的指导意见。医生可以实时与用户进行对话，了解用户诉求，节省时间。"互联网＋"移动医疗保健服务方式使医疗保健机构的资源得到充分利用。

（三）基于移动互联的新型残障健康管理服务

传统的中重度残疾人托养机构的健康管理服务主要停留在残疾人生病、用药完全依赖照顾者进行就医或取药的阶段，一旦脱离照顾者，残疾人的医疗服务便出现中断的风险。传统服务形态已经不能满足残障群体在健康管理方面的深层次诉求，智能信息化的健康管理服务成为新的发展趋势。

首先，新型的残障托养机构通过智能化设备，让自理的残疾人充分发挥自主健康管理的意识，一方面可以提高残疾人进行自我健康管理的参与性，另一方面有利于实现医护资源的最大化利用，缓解医护供需不足的矛盾。同时运用智能化健康监测设备，保证健康监测的准确性与及时性。

其次，新型的残障托养机构重视残障群体的健康档案管理，通过电子化的记录方式收集残疾人的健康信息，可以实现健康信息的一体化管理，方便对残疾人的健康信息进行存储与分享，也是残疾人后续就医的重要依据。

最后，新型的残障托养机构使用移动互联，通过线上健康管理平台和 app 的连接，实现健康信息的共享，让健康信息的利用率更高。

移动互联的飞速发展，其信息化和智能化的特点给人们的日常生活带来极大便利。新型的残障人士托养机构，不但可以促进健康管理的无纸化发展，而且可以提高健康管理的服务效率，满足残疾人多层次的健康护理需求，并为医护、养老护理员以及健康管理人员带来巨大的便利。

（侯筱蓉）

思 考 题

1. 公众健康信息服务的客体有哪些？在面向这些客体提供健康信息服务时，需要考虑哪些特点？

2. 在面向医务人员的健康信息服务中，我国医学图书馆提供哪些健康信息服务？

3. 在面向病人的健康信息服务中，在线医疗社区健康信息服务面临哪些问题？

4. 在面向社区居民的健康信息服务中，农村居民和城市居民的健康信息服务需求存在哪些差异？

5. 国内外社区居民的健康信息服务有哪些差异？

第十章

公众健康信息政策法规、伦理与安全

2022年5月，国务院办公厅印发《"十四五"国民健康规划》，提出进一步健全国民健康政策体系，构建系统完备的卫生健康法律体系，完善卫生健康法治体系。公众健康信息政策指引着卫生信息化的发展方向，公众健康信息法律法规是卫生健康信息政策有序执行的强力保证。公众健康信息伦理为促进公众健康、预防疾病、减少风险和伤害等提供伦理支持。公众健康信息技术和管理为公众健康信息安全提供技术保障和保护。

本章分三节探讨公众健康信息政策法规、伦理与安全。第一节简要介绍公众健康信息政策法规相关概念，全面介绍国内外公众健康信息政策法规体系，着重介绍我国突发公共卫生事件、信息公开、信息保密、互联网信息服务、基层医疗卫生保健、医疗保障等相关的政策法规。第二节简要介绍公众健康信息伦理的内涵，重点介绍国内外公众健康信息隐私保护；探讨医疗活动、信息技术应用和网络环境的信息伦理问题。第三节介绍公众健康信息安全的内涵，着重介绍公众健康信息安全技术；从过程管理、数据管理和组织管理三个方面探讨公众健康信息安全保护。

第一节 公众健康信息政策法规

一、公众健康信息政策法规概述

（一）政策、健康政策和公众健康政策

1. **政策（policy）** 是国家、政党为实现一定历史时期的路线和任务而规定的行为准则。

2. **健康政策（health policy）** 是指政府为保障人民健康而制定并实施的用以规范政府、公民和医院等社会组织的行为指南、策略与措施的总和。国家健康政策是国家卫生健康战略制定和实施的基础，是主要行动纲领。

3. **公众健康政策（policy of public health）** 具备多学科性质，但所有公众健康政策的核心都是为了提升公众健康水平。故可以将公众健康政策理解为国家为提升公众健康水平而制定并实施的一切行为指南、策略与措施的总和。

（二）信息政策和健康信息政策

信息政策（information policy）有狭义和广义之分，狭义的信息政策通常指"信息产业政策""信息技术政策"或"信息服务政策"等，广义的信息政策除包括狭义信息政策内容之外，还包括信息法律在内。信息政策是政府对信息活动进行指导的方针和行动准则，是推动信息事业发展的行动纲领。

健康信息政策（policy of health information）是信息政策和健康政策相互交叉的范畴，是由卫生行政管理部门在国家总的方针政策和信息政策的指引下，结合健康信息工作领域的需求和工作特点而

制定和执行的一类指导文件，其实质是相关政策在健康信息领域的应用和扩展。健康信息政策通过一定的原则和方法，指导各种卫生信息活动与卫生信息管理实践，其作用突出表现为可以进行健康信息事业的组织、信息流的处理与传播、信息活动的评价等，是健康信息资源管理的重要手段。

不同国家在建立国家卫生信息体系时，根据本国的特点和目标制定了相应的政策法规。美国国家卫生信息技术协调办公室发布的联邦政府卫生信息技术 5 年战略规划（Federal Health IT Strategic Plan）（2011—2015）版和（2015—2020）版，将信息共享、各方协作、病人参与、信息隐私与安全、改善个人健康列为战略目标。2012 年，英国议会通过了《卫生和社会保健法案》（Health and Social Care Act 2012），对公共卫生、医疗保健、社会保健和信息利用等方面提出新的要求。同年，英国卫生部发布了《信息的力量——让所有人都掌控所需要的健康和保健信息》战略报告，制定了信息收集和使用方式的框架及线路图。澳大利亚在 1999 年颁布了《在线健康：澳大利亚健康信息行动计划》（Health Online：A Health Information Action Plan for Australia），要求整合病人用药信息，确保消费者用药安全；2011 年，以立法形式通过了《个人可控的电子健康档案法案》。德国采取社会多元主体参与的建设方式，制定了卫生信息体系战略及相关政策，各州细化联邦政府颁布的各项政策，基层单位的信息系统由自主管理机构负责建设。

（三）法与卫生法

法（law）是对法律的简称，是由国家制定或认可并由国家强制力保证实施的，反映由一定社会的物质生活条件所决定的掌握国家政权的阶级（在阶级对立社会是统治阶级）的意志和利益的行为规则体系。它通过规定人们之间的权利和义务，维护和发展有利于掌握国家政权的阶级的社会关系和社会秩序。

卫生法（health law）是指由国家制定或认可，并由国家强制力保障实施的，用于调整在医疗卫生及卫生信息管理实践过程中所形成的各种社会关系的法律规范的总和。它不仅包括全国人大及其常委会通过的法律，还包括国务院通过的条例，国家卫生健康委员会、国家中医药管理局以及其他国家行政机关颁布的部门规章或文件。它不仅包括专门的医疗卫生规范性文件，还包括刑事、民事和行政法律中用于调整卫生信息领域的法律规范等。

（四）信息法与卫生信息法

信息法（information law）是由国家立法机关制定或认可的调整信息活动中社会关系的法律规范的总称。信息政策是信息法律的先导，是信息法律的重要基础；信息法律是在信息政策的框架中制定的，是对信息政策内容的进一步规范，是信息政策的保障，是信息政策的重要依托。

卫生信息法（law of health information）是指在医疗卫生及卫生信息管理实践中所涉及的信息法律规范的总称。卫生信息法律法规的调整对象包括两个方面：一是，调整信息技术与信息产业发展过程中产生的一系列社会关系和社会问题，其目的在于发挥法律的政策导向功能，促进信息技术的发展；二是，调整信息在生产、传播、处理、存储、应用、交换等环节中所产生的各种社会关系，其目的在于规范主体资格和主体行为，确立在信息活动中不同的信息主体之间所形成的各种权利义务关系。

（五）健康法

健康法（health law）是指一切与健康相关法律的总称，尊重和保障人民健康是法律规定的政府职责。《中华人民共和国民法典》第一千零四条规定："自然人享有健康权。自然人的身心健康受法律保护。任何组织或者个人不得侵害他人的健康权。"

十三届全国人大常委会第十五次会议于 2019 年 12 月 28 日表决通过了《基本医疗卫生与健康促进法》，这是我国卫生健康领域首部基础性、综合性法律。该法自 2020 年 6 月 1 日起施行。该法首次明确：国家实施健康中国战略，把人民健康放在优先发展战略地位，将健康理念融入各项政策；医疗卫生事业应当坚持公益性原则。该法体现了卫生健康工作理念从以治病为中心到以人民健康为中心的转变。

（六）将健康融入所有政策

"将健康融入所有政策"（health in all policies，HiAP）是世界卫生组织提出并倡导的一种以改善人群健康和健康公平为目标的公共政策方法，它强调跨部门合作以寻求健康的影响因素。该政策是2013年6月第八届国际健康促进大会的主题，大会发表的《世界医学大会赫尔辛基宣言》（*Declaration of Helsinki*）将 HiAP 定义为一种以改善人群健康和健康公平为目标的公共政策制定方法，它系统考虑这些公共政策可能带来的健康后果，寻求部门间协作，避免政策对健康造成不利影响。该政策的理论基础是健康的影响因素广泛，要解决健康问题，需要各个部门都来制定有利于健康的政策，而不能仅靠卫生部门一家。

为提高全民健康水平，一些国家在实践中应用了 HiAP 理念，并取得了一些成绩，如芬兰在慢性病防控领域实施 HiAP，南澳大利亚的"南澳战略计划"，不丹的"国民幸福指数"，印度的烟草控制等。HiAP 在我国应对重症急性呼吸综合征（SARS）、艾滋病防控、烟草控制、慢性病防控、爱国卫生运动等工作中，与其相关的理念、策略和措施都已经得到体现，但是目前还处于初级阶段。《"健康中国2030"规划纲要》的发布和执行，为实施"将健康融入所有政策"提供了机遇和保障。

二、公众健康信息政策法规体系

（一）公众健康信息政策法规体系结构

信息立法是信息法体系构建的前提和基础。信息立法是由一定的国家机关制定信息法律的活动。信息立法体系是由信息法律条文和规范性文件构成的规范性文件系统，它表明信息法的外在形式结构。近年来，随着国家医药卫生事业的发展和信息技术的进步，信息技术在卫生信息领域得到广泛应用，国家有关部门陆续制定和颁布了一系列与健康信息领域相关的法律、法规以及法律条文和规范性文件。

从法律关系的角度来看，健康信息法律关系是根据健康信息法产生，以主体之间的权利义务关系为表现形式的特殊社会关系，涉及健康信息生产、采集、发布、处理、传递、交换、利用等全过程。健康信息法律关系所涉及的主体主要包括政府部门、经济组织、非营利性组织和个人。健康信息法律关系的客体是健康信息法律关系主体的权利和义务所指向的对象。但只有能够满足健康信息主体的利益或需求，同时又能得到国家法律确认和保护的健康信息才是卫生信息法律关系的客体。

信息政策法规体系是由各种信息政策、法律、法规按照一定规则组成的一个有机整体。国家信息政策法规体系的基本框架和主要内容分为三个层次：第一层次是信息基本法，它从全局的角度，导向性地规定了整个信息法规体系的立法宗旨、原则、调整对象及范围，涵盖了信息活动的主要问题，对其他信息法规起到了宏观上的指导作用，是信息立法的基础和准则；第二层次是涉及产业、组织和社会层次的信息技术、信息人才、信息市场、信息资源等法律制度，如信息人才法律制度、信息资源法律制度、信息市场法律制度、信息网络法律制度、信息技术法律制度、信息产业法律制度等；第三层次是各种信息法律规范，它是由法律制度分解出来的调整范围较狭窄、目标较明确的各种信息法规，包括带有法律性质的其他文件，如实施细则、条例和规范。我国信息政策法律体系的基本框架包括信息标准法律制度、信息安全法律制度、信息环境法律制度、信息资源法律制度、信息人才法律制度、信息技术法律制度、信息产权法律制度、信息市场法律制度、信息网络法律制度、信息产业法律制度。

公众健康信息政策法律体系以信息法律体系的基本框架为基础制定。综合国内外学者提出的基本框架和观点，公众健康信息政策法律法规体系应包括以下五个方面：①医药卫生信息产权政策法律法规，主要包括商标权、专利权、著作权、反不正当竞争、科技成果权等；②信息技术政策法律法规,主要包括信息技术发展、信息技术评估、电子技术、计算机技术、信息技术标准化、进出口管理、无线电频谱管理等;③信息产业政策法律法规,主要包括信息机构组织、信息机构管理、信息资源管理、信息人员管理、信息产业投资管理、信息产业评估等;④信息服务政策法律法规,主要包括公共信息服务、卫生信息服务、信息公开、信息传播、信息流通、信息商品市场、国际信息合作与交流等;⑤信息安全政策法律法规,主要包括商业秘密、电子信息出版、科学技术保密、信息系统安全、网络信息安全等。这些内容共同构成我国公众健康信息政策法规体系的基本框架。

(二)国外健康信息政策法规

根据 1993 年英国政策研究中心尼克·摩尔(Nick Moore)提出的政策框架二维矩阵模型,广义的卫生信息政策涉及的主要领域包括卫生信息技术(计算机技术、通信技术、微电子技术、信息系统技术、人工智能技术等)、卫生信息人员(信息教育与人才培养、人才交流与引进、继续教育培训、人力资源配置、资格认定、人员使用等)、卫生信息管理(卫生信息的获取、存贮、交流,政府信息公开,信息资源共享,卫生信息标准,系统安全保障等)、卫生信息产业(通信、软件、信息服务、广告、电子产品出版发行等)和卫生信息法律法规(法律、法规、规章,规范性文件等),这些内容共同构成卫生信息政策体系结构。

国外对于卫生信息的研究较早,随着时间推移,政策也在不断改善。近年来,国外一些国家颁布的部分健康信息保护政策如表 10-1 所示。

表 10-1　近年来国外颁布的一些健康信息保护政策

国家或组织	时间	政策名称	主要内容
美国	1974	《隐私法案》 *Privacy Act*	美国行政法中保护公民隐私权的重要法律,对个人信息采集、保存、使用、公开和保密等问题进行详细规定,赋予个人信息决定、知情和更正权
	1996	《健康保险携带及责任法案》 *Health Insurance Portability and Accountability Act/1996, Public Law 104-191*	简称 HIPAA,制定个人医疗信息隐私保护规章
	2009	《健康信息技术促进经济和临床健康法案》 *Health Information Technology for Economic and Clinical Health Act*	简称 HITECH Act,该法案作为 HIPAA 的增强版本,进一步加强了 HIPAA 的隐私规则(比如违规的高额处罚),并提出了违规通知制度
欧盟	2016	《通用数据保护条例》 *General Data Protection Regulation, GDPR*	简称 GDPR,进一步强化数据主体个人数据控制的导向。适用对象从欧盟内的企业扩展到向欧盟用户提互联网和商业服务的所有企业,要求企业建立个人数据操作监控记录制,并采取数据安全保障措施
英国	2018	《数据保护法案》 *Data Protection Act*	该法案为处理和保护个人数据提供了法律框架,是英国对于 GDPR 的具体落实。进一步强化机构在数据保护方面的责任,并实行严格的行政监管,加强与刑事司法机构之间的合作
日本	2003	《个人信息保护法》	涉及出示个人信息控制权,个人可以自由地决定在何时、用何种方式、以何种程度向他人传递与自己有关信息的权利主张
	2015	《个人信息法》	2015 年进行修订,为进一步保证日本企业跨国信息无障碍交换与共享,对个人信息权保护规定更为细致,确立了对个人信息权保护的一体化机制

（三）我国公众健康信息政策法规

当前，国家健康信息政策制定围绕卫生事业发展和卫生信息化建设的总体目标，统筹规划，资源共享，应用主导，务求实效。我国健康信息政策制定遵循的原则：一是务实性原则；二是协调一致原则；三是动态弹性原则。从而保证我国健康信息政策具有针对性、系统性和前瞻性。

国家卫生信息主管部门在"十三五"期间进一步提出我国医疗健康信息化发展"46312"总体框架，指出要深化拓展三级卫生信息平台建设，加快区域卫生各层级平台之间的互通互联，建立"互联网＋医疗健康"应用平台（或子平台）建设，如大数据、物联网，分级诊疗平台，远程医疗平台等重点应用的子平台。在数据的采集上，针对各种可穿戴设备、各种智能终端的广泛应用，加强对实时数据的采集和集成，进一步完善卫生信息法律法规和监管体系建设。《中华人民共和国国民经济和社会发展第十四个五年规划和 2035 年远景目标纲要》（简称"十四五"规划）提出构建强大公共卫生体系，织牢国家公共卫生防护网，始终以人民健康为目标，催生数字健康新技术、塑造数字健康新业态、培育数字健康新生态、创造数字健康新价值、重塑医药卫生管理和服务模式，不断增进人民群众的健康福祉。

我国在卫生信息化发展过程中非常重视相应的法制建设，颁布了一些与卫生信息化建设密切相关的法律、法规、规章和规范性文件，为构筑我国公众健康信息活动的法律法规体系奠定了基础。

1. **突发公共卫生事件相关政策法规** 突发公共卫生事件是指突然发生，造成或者可能造成社会公众健康严重损害的重大传染病疫情、群体性不明原因疾病、重大食物和职业中毒以及其他严重影响公众健康的事件。为了有效预防、及时控制和消除突发公共卫生事件的危害，保障公众身体健康与生命安全，维护正常的社会秩序，2003 年 5 月，国务院公布了《突发公共卫生事件应急条例》（后经2010 年 12 月国务院第 138 次常务会议通过的《国务院关于废止和修改部分行政法规的决定》修正），其中第三章对突发公共卫生事件报告与信息发布制度作了明确规定，第二十五条规定："国家建立突发事件的信息发布制度。国务院卫生行政主管部门负责向社会发布突发事件的信息。必要时，可以授权省、自治区、直辖市人民政府卫生行政主管部门向社会发布本行政区域内突发事件的信息。信息发布应当及时、准确、全面。"

为了预防和减少突发事件的发生，控制、减轻和消除突发事件引起的严重社会危害，规范突发事件应对活动，保护人民生命财产安全，维护国家安全、公共安全、环境安全和社会秩序，2007 年 8 月，国务院颁布了《中华人民共和国突发事件应对法》，为包括公共卫生事件在内的突发事件的预防与应急准备、监测与预警，应急处置与救援，事后恢复与重建等应对活动提供了法律依据。

2. **信息公开相关政策法规** 信息公开相关政策法规的颁布使公众知情权有了法律保障。为了保障公民、法人和其他组织依法获取政府信息，提高政府工作的透明度，建设法治政府，充分发挥政府信息对人民群众生产、生活和经济社会活动的服务作用，2007 年 4 月，国务院公布了《中华人民共和国政府信息公开条例》（后经 2019 年 4 月 3 日中华人民共和国国务院令第 711 号修订），其中第二章明确规定了政府信息公开的主体和范围。2021 年 12 月，国家卫生健康委员会、国家中医药管理局、国家疾病预防控制局组织制定了《医疗卫生机构信息公开管理办法》，指出国家卫生健康委员会、国家中医药管理局、国家疾病预防控制局政府信息公开主管部门牵头负责全国医疗卫生机构的信息公开监督管理工作，国家卫生健康委员会、国家中医药管理局、国家疾病预防控制局各业务主管部门负责指导相关领域医疗卫生机构的信息公开工作。

3. **信息保密相关政策法规** 随着公众保密意识逐渐提高，信息保密相关规定也日趋完善。2000年 12 月，卫生部颁布了《卫生部保守国家秘密的规定》，对卫生工作和科研合作与交流过程中涉及的国家秘密载体的制作、阅办和管理、复制、寄送、借阅和销毁等过程中的信息保密问题作了严格规定。2014 年 2 月，国务院颁布《中华人民共和国保守国家秘密法实施条例》，自 2014 年 3 月 1 日起施行，该条例对国家秘密的范围和密级、保密制度、监督管理和法律责任作了明确说明。2014 年 5 月，原国家卫生计生委颁布《人口健康信息管理办法(试行)》,该办法适用于各级各类医疗卫生服务机构所涉及的人口健康信息的采集、管理、利用、安全和隐私保护工作,在保证人口健康信息安全和保护个人隐私的前提下,促进人口健康信息互联互通和共享利用。2017年,《国家卫生计生委保守国家秘密工作规范(试行)》出台。

4. **互联网信息服务相关政策法规**   互联网信息服务管理条例、办法日趋完善。2013年1月,国务院对《信息网络传播权保护条例》进行了修订,2017年11月,国家食品药品监督管理总局对《互联网药品信息服务管理办法》进行修正,这为保护著作权人、表演者、录音录像制作者(以下统称权利人)的信息网络传播权奠定了基础。2018年,《互联网诊疗管理办法(试行)》《互联网医院管理办法(试行)》《远程医疗服务管理规范(试行)》相继出台,对互联网药品信息服务、信息网络传播中的著作权人、表演者、录音录像制作者等权利人的信息网络传播权的法律保护条款等均做出了明确规定,做到有法可依。

5. **基本医疗卫生保健政策法规**   基本医疗卫生服务是维护人体健康所必需、与经济社会发展水平相适应、公民可公平获得的,采用适宜药物、适宜技术、适宜设备提供的疾病预防、诊断、治疗、护理和康复等服务。基本医疗卫生服务与"人人享有卫生保健"是统一的,后者是全球卫生战略目标,前者是实现此战略目标的基本途径和基本政策。基本医疗卫生与健康促进法是调整基本卫生服务活动中产生的各种社会关系的法律规范的总称。

为了发展医疗卫生与健康事业,保障公民享有基本医疗卫生服务,提高公民健康水平,2019年12月,十三届全国人大常委会第十五次会议审议通过了《中华人民共和国基本医疗卫生与健康促进法》,自2020年6月1日起施行。这是我国卫生健康领域的第一部基础性、综合性法律,对完善卫生健康法治体系,引领和推动卫生健康事业改革发展,加快推进健康中国建设,保障公民享有基本医疗卫生服务,提升全民健康水平具有十分重大的意义。

6. **医疗保障政策法规**   医疗保障是指人们在患病、负伤、年老、生育及失业的情况下,需要获得诊断、检查、治疗及其他健康维护时,由国家和社会为其提供必要的医疗服务与物质帮助的一种社会保障。医疗保障制度是国家和政府强制建立起来的保障人们能够有效获得基本医疗服务与物质帮助及其健康维护的基本制度,是关于卫生资源配置,医疗卫生费用筹措及负担和提供适宜的卫生服务方式等方面的规章制度的总称。医疗保障制度是国家卫生制度的基本内容,合理的医疗保障制度对于发展卫生事业,保护人们身体健康具有重要意义。当前我国医疗保障制度主要包括城镇职工基本医疗保险制度、城镇居民医疗保险制度、新型农村合作医疗制度、医疗救助制度等。

《中华人民共和国社会保险法》第二十三条规定:"职工应当参加职工基本医疗保险,由用人单位和职工按照国家规定共同缴纳基本医疗保险费。无雇工的个体工商户、未在用人单位参加职工基本医疗保险的非全日制从业人员以及其他灵活就业人员可以参加职工基本医疗保险,由个人按照国家规定缴纳基本医疗保险费。"第二十四条规定:"国家建立和完善新型农村合作医疗制度。"第二十五条规定:"国家建立和完善城镇居民基本医疗保险制度。城镇居民基本医疗保险实行个人缴费和政府补贴相结合。享受最低生活保障的人、丧失劳动能力的残疾人、低收入家庭、六十周岁以上的老年人和未成年人等所需个人缴费部分,由政府给予补贴。"

新一轮医改以来,贯彻党中央、国务院决策部署,我国已全面建成覆盖全民的基本医疗保障网,打造了具有中国特色的全民医保体系,为全面建成小康社会、实现第一个百年奋斗目标做出了积极贡献。为进一步推进医疗保障高质量发展,保障人民健康,促进共同富裕,依据《中华人民共和国国民经济和社会发展第十四个五年规划和2035年远景目标纲要》和《中共中央 国务院关于深化医疗保障制度改革的意见》,制定了《"十四五"全民医疗保障规划》。该规划的发展目标为到2025年,医疗保障制度更加成熟定型,基本完成待遇保障、筹资运行、医保支付、基金监管等重要机制和医药服务供给、医保管理服务等关键领域的改革任务,医疗保障政策规范化、管理精细化、服务便捷化、改革协同化程度明显提升。

《"十四五"全民医疗保障规划》指出将医保从以下几个方面来建设。

(1)建设公平医保:基本医疗保障更加公平普惠,各方责任更加均衡,保障范围和标准与经济社会发展水平更加适应,公共服务更加可及,制度间、人群间、区域间差距逐步缩小,医疗保障再分配功能持续强化。

(2)建设法治医保:医疗保障制度法定化程度明显提升,定点医药机构管理更加透明高效,基金监管制度体系更加完善,行政执法更加规范,全社会医保法治观念明显增强。

(3)建设安全医保:基金运行更加安全稳健,信息安全管理持续强化,防范和化解因病致贫返贫长效机制基本建立,医疗保障安全网更加密实。

(4)建设智慧医保:医疗保障信息化水平显著提升,全国统一的医疗保障信息平台全面建成,"互联网＋医疗健康"医保服务不断完善,医保大数据和智能监控全面应用,医保电子凭证普遍推广,就医结算更加便捷。

(5)建设协同医保:医疗保障和医药服务高质量协同发展,医保支付机制更加管用高效,以市场为主导的医药价格和采购机制更加完善,医疗服务价格调整更加灵敏有度。

第二节 公众健康信息伦理

一、公众健康信息伦理概述

(一)信息伦理

信息伦理(information ethics)是指涉及信息开发、传播、管理和利用等方面的伦理要求、伦理准则、伦理规范,以及在此基础上形成的新型伦理关系。信息伦理又称信息道德,它是调整人们之间以及个人和社会之间信息关系的行为规范的总和。

信息伦理包括两个方面的内容:一是指人类个体在信息活动中以心理活动形式表现出来的道德观念、情感、行为和品质,即表现为主观方面的个人信息道德,如对信息劳动的价值认同,对非法窃取他人信息成果的鄙视等;二是指社会信息活动中人与人之间的关系以及反映这种关系的行为准则与规范,即表现为客观方面的社会信息道德,如扬善抑恶、权利义务、契约精神等。

信息伦理包括三个层次,即信息道德意识、信息道德关系和信息道德活动。信息道德意识是信息道德行为的深层心理动因,包括与信息相关的道德观念、道德情感、道德意志、道德信念、道德理想等;信息道德关系包括个人与个人的关系、个人与组织的关系、组织与组织的关系;信息道德活动是人们在信息交流中所采取的有意识的、经过选择的行动,包括信息道德行为、信息道德评价、信息道德教育和信息道德修养等。信息伦理是主观方面个人信息伦理与客观方面社会信息伦理的有机统一。

信息伦理体现了社会一般伦理价值观念。2002年3月,中国互联网协会制定的《中国互联网行业自律公约》对我国从事互联网运行服务、应用服务、信息服务、网络产品服务和网络信息资源的开发、生产及其他与互联网有关的科研、教育、服务等活动的行业行为进行伦理规范约定,公约提出13条自律条款,是国内较早的信息伦理自律文件。

为了进一步完善科技伦理体系,提升科技伦理治理能力,实现高水平科技自立自强,2022年3月,中共中央办公厅、国务院办公厅印发《关于加强科技伦理治理的意见》,成为继国家科技伦理委员会成立之后,我国科技伦理治理的又一标志性事件,这一举措体现了国家层面对科技伦理治理的重视和对科技向善的追求。

由于世界各国信息活动是在不同文化背景和社会制度下进行的，后者必然要对前者产生深刻的影响。因此，东西方文化环境下产生的信息伦理也必然存在一定的差异，呈现出不同的特点。

（二）医学伦理学

英国医生、哲学家托马斯·帕茨瓦尔（Thomas Percival）在 1803 年出版了《医学伦理学》（*medical ethics*）一书，首次提出"医学伦理学"这一名词，他的观点在 19 世纪被广泛接受。20 世纪 20 年代，美国药理学教授昌西·莱克（Chauncey Leake）认为"真正的医学伦理学是基于伦理学理论并用之来处理医患之间、医生与社会之间的关系"。20 世纪 70 年代，医学伦理学权威克劳泽（K.D. Clouser）对医学伦理学的理解与昌西·莱克（Chauncey Leake）的观点并无本质上的区别。我国学者认为医学伦理学是研究医学道德及其与之密切相关的科学，是运用一般伦理的原理和道德原理来研究、解决和调整医疗实践与医疗科学发展中人们的道德关系、医学行为准则和规范。

医学伦理学基本内容是防病治病、救死扶伤、实行医学人道主义、全心全意为人民服务。为人民健康服务的内容应该是全方位的，在医学服务中既要给予病人生物学方面的救助，更要给予心理学、社会学方面的照护，不断满足人民大众不断增长的健康需求。医学伦理学中三个最基本的伦理学原则是：病人利益第一、尊重病人、公正。

医学伦理学作为伦理学的分支，是一般伦理学理论在医疗卫生领域中的具体应用，传统医学伦理学也称为医德学，它的范围局限在医疗职业内。现在的医学伦理学超出了医疗职业范围，扩大到整个卫生保健，除了研究医生与病人的关系，医生的行为准则，医生应该怎样对待病人等医患关系道德，还随着时代发展变化增添了许多新的内容。

（三）健康信息伦理

健康信息伦理（ethics of health information）是医学伦理的重要组成部分和丰富发展。健康信息伦理是指涉及医药卫生领域中信息开发、传播、管理和利用等方面的伦理要求、伦理准则、伦理规范，以及在此基础上形成的新型伦理关系。健康信息伦理与信息伦理有着共同的伦理规范基础和基本要求，但又有其领域的特殊性。健康信息伦理涉及信息开发的道德制约、信息传播的道德过滤、信息安全的道德防线、信息消费的道德选择等。

在健康信息伦理中，健康信息管理伦理是一个重要的方面。健康信息管理伦理（ethics of health information management）是指个人、团体、国家在健康信息管理中应该遵循的行为准则和规范，以及个人、团体、国家对公共健康应该承担怎样的道德责任。健康信息管理伦理原则始终受着医学伦理学基本原则的指引，是我国健康信息管理的道德关系及要求的集中概括，是医学伦理基本原则在健康信息管理中的具体体现。切实可行的健康信息管理伦理原则是健康管理健康发展的保障。健康信息管理伦理原则包括以下几个方面。

1. 以人为本、以健康为中心原则　广大的健康管理提供者要在健康管理中能够真正贯彻以人为本、以健康为中心的原则，在工作中就必须做到以下几点：①了解、热爱服务对象；②尊重服务对象；③面向社区各个层次提供不同的服务；④正确判断，及时处理服务对象的相关健康问题。

2. 公平、合理原则　主要包括：①服务对象应该平等地享有健康保健服务，平等地使用卫生资源，健康管理的最终目标是提高全民健康水平，健康管理的对象不应只有"高端"人群；②健康管理服务人员与服务对象应该形成服务与被服务的双向互动关系；③在健康管理服务中优先考虑服务对象的需求；④公开收费标准，让服务对象心中有数，在知情、同意的基础上接受方便、经济、综合有效的健康管理服务。

3. 保守秘密原则　保守秘密是医务人员对病人应尽的责任，健康管理工作中也要坚守这一原则。健康管理提供者要在健康管理实践中结合实际情况，不但要对有关病人疾病信息保守秘密，还要正确对待有关社区居民健康信息。健康管理的保密不是临床保密的生搬硬套。

4. 有利于主体原则　要激发服务对象对健康管理的热情，增强自我保健意识，关心参与健康管理工作。主要包括：①让健康管理"花钱少，获益大"；②维护健康对象利益，并使之利益最大化；③健康为主，效果明显；④争取服务对象的配合，发挥服务对象的主体作用。

二、公众健康信息隐私保护

（一）隐私权概述

隐私权（right to privacy）是现代社会文明的标志，它的诞生是人类对更高自由与利益的追求，同时也意味着对他人的尊重。"隐私权"作为一种权利被真正赋予法学含义始于1890年《哈佛法学评论》（*Harvard Law Review*）上发表了题为《隐私权》（*The Right to Privacy*）的论文，将隐私权表述为一种仅自己知道，仅自己能拥有及使用的权利。随后，保护隐私权相继出现在其他国家的立法中，同时各国对隐私权进行了广泛、深入的理论探讨。

我国法学界对"隐私权"的界定也是众说纷纭，隐私权的主体是局限为自然人，隐私权是一种能动的支配的权利，隐私权的范围指个人信息、私人活动和私有领域。隐私权就是对一个人不允许随意侵入的属于个人信息控制部分的领域享有不受侵犯的权利，也就是个人为保护人性尊严而对自己私人领域事务的自我决定权。

病人隐私与隐私权是一个建立在一般自然人隐私与隐私权之上的概念，病人首先是一个自然人，人走入特定的医疗活动环境中，具有自然人隐私所具有的一切特征，但病人作为一个特殊群体，有其自身的特殊性，其隐私权与一般的隐私权也有不同。

病人隐私即与病人病情和健康状况有关的信息、领域。病人隐私应是病人在就诊过程中暴露出来的，是特定情况下的产物，并且是与医疗行为有着直接或间接联系的个人信息、事务及领域，也就是说病人隐私只是病人全部隐私中的一部分。简单地说，病人隐私主要指在医患关系中，因诊疗服务需要而被医疗机构及医务人员合法获悉，但不得非法泄露的个人秘密。

病人隐私权是隐私权的一种，是病人享有的一项重要的人格权。病人隐私权主要包括以下几个方面：①病人隐私隐瞒权；②病人隐私知悉权；③病人隐私利用权；④病人隐私处分权；⑤病人隐私维护权。这五项权能是相辅相成的，缺一不可。同时，权利又是相对的，任何权利都有上限，隐瞒的信息是不危害公众、社会及他人利益的。

（二）我国关于隐私保护的法律

随着我国立法体系不断完善，公众对健康信息隐私权保护认识的不断加强，对完善其立法保护呼声也不断高涨。我国个人信息保护法律取得了快速发展。从我国的法制进程中可以看到从根本法到部门法，从实体法到程序法，无一例外加大了对健康信息隐私保护的关注。

1. 个人信息保护法　2021年8月20日，《中华人民共和国个人信息保护法》于十三届全国人大常委会第三十次会议表决通过，自2021年11月1日起施行。个人信息保护法是一部保护个人信息的法律条款，涉及法律名称的确立、立法模式问题、立法的意义和重要性、立法现状以及立法依据、法律的适用范围、法律的适用例外及其规定方式、个人信息处理的基本原则、与政府信息公开条例的关系、对政府机关与其他个人信息处理者的不同规制方式及其效果、协调个人信息保护与促进信息自由流动的关系、个人信息保护法在特定行业的适用问题、关于敏感个人信息问题、法律的执行机构、行业自律机制、信息主体权利、跨境信息交流问题、刑事责任问题等。

2. 基本医疗卫生与健康促进法　《中华人民共和国基本医疗卫生与健康促进法》于2019年12月28日经十三届全国人大常委会第十五次会议审议通过，自2020年6月1日起施行。该法是我国卫生健康领域的第一部基础性、综合性法律，对完善基本医疗卫生与健康促进法治体系，提升全民健康水平具有十分重大的意义。第九十二条规定："国家保护公民个人健康信息,确保公民个人健康信息安全。任何组织或者个人不得非法收集、使用、加工、传输公民个人健康信息,不得非法买卖、提供或者公开公民个人健康信息。"

3. 中华人民共和国民法典 《中华人民共和国民法典》于2020年5月28日第十三届全国人民代表大会第三次会议通过,自2021年1月1日起施行。该法典是新中国第一部以法典命名的法律,在法律体系中居于基础性地位,共7编1260条,各编依次为总则、物权、合同、人格权、婚姻家庭、继承、侵权责任,以及附则。通篇贯穿以人民为中心的发展思想,被誉为"新时代人民权利的宣言书"。

《中华人民共和国民法典》第四编人格权第六章第一千零三十二条规定:"隐私是自然人的私人生活安宁和不愿为他人知晓的私密空间、私密活动、私密信息,自然人享有隐私权,任何组织或者个人不得以刺探、侵扰、泄露、公开等方式侵害他人的隐私权。"同时,第一千零三十三条规定:"除法律另有规定或者权利人明确同意外,任何组织或者个人不得实施下列行为:①以电话、短信、即时通信工具、电子邮件、传单等方式侵扰他人的私人生活安宁;②进入、拍摄、窥视他人的住宅、宾馆房间等私密空间;③拍摄、窥视、窃听、公开他人的私密活动;④拍摄、窥视他人身体的私密部位;⑤处理他人的私密信息;⑥以其他方式侵害他人的隐私权。"

《中华人民共和国民法典》第四编人格权第六章第一千零三十四条规定:"自然人的个人信息受法律保护。个人信息是以电子或者其他方式记录的能够单独或者与其他信息结合识别特定自然人的各种信息,包括自然人的姓名、出生日期、身份证件号码、生物识别信息、住址、电话号码、电子邮箱、健康信息、行踪信息等。个人信息中的私密信息,适用有关隐私权的规定;没有规定的,适用有关个人信息保护的规定。"第一千零三十五条规定:"处理个人信息的,应当遵循合法、正当、必要原则,不得过度处理,并符合下列条件:①征得该自然人或者其监护人同意,但是法律、行政法规另有规定的除外;②公开处理信息的规则;③明示处理信息的目的、方式和范围;④不违反法律、行政法规的规定和双方的约定。"

(三)国外公众健康信息隐私保护

一百多年来,各国理论界对隐私权含义的争论从未停止,国外在隐私权的发展历程中,美国、德国、欧盟、日本均出台了一系列相关法规政策。

1. 美国 1890年,美国哈佛大学两位著名法学家路易斯·布兰蒂斯(Louis D. Brandeis)和萨莫尔·华伦(Samuel D. warren)在《哈佛法学评论》(*Harvard Law Review*)上发表了题为《隐私权》(*The Right to Privacy*)的论文,提出隐私权概念,被认为是隐私权概念的首次出现。在美国,公民个人信息保护的核心是个人隐私权,美国联邦法院通过对宪法和有关判例进行解读、总结,并对个人隐私权进行完善,使相关个人信息法律保护内容纳入个人隐私权保护范围的法制轨道。1974年12月,美国通过《隐私权法》(*Privacy Act*)规定了侵犯公民个人隐私或信息的犯罪行为将受到法律规制,它被视作公民个人信息法律保护的基本法。

随着社会的不断发展,《隐私权法》并不能对方方面面的公民个人信息提供保护,因此,美国关于侵犯公民个人信息的立法在公私两大领域中,分别采取了分散立法模式和行业自控模式。基于此,美国形成了以《隐私权法》《金融服务现代化法》《消费者信息隐私权法案》《社会安全号码保护法》等一系列法律为基础的立法保护模式。

2. 德国 德国将公民个人信息划归于人格权的基本权利范畴之中,并通过德国联邦法院的人口普查案件,在实践中确认了公民个人信息的宪法权利地位。康德的"人格尊严"解释为每一个公民人格中的人性是有别于他人人格中的人性。1970年,在德国黑森林地区,德国历史上第一部关于公民个人信息法律保护的专门立法——《信息保护法》诞生。1978年1月,德国最重要的公民个人信息保护法律《联邦数据保护法》生效。德国《联邦数据保护法》(*Federal Data Protection Act*)第43条用概括式和列举式对侵犯公民个人信息的违法犯罪行为进行了详细说明。第 44 条则对上述条款的违法行为进行了确定。后来，在德国修订的《刑法典》中单独设置了一章，即第 15 章规定了私人生活和秘密领域的侵害。

3. **欧盟**　欧洲联盟地区对公民个人信息的法律保护采取统一立法模式。1981 年 1 月通过《有关个人数据自动化处理之个人保护公约》(*European Treaty Series-No. 108. Convention For the Protection of Individuals with Regard to Automatic Processing of Personal Data, Strasbourg, 28.1.1981*)，对解决公民个人信息问题有了初步的见解。1997 年 9 月通过《电信部门个人数据处理和隐私保护指令》(*Directive on the Processing of Personal Data and Protection of Privacy in the Telecommunication Sector*)，2002 年 7 月通过专门保护电商交易中客户隐私的《隐私权与电子通信指令》(*Directive on Privacy and Electronic Communications*)。2016 年 4 月，欧洲联盟地区通过了规范信息权利主体、信息处理者以及信息控制者的《通用数据保护条例》(*General Data Protection Regulation*, GDPR)，该条例于 2018 年 6 月 25 日生效，逐渐形成了一个完整的关于保护公民个人信息的法律保护体系。

4. **日本**　在日本，公民个人信息通常被称为"个人情报"。日本相关法律法规起初是与政府推行的电子化活动密切相关，1988 年 12 月通过《关于对行政机关持有的计算机处理的个人信息加以保护的法律》，规范了行政机关利用电子政务处理公民个人信息、管理国家政务的行为。2003 年 3 月，日本通过《个人信息保护法》对公民个人信息的法律保护做出了详细规定，并对侵犯公民个人信息的违法犯罪手段和行为方式进行了细化说明。同时《日本刑法典》也对公民个人信息的法律保护做出了补充规定，如第 134 条关于泄露秘密罪规定了特殊主体违反其职业道德泄露他人秘密的行为，将处六个月以下惩罚或者十万日元以下罚金。

三、公众健康信息伦理问题

公众健康领域的信息伦理问题主要涉及医疗活动、信息技术应用和网络环境下的信息伦理问题。

（一）医疗活动中的信息伦理问题

医疗活动中的信息伦理问题主要表现在医疗卫生活动中虚假信息传播的道德缺失与伦理问题、个人健康信息数据保护的伦理问题以及医患沟通中因信息不对称导致的伦理问题三个方面。

1. **虚假信息(false information)**　是指背离医疗活动和医疗事物的本质，违背真实情况的医疗信息。它主要是指因主观臆造、片面夸大或隐匿信息的某些要素导致的医疗信息内容失真。医疗信息中的虚假信息主要有两类：一是完全虚假信息，如带有欺诈性质的"名医"诊疗信息；二是片面信息，如某些缺乏科学性和真实性的医疗广告信息。虚假医疗信息的虚假性主要表现在三个方面：一是夸大疗效；二是夸大"名医"效应；三是夸大医疗实力。虚假医疗信息违背了医学伦理的道德规范和信息传播的伦理原则。

2. **个人健康信息数据保护(data protection to personal health information)问题**　存在于医疗活动中，可表现为有意或无意的信息伦理行为。在临床上，对个人健康信息的控制和管理采用的是传统的知情同意原则。但严格意义上讲，知情同意原则本身也存在弊端，即不能为个人隐私保护提供足够的个人资料控制权，对维护个人健康资料安全和病人利益不利。伦理学的重点在于个人的道德选择，因此向他人（包括病人或家属、其他医生等）提供病人的个人健康信息必须符合临床医学伦理和信息伦理要求——知情同意、信息准确、适时保密和最大利益原则。

3. **非对称信息(asymmetric information)**　原指信息在相互对应的经济个体之间呈不均匀、不对称的分布状态。信息不对称是客观存在的。在医疗卫生领域，这种信息差别主要表现为医患双方医学信息占有的不对称，并由此引起医疗行为的逆向选择和道德风险，可直接导致医患关系紧张，并容易引发一系列伦理学问题。

（二）信息技术应用中的伦理问题

信息技术在医药卫生领域中的应用改变了人们感知自我方式以及履行职责方式，从而带来一系列伦理责任问题。1992年10月，美国计算机协会（Association for Computing Machinery，ACM）通过并采用的《伦理与行为准则》提出八项基本道德规范和六项特殊责任；美国计算机伦理协会（Computer Ethics Institute）于1996年提出了"计算机伦理十诫"，反映了计算机用户在网络应用中应该遵守的十项行为准则。

1997年，中华人民共和国国务院对1996年的《中华人民共和国计算机信息网络国际联网管理暂行规定》进行了修改，颁布了《国务院关于修改〈中华人民共和国计算机信息网络国际联网管理暂行规定〉的决定》，强调对涉及国家安全和信息犯罪的内容作了进一步的详细规定。2018年，相继出台了《互联网诊疗管理办法（试行）》《互联网医院管理办法（试行）》《远程医疗服务管理规范（试行）》。随着网络信息文化对日常生活的渗透，网络法规会越来越多，并且越来越细。

（三）网络环境下的信息伦理问题

网络伦理（internet ethics）或称网络道德，是随着网络技术的广泛应用而出现的调节网络主体间相互关系的行为规范的总和。当前网络伦理行为中比较突出的问题主要表现在网络欺骗、网络盗版、网络学术不端等方面。为此，世界各国政府、计算机和网络组织制定了一系列规范网络行为的规定，如美国计算机伦理学会制定的十条戒律、美国南加利福尼亚大学网络伦理声明提出的六种网络不道德行为类型等。

我国颁布《互联网药品信息服务管理办法》（2004年7月8日发布，2017年11月17日修正施行）、《互联网医疗保健信息服务管理办法》（2009年3月25日发布，2009年7月1日施行）等，对网络不道德行为进行了详细解释说明，进一步加强了网络道德建设。中国互联网协会制定并发布了一系列行业自律、公约，如《中国互联网协会反垃圾邮件规范》《互联网站禁止传播淫秽、色情等不良信息自律规范》《中国互联网网络版权自律公约》等，通过网络行为规范，解决网络伦理与既有伦理、电子空间与物理空间、通讯自由与社会责任、网络信息内容的地域性与网络信息传播方式的全球性、个人隐私与社会监督、信息共享与信息所有等方面的矛盾。

第三节　公众健康信息安全

一、公众健康信息安全概述

根据国际标准化组织（ISO）的定义，信息安全（information security）是指为数据处理系统建立和采取的技术和管理的安全保护，以保护计算机硬件、软件和数据不因偶然和恶意的原因而遭到破坏、更改和泄露。信息安全就是保证信息的保密性、完整性、可用性、真实性、实用性和可控性。其中，信息的保密性、完整性、可用性尤为重要，被称为信息安全三要素。信息安全的根本目标是保障信息的安全，其实质就是要保证信息系统及信息网络中的信息资源不因自然或人为因素而遭到破坏、更改、泄露和非法占用，保证信息系统连续可靠正常运行，使信息服务不中断。

信息安全涉及的范围广泛。对于信息系统设计来说，既要满足信息安全对技术层面的要求，也要满足信息安全对管理层面的要求。信息安全具有以下几个方面的特性：①保密性，保证信息不泄露给非授权的用户或者实体；②完整性，信息在存储或传输时不被修改、破坏，不出现信息包的丢失、错位等，即不能被未授权的第三方修改；③可用性，授权用户根据需要可以随时访问所需信息，保证合法用户对信息资源的使用不被非法拒绝；④认证性，确保一个消息的来源或者消息本身被正确地标识,同时确保该标识没有被伪造;认证分为消息鉴别和实体认证;⑤不可否认性,能保证用户无法事后否认曾经对信息进行的生成、签发、接收等行为。

信息安全体系结构涉及两个方面:一是管理层面信息安全管理体系;二是技术层面信息安全技术标准。管理层面的信息安全管理体系是组织在整体或特定范围内建立信息安全方针和目标,以及完成这些目标所用方法的体系。国家卫生信息安全管理体系建设的目标是保障卫生与健康领域信息安全,实现对行业重要网络平台和信息系统安全运行的监管,由安全等级保护管理、安全运行监督管理、网络可信体系建设、信息保护体系建设、组织机构建立与完善五个部分组成,依托国家信息安全管理平台,围绕定级备案、等保测评、整改落实、安全通报、安全检查、风险监测、电子认证、密码应用、电子签名、身份认证、加密传输、加密存储、授权使用、机构建立、制度完善和队伍建设等内容,形成完整的信息安全管理体系。

从技术层面的信息安全技术标准来看,根据 ISO 7498-2—1989《信息处理系统开放系统互连基本参考模型第 2 部分:安全体系结构》规定,安全体系结构是对数据信息在传输、交换、存储、处理的过程中所采取的保护性策略,为开放系统互连(open system interconnection, OSI)描述了基本参考模型,为协调开发系统互联标准建立起了一个框架,提供了安全服务与有关机制的一般描述,确定了在参考模型内部可以提供这些服务与机制的位置,包括:认证、访问控制、数据保密性、数据完整性和抗抵赖性等五类服务,以及加密、数字签名、访问控制、数据完整性、认证交换、业务填充、路由控制和公证等八种基本安全机制。

公众健康信息安全就是指为公众健康数据处理系统建立和采取的技术和管理的安全保护,包括保护计算机硬件、软件和数据不因偶然和恶意的原因而遭到破坏、更改和泄露等,其涉及范围、信息安全体系结构建立于一般意义的信息安全之上。

二、公众健康信息安全技术

信息安全涉及计算机科学、网络技术、通信技术、密码学等学科,主要指网络系统的硬件、软件及其系统中的数据受到保护,不因偶然的或者恶意的原因而遭到破坏、更改、泄露,系统可以持续运行。

公众健康信息安全技术主要包括:密码技术、身份认证技术、安全传输协议、信息对抗技术、网络安全技术、大数据安全技术(图 10-1)。

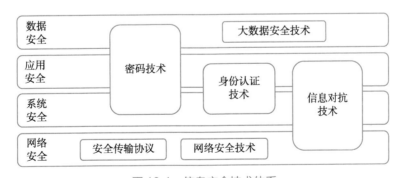

图 10-1　信息安全技术体系

（一）密码技术

密码技术是密码学的核心内容,是信息安全的核心。密码学(cryptography)是研究编制密码和破译密码的技术科学,由密码编码学和密码分析学组成。现代密码学的研究主要分为三类,即 Hash 函数、对称密码(私钥密码)、非对称密码(公钥密码)。非对称密码体制在信息安全中担负起密钥协商、数字签名、消息认证等重要角色,已成为最核心的密码体制。

2012 年 2 月，卫生部颁布《居民健康卡管理办法（试行）》《居民健康卡密钥管理办法》等 6 个配套管理办法和 4 个配套技术规范，居民健康卡使用的密钥包括非对称密钥、卡片管理类密钥和应用管理类密钥三类。利用密码技术对密钥的生成、存储、分发、导入、导出、使用、备份、恢复、更换等过程进行管理，进而实现身份认证、数字签名、数据加密，已成为卫生信息安全管理的基础手段。

（二）身份认证技术

身份认证技术（identity authentication technology）是指用于计算机及计算机网络中，为确定用户是否具有对某种资源的访问和使用权限，进而使计算机和网络系统的访问策略能够可靠、有效地执行，防止攻击者假冒合法用户获得资源的访问权限，保证系统和数据的安全，以及授权访问者的合法利益所采取的确认操作者身份的过程。身份认证可以通过密码技术、智能卡技术和数字证书技术等实现。

静态密码（static password）采用"账号 + 密码"的方式，密码为用户自己设定的一种静态数据，除非用户更改，否则将保持不变。而在动态密码（dynamic password）身份认证方式中，根据专门的算法，产生变化的随机数字组合密码，随时间或不同的上下文而变化。智能卡（smart card）技术是基于智能卡硬件的不可复制性，通过内置存有用户身份相关数据的集成电路芯片，通过使用专用的读卡器可以将集成电路芯片中的数据读出。数字证书（digital certificate）是一种电子"护照"，它能够让个人、计算机或者组织机构通过使用公钥基础设施（PKI）在网上安全地相互交换信息。共享密钥（shared key）是基于共享密钥的认证方式，要求认证开始前，认证主体间需具有一定量的共享密钥，主体间根据共享的密钥进行认证。

（三）安全传输协议

安全传输协议（secure transport protocol）旨在为应用程序中的实时传输协议的数据提供加密、消息认证、完整性保证和重放保护。一般情况下，每种协议都具有不同的特点，可以应用于不同的场合。

互联网安全协议（internet protocol security，IPsec）工作在网络层，提供认证和加密两种安全机制。其中的认证机制是为了数据接收方能够确认数据发送方的身份以及数据在传输过程中是否遭篡改。加密机制是通过对数据进行加密，以防数据在传输过程中被窃听。安全套接字层协议（secure sockets layer，SSL）是设计用来保护网络传输信息的，它工作在传输层之上、应用层之下。SSL 通过加密传输来确保数据的机密性，通过信息验证码机制来保护信息的完整性，通过数字证书来对发送和接收者的身份进行认证。传输层安全性协议（transport layer security，TLS）建立在 SSL3.0 协议规范之上，是 SSL3.0 的后续版本，主要目标是使 SSL 更安全，整体和 SSL3.0 区别不大。

（四）信息对抗技术

信息对抗技术（information countermeasure technology）主要包括黑客防范体系、信息伪装理论与技术、信息分析与监控、入侵检测原理与技术、反击方法、应急响应系统、计算机病毒、人工免疫系统在反病毒和抗入侵系统中的应用等。

信息对抗技术水平不仅体现了一个国家的综合实力，也能体现一个国家信息安全实际应用水平。在互联网上，黑客入侵事件不断发生，不良信息大量传播，网络安全监控管理理论和机制的研究因此受到重视。黑客入侵手段的研究分析、系统脆弱性检测技术、入侵报警技术、信息内容分级标识机制、智能化信息内容分析等研究成果已经成为众多安全工具软件的组成部分。

（五）网络安全技术

网络安全技术（network security technology）是用于解决如何有效进行介入控制，以及如何保证数据传输安全性的技术手段。目前，在市场上比较流行而又能够代表未来发展方向的安全产品包括防火墙、安全路由器、虚拟专用网（VPN）、安全服务器、电子签证机构和 PKI 产品、用户认证产品、安全管理中心、入侵检测系统（IDS）、安全数据库以及安全操作系统等。

在医疗卫生领域，网络信息安全技术已经得到了广泛应用。作为与居民隐私紧密相关的居民健康卡项目需要制定严格的安全措施,从物理、系统、网络、数据、应用以及管理规范等各层次为信息安全提供保障,制定计算机和网络安全管理制度,增强信息安全意识和隐私保护意识,加强防范,严格管理。建立和落实隐私保护的制度和措施,加强对涉及居民个人健康信息隐私保护的管理,采取信息安全和灾难备份、容灾措施,进行系统安全等级测评认证。

(六)大数据安全技术

大数据是指利用常用软件工具捕获、管理和处理数据所耗时间超过可容忍时间的数据集。大数据正成为有巨大价值的经济资产。但与此同时,大数据的发展也面临着许多问题,其中安全与隐私问题是人们公认的关键问题之一,必须加快建立和完善大数据信息安全体系。

与传统的信息安全问题相比,大数据安全面临的挑战性问题主要体现在以下几个方面:一是大数据中的用户隐私保护,涉及数据采集时的隐私保护,数据共享和发布时的隐私保护,数据分析时的隐私保护,数据生命周期的隐私保护以及隐私数据可信销毁等若干方面;二是大数据的可信性问题,包括伪造或刻意制造的数据和数据在传播中的逐步失真等;三是如何实现可能被用于多种不同场景的大数据访问控制问题。在加强大数据法律法规建设,加强数据保护意识的基础上,必须加强网络环境下信息安全技术的自主研发和创新,加快面向大数据信息安全技术的研究,特别是大数据安全与隐私保护关键技术研究。

三、公众健康信息安全保护

(一)公众健康信息安全过程管理

1. 建设过程管理　建设方开展公众健康信息系统建设和管理活动时,应满足以下要求。

(1)建立健全互联网医疗健康信息安全管理体系和相关管理制度。明确互联网医疗健康信息安全管理相关岗位设置、工作要求与责任义务。包括但不限于安全管理制度、安全审核检查制度、安全岗位、人员管理制度,组织相关方完成突发事件的应急预案制定并落实应急演练。

(2)互联网医疗健康信息系统应通过网络安全等级保护三级测评和定期复评。互联网医疗健康信息系统集成第三方服务应用时,第三方服务也需要达到相关安全防护水平。

(3)互联网医疗健康服务过程与运营过程中收集和产生的个人信息和重要数据应当在境内存储。

(4)因业务需要,确需向境外提供的,应当按照国家网信部门会同国务院有关部门制定的办法进行安全评估,法律、行政法规另有规定的,依照相关规定管理。

(5)建设方有义务配合公安机关、网络安全部门和相关机构提供技术支持和协助,并按照规定向有关主管部门报告。

(6)对各项操作行为进行审计,审计范围应覆盖到每个用户,并对业务审批人员、监管人员等重要用户行为和重要安全事件进行审计,并对审计记录进行保护、定期备份,避免受到未预期的删除、修改或覆盖等。

2. 服务过程管理　服务方开展互联网医疗健康服务活动时,应满足以下要求。

(1)对服务对象与服务人员的个人隐私信息进行保护。

(2)建立信息安全投诉、举报制度,公布投诉、举报方式等信息,及时受理并处理有关信息安全的投诉和举报。

(3)医务人员开展互联网医疗健康服务过程中,应根据相关管理要求使用数字证书和电子签名技术。

3. 运营过程管理　运营方开展互联网医疗健康运营活动时,应满足以下要求。

(1)运营方及其工作人员需要对在履行职责中知悉的个人信息、隐私和商业秘密严格保密,不得泄露、出售或者非法向他人提供。第三方运营方应签署信息隐私保密协议。

（2）第三方机构依托实体医疗机构开展互联网医疗健康业务的，必须通过协议、合同等方式明确各方在医疗服务、信息安全、隐私保护等方面的职责权利。

4.监管过程管理 监管方开展互联网医疗健康服务监管活动时，应包含以下工作内容。

（1）互联网医疗健康信息系统是否开展网络安全等级保护三级测评工作。

（2）监管方及其工作人员必须对在履行职责中知悉的互联网医疗健康信息严格保密，不得泄露、出售或者非法向他人提供。

（3）应对互联网医疗健康服务相关建设方、服务方与运营方的互联网医疗健康信息安全执行效果开展监督管理。监督方式可包括信息及网络安全审计、互联网医疗健康信息系统安全漏洞扫描、系统与网络安全测试和信息安全事件处理监督等。监督工作可根据实际条件建立巡查抽查机制和行业监测预警机制。

（4）对互联网医疗健康服务相关方不满足信息安全管理要求，可根据情节严重程度采取警告、通告批评、停服整顿、停止互联网医疗健康服务资格等处罚措施。

（二）互联网医疗健康信息安全数据管理

近年来，随着信息技术快速发展和互联网应用的普及，越来越多的组织大量采集利用个人信息，给人们生活带来便利的同时，也带来了个人信息的非法收集、滥用、泄露等问题，个人信息安全面临严重威胁。

2020年3月，国家市场监督管理总局/国家标准化管理委员会发布了《中华人民共和国国家标准公告（2020年第1号）》。全国信息安全标准化技术委员会归口的 GB/T 35273—2020《信息安全技术 个人信息安全规范》正式发布，并自2020年10月1日起实施。《信息安全技术 个人信息安全规范》针对个人信息面临的安全问题，根据《中华人民共和国网络安全法》等相关法律，规范个人信息控制者在收集、存储、使用、共享、转让、公开披露等信息处理环节中的相关行为，旨在遏制个人信息的非法收集、滥用、泄露等乱象，最大程度保障个人合法权益和社会公共利益。

《信息安全技术 个人信息安全规范》规定了开展收集、存储、使用、共享、转让、公开披露、删除等个人信息处理活动应遵循的原则和安全要求。该标准适用于规范各类组织的个人信息处理活动，也适用于主管监管部门、第三方评估机构等组织对个人信息处理活动的监督、管理和评估。

个人信息控制者开展个人信息处理活动应遵循合法、正当、必要的原则。具体包括：①权责一致，采取技术和其他必要的措施保障个人信息的安全，对其个人信息处理活动对个人信息主体合法权益造成的损害承担责任；②目的明确，具有明确、清晰、具体的个人信息处理目的；③选择同意，向个人信息主体明示个人信息处理目的、方式、范围等规则，征求其授权同意；④最小必要，只处理满足个人信息主体授权同意的目的所需的最少个人信息类型和数量，目的达成后，应及时删除个人信息；⑤公开透明，以明确、易懂和合理的方式公开处理个人信息的范围、目的、规则等，并接受外部监督；⑥确保安全，具备与所面临的安全风险相匹配的安全能力，并采取足够的管理措施和技术手段，保护个人信息的保密性、完整性、可用性；⑦主体参与，向个人信息主体提供查询、更正、删除个人信息，以及撤回授权同意、注销账户、投诉等权限。

个人信息处理活动规范主要包括：①个人信息的收集。收集个人信息的合法性、收集个人信息的最小必要、多项业务功能的自主选择、收集个人信息时的授权同意、个人信息保护政策、征得授权同意的例外。②个人信息的存储。个人信息存储时间最小化、去标识化处理、个人敏感信息的传输和存储、个人信息控制者停止运营。③个人信息的使用。包括个人信息访问控制措施、个人信息的展示限制、个人信息使用的目的限制、用户画像的使用限制、个性化展示的使用、基于不同业务目的所收集个人信息的汇聚融合、信息系统自动决策机制的使用。④个人信息主体的权利。包括个人信息查询、个人信息更正、个人信息删除、个人信息主体撤回授权同意、个人信息主体注销账户、个人信息主体获取个人信息副本、响应个人信息主体的请求、投诉管理。⑤个人信息的委托处理、共享、转让、公开披露。委托处理，包括个人信息共享、转让；收购、兼并、重组、破产时的个人信息转让；个人信息公开披露；共享、转让、公开披露个人信息时事先征得授权同意的例外；共同个人信息控制者；第三方接入管理；个人信息跨境传输。⑥个人信息安全事件处置，个人信息安全事件应急处置和报告、安全事件告知。⑦组织的个人信息安全管理要求，明确责任部门与人员、个人信息安全工程、个人信息处理活动记录、开展个人信息安全影响评估、数据安全能力、人员管理与培训、安全审计。

《中华人民共和国民法典》第四编人格权第六章第一千零三十八条规定："信息处理者应当采取技术措施和其他必要措施，确保其收集、存储的个人信息安全，防止信息泄露、篡改、丢失。发生或者可能发生个人信息泄露、篡改、丢失的，应当及时采取补救措施，按照规定告知自然人并向有关主管部门报告。"互联网医疗健康服务过程中，数据管理包括采集数据、存储数据、传输数据、应用数据和销毁数据。

1. **采集数据**　采集数据时应满足以下要求：①应符合 GB/T 35273—2020《信息安全技术　个人信息安全规范》的相关要求；②个人信息收集、使用应遵循合法、正当、必要的原则；③应公开收集、使用规则，明示收集、使用信息的目的、方式和范围；④采集数据需经被收集者、监护人或授权人同意。采集个人图像、个人身份特征信息等敏感个人信息需要告知个人必要性以及对个人影响，经过被收集者、监护人或授权人单独授权同意；⑤不得收集与提供服务无关的个人信息。

2. **存储数据**　存储数据时应满足以下要求：①应符合 GB/T 35273—2020《信息安全技术　个人信息安全规范》的相关要求，以及 GB/T 22239—2019《信息安全技术　网络安全等级保护基本要求》第三级安全要求；②应依照法律、行政法规的规定，使用管理、物理和技术措施来保护互联网医疗健康信息免遭未经授权的访问、泄露或破坏；③应确保存储数据的保密性、完整性，采用密码技术和校验技术保证存储过程中敏感信息或整个数据集的保密性、完整性，确保不被窃取、篡改；④对于互联网医疗健康服务过程的电子病历资料，应遵循电子病历应用管理相关要求；⑤应保留系统安全日志、访问日志、操作日志等，保证相关日志保存不少于六个月。

3. **传输数据**　传输数据的要求：①应符合 GB/T 35273—2020《信息安全技术　个人信息安全规范》的相关要求，以及 GB/T 22239—2019《信息安全技术　网络安全等级保护基本要求》第三级安全要求；②应确保信息传输的保密性、完整性，采用密码技术和校验技术保证传输过程中敏感信息或整个数据集的保密性、完整性，确保不被窃取、篡改；③应满足图像、声音、文字以及诊疗所需信息的安全，图像清晰、数据准确；④应满足临床诊疗要求，符合相关技术标准和规范要求。

4. **应用数据**　应用数据的要求：①应符合 GB/T 35273—2020《信息安全技术　个人信息安全规范》的相关要求，以及 GB/T 22239—2019《信息安全技术　网络安全等级保护基本要求》第三级安全要求；②不得违反法律、行政法规的规定和双方的约定收集、使用个人信息；③未经相关部门许可，所采集的互联网医疗健康服务相关个人信息不得公开或向他人提供；④应使用权限控制和访问日志记录等适宜的安全技术方式，对系统信息的访问、输入、修改、删除进行管理，防止内部非授权人员及其他人员未经授权获取个人信息；⑤应对信息发布内容进行监管，发现法律法规禁止发布或者传播的信息，应立即停止传播该信息，采取警示、限制功能、暂停更新、关闭账号等必要处置措施，防止信息扩散，保存有关记录，并向有关主管部门报告；⑥应支持敏感信息在第三方对接的授权使用，包括电子处方流转平台、医疗商用保险公司、电子处方配送企业及相关互联网医疗健康合作方，无本人或监护人、委托代理人授权许可，不得开放个人敏感信息使用。

5. **销毁数据**　销毁数据的要求：①应符合 GB/T 35273—2020《信息安全技术　个人信息安全规范》的相关要求；②服务方停止互联网医疗健康服务时，应及时停止继续收集个人信息，对其持有的个人信息进行删除；③第三方运营承接方在停止运营服务时，有义务将历史服务数据以安全可利用的方式向建设方提供；④因建设方、运营方违反法律法规规定，或违反与个人信息主体的约定，收集、使用、公开披露或向第三方共享、转让个人信息的，个人信息主体要求删除的，应及时删除、停止公开披露、停止向第三方共享、转让的行为，并要求第三方及时删除；⑤个人信息主体申请注销账户时，经身份核验后在信息存储相关规定期限后，删除或匿名化处理历史互联网医疗健康相关个人信息。

（三）互联网医疗健康信息安全组织管理

互联网医疗健康信息安全组织管理主要包括制定管理制度、应对应急管理和人员综合管理三个方面。

1. 制定制度管理　在开展互联网医疗健康信息安全制度管理时，应满足以下要求：①应对互联网医疗健康服务的各类信息安全管理内容建立适宜的安全管理制度、安全影响评估制度等；②应制定互联网医疗健康信息安全策略；③应建立互联网医疗健康信息安全管理的组织和岗位，根据相关政策和规范要求，明确具体管理组织职责和岗位要求，明确汇报决策机制；④应定期对互联网医疗健康信息安全管理工作进行全面自查，并提出整改建议。

2. 应对应急管理　在开展互联网医疗健康信息安全应急管理时，应满足以下要求：①应制定互联网医疗健康信息安全事件应急预案，落实岗位职责，并及时对应急预案进行维护和更新；②应定期（至少每年一次）组织相关人员进行应急响应培训和应急演练；③应根据事件影响，区分信息安全事件严重等级，根据不同等级采取不同应急处置及上报程序。

3. 人员综合管理　在开展互联网医疗健康信息安全人员管理时，应满足以下要求：①应建立互联网医疗健康信息安全管理领导人负责制，主管领导是网络信息与数据安全第一负责人，分管领导是直接责任人；②应划分不同的管理员角色进行互联网医疗健康信息安全管理，明确各个角色的责任和权限；③应定期开展互联网医疗健康信息安全教育与培训，确保相关人员具备信息安全保护能力；④应与从事互联网医疗健康信息处理岗位上的相关人员签署保密协议，进行安全审查，明确安全职责。对第三方组织和个人，涉及互联网医疗健康信息处理业务，应签署保密协议，并要求履行保密义务。

（崔　颖　朱启贞）

思 考 题

1. 什么是"将健康融入所有政策"？
2. 《"十四五"全民医疗保障规划》将医保从哪几个方面来建设？
3. 健康信息管理伦理原则包括哪几个方面？
4. 公众健康信息安全技术包括哪些？
5. 采集公众健康数据时应满足哪些要求？

推荐阅读

[1] 刘辉. 公众健康信息学. 北京：中国协和医科大学出版社，2021.

[2] SHORTLIFFE EH，CIMINO JJ，CHIANG MF. Biomedical Informatics：Computer Applications in Health Care and Biomedicine. 5th ed. Cham：Springer，2021.

[3] LATIFI R，DOARN CR，MERREL RC. Telemedicine，Telehealth and Telepresence：Principles，Strategies，Applications，and New Directions. Cham：Springer，2021.

[4] 彭骏. 老年人健康信息行为与信息服务研究. 上海：上海交通大学出版社，2021.

[5] SMITH CA，ALLA K. Consumer Health Informatics：Enabling Digital Health for Everyone. Boca Raton：CRC Press，2020.

[6] 程玉兰，田向阳. 健康行为理论及应用. 北京：人民卫生出版社，2020.

[7] ［美］唐纳德•O. 凯斯，［澳］丽莎•M. 吉文. 寻找信息：信息搜寻、需求与行为分析. 刘冰，翟羽佳，译. 北京：北京邮电出版社，2020.

[8] 梅挺. 健康信息管理. 北京：人民卫生出版社，2020.

[9] 孙昕霙. 健康传播学教程. 北京：北京大学医学出版社，2020.

[10] MILTIADIS DL，AKILA S. Innovation in Health Informatics：A Smart Healthcare Primer. Pittsburgh：Academic Press，2019.

[11] 郝模，郭岩. 中华医学百科全书：卫生事业管理学. 北京：中国协和医科大学出版社，2019.

[12] 李长宁，李杰. 新媒体健康传播. 北京：中国协和医科大学出版社，2019.

[13] 聂静虹. 健康传播学. 广州：中山大学出版社，2019.

[14] EDMUNDS M，HASS C，HOLVE E. Consumer Informatics and Digital Health：Solutions for Health and Health Care. Cham：Springer，2019.

[15] 程玉兰，田向阳. 突发公共卫生事件健康教育实用技术与方法. 北京：人民卫生出版社，2018.

[16] 乔欢，乔人立. 信息行为学. 2 版. 北京：北京师范大学出版社，2018.

[17] 解瑞谦. 风险来临：卫生健康领域危机传播管理. 北京：人民卫生出版社，2018.

[18] 陈文. 卫生经济学. 4 版. 北京：人民卫生出版社，2017.

[19] 胡建平. 区域全民健康信息平台功能设计指导. 北京：人民卫生出版社，2018.

[20] 傅华. 健康教育学. 3 版. 北京：人民卫生出版社，2017.

[21] 罗爱静. 卫生信息管理学. 4 版. 北京：人民卫生出版社，2017.

[22] 田向阳. 健康传播理论与实用方法. 北京：人民卫生出版社，2017.

[23] DAVID N，PAUL H，PETER W. Digital Health Information for the Consumer：Evidence and Policy Implications. London：Routledge，2017.

[24] NICHOLAS D，HUNTINGTON P，JAMALI H，et al. Digital Health Information for the Consumer：Evidence and Policy Implications. London：Routledge，2017.

[25] 云南省健康教育所. 中国公民健康素养 66 条图册. 北京：中国医药科技出版社，2016.

[26] 刘梅，段勇，丁祥，等. 中国公民健康素养 66 条图册. 北京：中国医药科技出版社，2016.

[27] THOMAS W. Consumer Health Informatics. Cham：Springer，2016.

[28] WETTER T. Consumer Health Informatics：New Services，Roles and Responsibilities. Cham：Springer，2016.

[29] 胡昌平，胡潜，邓胜利. 信息服务与用户. 4 版. 武汉：武汉大学出版社，2015.

中英文名词对照索引

Z